イラスト　社会・環境と健康

―公衆衛生学―
〈2024／2025 年版〉

岸本　　満

須崎　　尚

武山　英麿

榎原　　毅

細田　晃文

角田　香澄

伊藤　勇貴

玉田　葉月

東京教学社

著者紹介

岸本　満　　　名古屋学芸大学・管理栄養学部・教授

　　　　　　　　　　　　　　第 7 章 7，8，10

須崎　尚　　　名古屋栄養専門学校・名古屋学芸大学名誉教授

　　　　　　　　　　　　　　第 1 章，第 7 章 5

武山　英麿　　愛知淑徳大学・食健康科学部・教授

　　　　　　　　　　　　　　第 7 章 1〜4

榎原　毅　　　産業医科大学・産業生態科学研究所・教授

　　　　　　　　　　　　　　第 4 章，第 7 章 9，11

細田　晃文　　名城大学・農学部・准教授

　　　　　　　　　　　　　　第 2 章

角田　香澄　　富山短期大学・食物栄養学科・講師

　　　　　　　　　　　　　　第 6 章，第 7 章 6

伊藤　勇貴　　名古屋学芸大学・管理栄養学部・講師

　　　　　　　　　　　　　　第 3 章，第 5 章

玉田　葉月　　愛知淑徳大学・食健康科学部・准教授

　　　　　　　　　　　　　　第 4 章，第 7 章 9，11

まえがき

　公衆衛生学は疾病の原因解明や，感染経路の解明，予防，健康の維持増進といった課題を環境や社会全体の問題として捉え，その解決・改善を実践し研究する領域の学問です．研究成果は行政の健康政策や医療制度の見直しや環境改善に役立てられ，健康寿命の延伸や疾病予防，感染症対策につながります．

　本書で学ぶ内容は，健康の概念，健康格差や健康に関する環境要因のほか，健康に関わる保健統計とその活用，疫学，疾病予防対策，社会保障制度，保健・医療・福祉の制度とそのしくみ，健康づくり活動，衛生法規など非常に多岐にわたります．

　管理栄養士は生活環境の実態や構造を理解し，人々の健康を増進し，疾病によるQOLの負担を軽減し，健康格差を是正するうえで，栄養や食に関する課題を解決することが求められます．また，高齢者，傷病者，要介護者および障がい者の健康・栄養管理を実践するには，国や地方公共団体の役割を理解し，関係法規を理解し，医療・福祉の専門職や関連組織とのネットワークをつくることも必要です．また，健康・栄養管理を科学的視点で論理的に実践するには疫学や統計の基礎を修得することが必須です．

　本書は「管理栄養士国家試験出題基準（ガイドライン）[2023年1月5日]」で示された項目に準じて構成，編集いたしました．また，理解が深まるようにイラストを多用しました．各種図表，データも見やすく工夫し，コラムは興味を喚起し記憶に残りやすいトピックスを選びました．各章の最後にはチェック問題を設け，学習ポイントの確認や理解度の自己判定ができます．

　執筆，編集にあたり最新の情報や統計データを収集し掲載することに努めましたが，法規や制度は常に見直しがされ，統計データは刷新されることがあります．また，内容についても不十分な点があると思われますので読者の皆様のご意見，ご批判，ご指摘をいただければ幸いです．

　最後に本書の発行を企画し，編集，校正，ご助言をいただきました鳥飼 正樹代表取締役社長をはじめ東京教学社編集部の方々に心より感謝を申し上げます．そして，本書の特徴であり読者の目に最も留まるイラストの作製に尽力いただきましたオオハタチコ氏，梅本昇氏に深く感謝申し上げます．

2024年3月31日

編者　岸本　満

目　次

第 4 章　健康状態・疾病の測定と評価

第5章　生活習慣（ライフスタイル）の現状と対策

第 6 章　主要疾患の疫学と予防対策

第7章 保健・医療・福祉の制度

イラスト：オオハタチコ・梅本　昇
カバーデザイン：othello

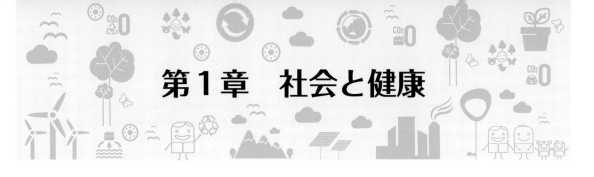

第1章　社会と健康

学習 Point

　健康って何だろう．病気ではないのが健康なのだろうか．健康は目的なのだろうか．そして健康は誰のためだろう．健康はかけがえのないものですが，この大切な健康について，ふだんあまり意識しないことも多いのではないでしょうか．失ってみて初めてありがたさがわかることも経験します．この章では，健康，公衆衛生および予防医学の概念，ならびに公衆衛生の活動の進め方について学びます．

1.1　健康の概念

1）健康の定義

　健康とは何か．1人ひとりに定義は存在するであろう．身体の健康があれば，心の健康もある．さらに社会的な健康も加えられる．**世界保健機関（WHO[*1]）**は「健康とは，身体的，精神的ならびに社会的に完全に良好な状態であって，単に疾病や虚弱でないというだけではない」と定義している．さらに**オタワ憲章**[*2]では，「健康は日常生活のための一資源であり，生きる目的そのものではない」としている．完全に良好な状態とは，よりよく生きること（well-being）と考えるのが妥当であろう．

　「健康」という概念には「健康ではない」概念が前提にあるということになる．しかし，健康状態と疾病状態は連続的に推移するものであるので，両者を明確に区別することは不可能である．仮に障がいがあっても，めがねをかけたり，補聴器を利用することによって十分健康な社会生活を送ることができる．健康と疾病は対立的な概念として捉えるのではなく，健康状態も疾病状態も含め，私たちが与えられた環境で，最高のパフォーマンスを発揮し，生きがいや満足感を感じた生活を営むことが重要と考えられる．

　日本国憲法第25条では，生存権として「すべて国民は，健康で文化的な最低限度の生活を営む権利を有する」とあり，WHO憲章の前文の健康の定義に続き「最高水準の健康に恵まれることは，人種，宗教，政治信条や経済的・社会的条件によって差別されることなく，あらゆる

*1　WHO
（World Health Organization）保健衛生に関する世界的な専門機関．本部はスイスのジュネーブにおかれている．1948年世界保健機関憲章が採択された（7章参照）．

*2　オタワ憲章
1986年にカナダのオタワにて開催された「第1回世界ヘルスプロモーション会議」の成果がまとめられたもの．

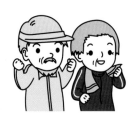

1

人々にとっての基本的人権の1つである」としている．健康な生活を営むことは，すべての人の権利であることが明確となっている．

2）健康づくりと健康管理 —何が健康に影響を及ぼすか—

健康について考えるとき，心身ともに健康であることが重要であるが，心の健康の大切さを考えることが多い．つまり身体の健康が損なわれても，心が健康であれば乗り越えられると考えるのである．しかし，健康づくりのために何をしているかと問うと，ほとんどが身体の健康づくりのための方法についての回答が返ってくるのである．

心と体は不可分であり，お互いに大きな影響を及ぼし合っているにもかかわらず，心の健康，つまり物事の捉え方，考え方などについては，十分な教育がなされているとはいえない状況にある（図1-1）．

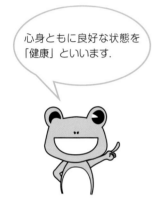

心身ともに良好な状態を「健康」といいます．

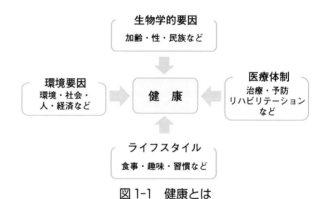

図1-1　健康とは

*1　健康増進法
　2003（平成19）年5月から施行され，受動喫煙の防止などの国民の健康の増進，国民の栄養の改善など，国民保健の向上を図ることを目的とした法律．

「健康増進法[*1]」では，第2条に国民の責務として「国民は健康な生活習慣の重要性に対する関心と理解を深め，生涯にわたって，自らの健康状態を自覚するとともに，健康の増進に努めなければならない．」としている．少なくとも健康は与えられるものではなく，自らつくり上げていくものである．つまり国民自らが健康になる方法を学び，実践できる意思と環境が必要となる．基本的な教育，公共資源が不可欠の要素となっている．

誰のための健康かと考えたとき，健康を害することによって社会や自分の周りの人たちにかける負担を考えると，健康は決して自分のためだけのものではなく，まさに社会的な資源なのである．

身体的，精神的機能に障害が生じても，工夫と地域の協力によって様々な活動は可能になる．人工透析を受けながら，あるいは糖尿病とつ

き合いながら立派な社会活動は実現可能であるし，ベッドに横たわりながら，様々な活動に生きがいを感じて生活を営んでいるケースも存在する．まさに健康を管理することによって，健康を資源とし，それぞれが生きがいや，やりがいを見いだしていくことができるのである．

1.2　公衆衛生の概念

1）公衆衛生と予防医学の歴史

（1）外国における歴史

　古代ギリシャの哲学者**ヒポクラテス**[*1]は，病気を科学的，生理学的に捉え，環境が病気の発生と密接な関係があることを指摘した．**ガレヌス**[*2]はヒポクラテスの後継者として，解剖学について様々な著作をし，衛生学（hygiene）はギリシャ神話の健康の女神ヒュギエイア（Hygieia）にちなんで命名したといわれている．

　中性のヨーロッパではハンセン病やコレラの流行が起こったが，中でもペストの流行は大きな出来事であった．14世紀の大流行では世界中に蔓延し，当時のヨーロッパの人口の約1/3が死亡したと推定されている．ペストの侵入を阻止するため海上検疫が始まり，40日間停泊させることとなり，40を表すquarantineが検疫の語源となった．

　18世紀半ばころからイギリスで産業革命が起こり，人口の都市への集中が急速に高まり，栄養不足，伝染病の発生，過酷な労働など公衆衛生上の問題が浮き彫りにされることとなった．当時しばしば流行を繰り返していた天然痘について，**ジェンナー**[*3]は牛痘を用いて予防する方法を成功させた．その後，種痘法として急速に普及し，1980年の天然痘の撲滅につながっていくこととなる．

　19世紀に入り**チャドウィック**[*4]は，貧困が疾病の原因であり，貧困をなくし生活環境を改善することによって疾病が予防できるとした．

　その結果1848年イギリスで公衆衛生法が制定され，公衆衛生の基盤が作られた．1854年ロンドンでコレラが流行した際，**ジョン・スノウ**[*5]は患者の発生分布と生活状況の丹念な疫学調査を行い，疾病の原因が特定の井戸水であると予想し，井戸水の使用を禁止することによって患者の発生を激減させた．コレラ菌が**コッホ**[*6]によって発見されたのは1883年のことである．このことは必ずしも真の原因がわからなくても疾病の予防は可能である事を示した．19世紀末の**パスツール**[*7]やコッホなどの病原体の発見や，20世紀の抗生物質の発見など医学の飛躍的

[*1]　Hippocrates
（B.C.460頃〜A.D.370頃）
　医療従事者の倫理規範の基礎である「ヒポクラテスの誓い」では，患者の生命・健康保護，患者のプライバシー保護などの思想が謳われている．

[*2]　Claudius Galenus
（129〜200頃）
ギリシャの医学者．

[*3]　Edward Jenner
（1749〜1823）
イギリスの医学者．

[*4]　Edwin Chadwick
（1800〜1890）
イギリスの社会改革者．

[*5]　John Snow
（1813〜1858）
イギリスの医学者．

[*6]　Robert Koch
（1843〜1910）
ドイツの医学者，細菌学者．

[*7]　Louis Pasteur
（1822〜1895）
フランスの生化学者，細菌学者．

な発展により，これまでの中心的な対策であった伝染病対策は一区切りを迎えることとなった．その後，高齢化，生活習慣病の増加，栄養改善，母子保健，精神保健，産業保健など幅広い対策が必要となった．これらの問題に対し，WHO が第二次世界大戦後の 1948 年発足し，伝染病対策，衛生統計，研究開発など保健分野の活動を通じ重要な役割を担っている．このような中でも現代は，エイズ，重症急性呼吸器症候群（SARS），新型インフルエンザ（H1N1），エボラ出血熱，新型コロナウィルス，結核，マラリアなど新興，再興感染症による新たな問題にも直面している．

（2）日本における歴史

1713 年，**貝原益軒**[*1] は，健康保持の観点から日常生活の心得を説いた「養生訓」を表し，その中で控えめな飲食，口腔機能の重要性まで現代に通用する食生活のあり方を述べている．しかし，日本の公衆衛生の歴史に関しては明治維新以降ということになる．

衛生行政は 1872 年，文部省に医務課が設置されたことに始まる．1875 年，医務課は内務省に移され衛生局と改められた．この時点でコレラの大流行を経験することとなった．コレラは江戸時代後期からしばしば流行を繰り返してきたが，1879 年の流行は大きく，1880 年，明治政府は「伝染病予防規則」を発令した．コレラ対策が日本の衛生行政の原点といわれている．また江戸時代から江戸煩いとして問題となっていた**脚気**が猛威を振るっていた．当時は感染症と考えられていたが，1882 年頃，海軍軍医であった**高木兼寛**[*2] は，原因は食事であると考え，食事内容を見直し脚気患者の発生を激減させた．**鈴木梅太郎**[*3] によって真の原因であるビタミン B_1 欠乏である事が判明したのは，1910（明治43）年の事である．真の原因が不明であって，疫学調査によって仮説をたて対策を実施することによって疾病の予防は十分可能となる例であった．

大正から昭和にかけて，対策の中心は急性伝染病から慢性伝染病に移ることになる．1919 年に結核予防法，トラホーム予防法が，1927 年に花柳予防法，1931 年に寄生虫予防法が制定された．行政機関としては 1937 年に保健所法が制定され，1938 年に厚生省が設置された．

第二次世界大戦後は，本格的に公衆衛生体制の立て直しが図られ，1947 年に保健所法の改正，栄養士法，食品衛生法，予防接種法，性病予防法，医師法，労働基準法など中核となる法律が制定された．1951 年には WHO に加盟し，国際的な仲間入りを果たし，1961 年国民皆保

[*1]　貝原益軒
　（1630〜1714）
　江戸時代の儒学者．

[*2]　高木兼寛
　東京慈恵会医科大学の創設者で，「ビタミンの父」，「海軍カレー」生みの親としても有名．

[*3]　鈴木梅太郎
　東京帝国大学教授・理化学研究所主任研究員．脚気に有効な成分をアベリ酸と名付け，その後コメの学名 Oryza sativa L にちなんでオリザニンと改名した．しかし，1911 年フンクも同様の成分を抽出しビタミンと名付け，この名称が用いられることとなった．

険制度を発足させた.

　高度経済成長とともに，水俣病，イタイイタイ病，四日市喘息などの公害が問題となり，1971年に環境庁が新設された.

　2001年に日本で初めて**牛海綿状脳症（BSE）**[*1]が発見された. また，残留農薬問題等食生活を取り巻く状況が大きく変化し，リスク分析の概念の導入，2003年には「**食品安全基本法**」が制定された.

　その後，世界に類をみない急速な高齢化が起こるとともに，疾病構造も大きく変わり，感染症から生活習慣病へと変化した. このような背景から一次予防の大切さが注目されるようになり，2000年から「健康日本21」が開始され，2002年「**健康増進法**」が制定された. 2005年には健康寿命を伸ばすことを基本目標においた「健康フロンティア戦略」が，2007年にはさらに発展させた「新健康フロンティア戦略」がそれぞれ10年計画として策定された. 2013年には「健康日本21（第二次）」，2023年には「**健康日本21（第三次）**」[*2]が策定された.

　2019年〜2023年の新型コロナウィルス感染症は，世界的な流行となり，医療体制の逼迫にとどまらず，社会，経済の営みにも大きな影響を与えた. 平均寿命が伸び，高齢化が進むにつれて，医療，福祉の格差の問題，医療費，介護費用の増大糖の問題に加え，新たな感染症や薬剤耐性菌の出現，大きな災害も私達の健康にとって大きな影響を及ぼす要因である. 公衆衛生はこれらの状況の変化を捉え，新しい課題に対応していかなければならない.

２）公衆衛生の定義と目的

　「公衆栄衛生とは，組織化された地域社会の努力を通じて，疾病を予防し，寿命を延長し，身体的および精神的健康と能率の増進を図る科学であり技術である.」これはアメリカの公衆衛生学者**ウィンスロウ**[*3]の定義である. 臨床医学が個々の患者を対象とし，疾病の治療を目的とするのに対し，公衆衛生は健康な人を含めた集団を対象とし，疾病の予防に力を注ぎ，そしてこれらの施策が最終的に地域の中の社会活動として実践されることを大きな特徴とする実践の学問である. 私達は一人では生きていくことはできず，国，地方公共団体，地域住民，家族など，社会と何らかの関係を維持しながら生活している. 公衆衛生はこれらの社会と密接に関連し合いながら，健康になるための仕組みを作っていく営みである. 従って公衆衛生学は社会科学や人文科学など他の領域と深い関わりを持ちながら成立する分野であり，公衆衛生学を勉強するという

[*1] 牛海綿状脳症
（BSE：Bovine Spongiform Encephalopathy）

第1章

[*2] p.112 参照

[*3] Winslow C,E,A
（1877〜1957）

ことは地域の住民のつながりについて勉強するということでもある（図 1-2）．わが国は世界で類を見ない長寿国となったが，背景として公衆衛生の果たした役割は極めて大きいものがある．

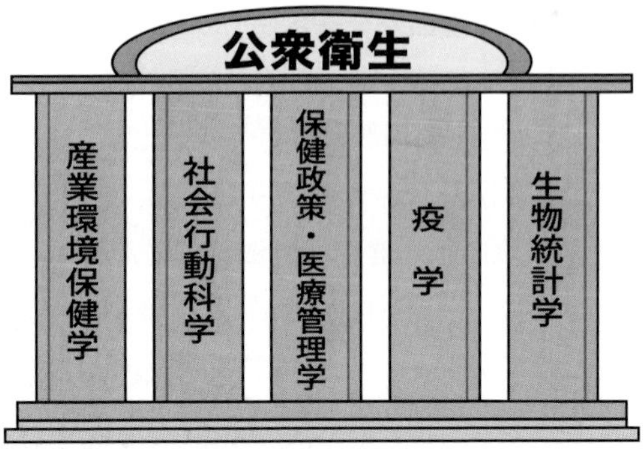

図 1-2　公衆衛生の基本領域とは*1〜*5

公衆衛生は地域住民の健康が維持・増進され，最終的に **QOL**[*6] の向上を目指すものである．そのための手段として，生活環境を整備し，感染症を予防し，医療，保健サービスを充実させ，住民が健康を維持，増進しうる社会的な仕組みを構築することなどがあげられる．

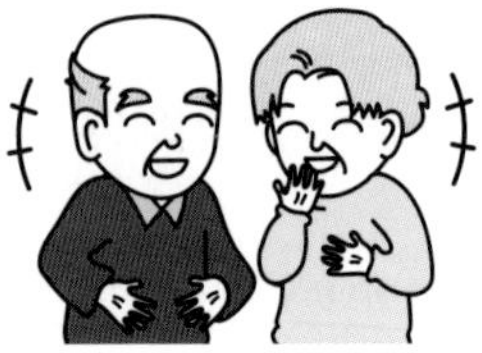

心理的あるいは身体的機能が損なわれた状態であっても，様々な技術を駆使し，お互いが相手の立場を思いやることによって社会的な活動は可能となる．公衆衛生はこれらを組織的に実践することによって，**健康寿命**[*7] を延ばし QOL の向上を目指す．

日本国憲法第 25 条では，国の生存権保障義務として「国はすべての生活部面について，社会福祉，社会保障及び公衆衛生の向上及び増進に努めなければならない」とあり，国は健康に生きる国民の権利を実現するための責務を負っていることが明らかとなっている．社会福祉，社会保障，そして公衆衛生は国民の健康を維持増進するための 3 つの柱である．

*1　産業環境保健学
様々な産業・環境の中で健康に及ぼす有害要因の制御について研究し，健康に結びつけることを実践する学問．

*2　社会行動科学
社会学，心理学などを基本にし，人間の行動を科学的に捉えていく学問．

*3　保健政策・医療管理学
公衆衛生の実践には地域格差や世界的な環境問題など様々な所問題が存在する．それらの問題に対処する医療を中心とした諸制度についてアプローチする学問．

*4　疫 学
集団における健康に関する様々な問題の発生頻度や分布を調べ，因子との関連を明らかにし健康に結びつける学問．

*5　生物統計学
統計学を基本とし，医学や生物学分野の様々な事象を科学的に分析し，問題解決のための体系的な方法論を提供する学問．

*6　QOL（quality of life）：生活の質
ここでいう生活は人生そのもののことで，自分らしい生活を送り，生きがいを見いだしているかということを捉える概念．

*7　健康寿命
健康上の問題で日常生活が制限されることなく生活できる期間．p.60 参照

3）公衆衛生と予防医学；一次，二次，三次予防

　公衆衛生の本質は疾病を予防し，健康の維持，増進を図ることにあり，予防医学に主体が置かれている．疾病の予防を考えるとき，次の3段階に分けられる（表1-1）．

表1-1　3段階の疾病予防

予　防	一次予防		二次予防	三次予防	
疾病段階	感受性期 （疾病にかかっていない）		発症前期 不顕性期 （疾病にかかっているが症状は出ていない）	回復期 （回復して社会復帰を目指している）	
目　的	罹患率の低下		死亡率の低下 生存期間の延長	社会復帰 QOL の向上	
予防手段	健康増進	特異的予防	早期発見，早期治療	機能回復	機能障害防止
具体例	健康教育，栄養指導など	予防接種，アレルゲン対策など	健康診断，スクリーニング検査など	リハビリテーションなど	人工透析など
評価指標	有病率，罹患率		死亡率，生存率	QOL など	

　一次予防とは，まだ疾病にかかっていない状態（感受性期）で疾病にかからないようにすることで，健康教育や栄養指導，また作業環境を改善するというように特殊な手段を用いない健康増進や環境改善と，特定の疾病の感染を防ぐために予防接種を用いる場合の様に特殊な手段を用いる**特異的一次予防**とに分けられる．

　二次予防は臨床的な症状は出ていないが，疾病になりかけている状態（発症前期：不顕性期）で，早期発見，早期治療につなげようとする手段である．したがって，健康診断や様々なスクリーニング検査などが該当する．2008年から行われている特定健康診査・特定保健指導やがん検診などが該当する．

　三次予防は疾病状態であったものが回復する状態（回復期）で，治療後に機能を回復したり機能の悪化を防いだりする手段である．例えばリハビリテーションや人工透析などが該当する．また，QOLを向上させることも大切な要素であり，生活の支援や介護なども該当する．

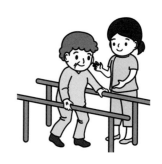

4) プライマリヘルスケア

*1 UNICEF
　すべての子どもの命と権利を守
るため世界 190 の国と地域で活動
している団体. 本部はニューヨー
クにある（7 章参照）.

プライマリヘルスケアとは，WHO と国際児童基金（UNICEF*1）の主催した 1978 年の国際会議で採択された精神である. 旧ソ連のアルマ・アタにおいて開催され「すべての人に健康を」という基本理念のもと, 地域社会の負担可能な範囲で自助, 自決の精神にのっとり, すべての人々の健康水準を向上させようとする医療保険活動である.

アルマ・アタ宣言*2 の中で, プライマリヘルスケアとは, 「実践的で, 科学的に有効で, 社会に受容されうる手段と技術に基づいた, 欠くことのできないヘルスケアのことである. これは, 自助と自己決定の精神に則り, 地域社会または国家が開発の程度に応じて負担可能な費用の範囲で, 地域社会のすべての個人や家族の全面的な参加があって, 初めて広く享受できうるものとなる.」としている.

*2 アルマ・アタ宣言
　1978 年に開催された「第 1 回
プライマリヘルスケアに関する国
際会議」にて採択された宣言文.
「すべての人に健康を」を基本理
念としたプライマリヘルスケアが
提唱された.

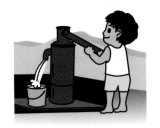

プライマリヘルスケアの主な活動

- 健康問題に対する教育
- 食料の供給と適正な栄養摂取
- 安全な水の供給と環境の衛生
- 家族計画を含む母子保健
- 流行病の予防と対策
- 一般的な傷病の適切な処置
- 主な感染症に対する予防接種
- 必須医薬品の整備など

5) ヘルスプロモーション

*3 p.1 参照

ヘルスプロモーションとは, WHO による 1986 年の国際会議で提唱された. カナダのオタワにおいて開催され, オタワ憲章*3 において「人々が自らの健康とその決定要因をコントロールし, 改善することができるようにするプロセス」と定義された. ヘルスプロモーションのために次の 3 つの戦略が掲げられた（**表 1-2**）.

表 1-2　ヘルスプロモーションの 3 つの戦略

唱　道	様々な健康に関わる要因を健康のために望ましいものに整えていくこと
能力の付与	人々が自らの健康を高めるための能力を獲得すること
調　停	保健分野に限らずあらゆる分野が協力し健康の増進に関わること

また，具体的な活動分野として，健康を支援する環境を作ること，地域の活動を強化すること，健康的な公共政策を作ること，二次予防から一次予防へとヘルスサービスを方向転換すること，個人的な医療技術を開発することなどがあげられている（**図1-3**）．

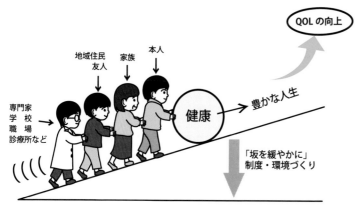

図1-3　ヘルスプロモーションの考え方

6）公衆衛生活動の進め方

（1）リスクアナリシス（リスク分析）

リスクは確率であり，危害度に発生頻度を乗じた概念である．危害度が大きくても発生頻度が低ければ，実際の危害を受ける確率は低くなる．

現実的にはリスクをゼロにするのではなく，許容の範囲にまでリスクを下げることが重要である．このような考え方でリスクをコントロールしていくことを**リスクアナリシス**といい，リスクアセスメント，リスクマネジメント，リスクコミュニケーションの3つの柱からなる（**図1-4**）．

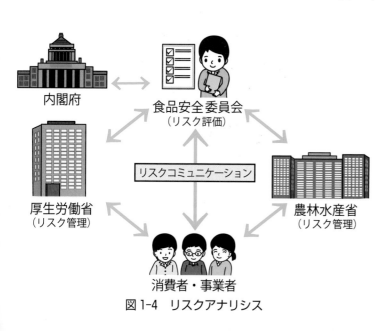

図1-4　リスクアナリシス

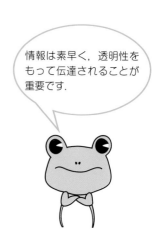

情報は素早く，透明性をもって伝達されることが重要です．

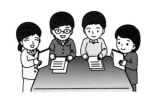

① リスクアセスメント（リスク評価）

健康への危害を科学的に評価することである．危害物質の化学的，物理的な性質を明らかにし，この物質に人がどの程度の曝露によってどれくらいの危害を受けるかを推定していく．

② リスクマネジメント（リスク管理）

リスクアセスメントの結果をふまえ，リスク低減のための措置を行っていくことである．実際は多くの場合行政機関が行うこととなる．

③ リスクコミュニケーション

リスクアセスメントを行う専門家，リスクマネジメントを行う行政機関，そして消費者や事業者，研究者などが，情報や意見を交換し合うことである．リスクアナリシスは情報が透明性をもってできるだけ早く伝わることが極めて重要である．専門家は伝えたい情報を提供し，消費者は正確な情報に基づき不安なことや質問などをコミュニケーションによって解消していくことが大切である．いずれにしてもどちらからの一方通行ではなく，相互に意見を交換するという姿勢が最も重要である．

（2）マネジメントサイクル

公衆衛生活動は地域の集団を対象として，行政が中心となり住民の健康増進や疾病の予防を行っていくものである．実施に当たってはいくつかの手順を経て行われる．この手順を **PDCA サイクル**という．PDCAサイクルとは P：Plan（計画）―D：Do（実施）―C：Check（評価）―A：Act（改善）の課程を繰り返しながら施策を実施していくことである（図 1-5）．

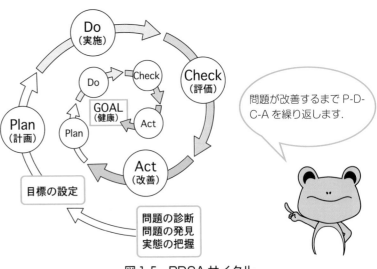

図 1-5　PDCA サイクル

① Plan（計画）

計画を立てるにあたっては，何が問題なのかを明らかにする必要がある．対象となった地区を調査し，問題点を明らかにし，方向性を推測できるような十分な情報収集が必要である．得られたデータを分析し計画を立てる．実施可能で持続性のある計画を立てなければならない．また，費用の確保も重要であり，どの程度の費用がかかるかも慎重に検討する必要がある．

② Do（実施）

対策を実施する際には，緊急性のあるものや重要度の高いものを優先して実施していく．知識の普及に努める事は必要であるが，個人の行動変容に結びつかなければならない．そのためには参加者がどの程度の知識を持ち，対策を実施する環境にあるかどうかという背景にも気を配る必要がある．そのためには様々な職種の連携も大切であるが，地域社会，産業界の協力体制も重要な要素となる．

③ Check（評価）

評価は対策が終了するのを待たず，実施中でも適宜評価を行い，改善に結びつけることが重要である．対策の実施の方法は適切か，参加者の状況はどうか，行動変容につながっているか，そして健康状態は改善したかなどの最終的な結果評価を実施する．費用対効果についての評価も忘れてはならない．

④ Act（改善）

そして評価の結果を踏まえ，改善点を明確にし，次の計画へつなげていく．評価は根拠に基づいたものが要求される．**介入群と対照群**[*1] を設定し，比較するのが**評価デザイン**[*2] としては優れているが，実社会の中で実施していく公衆衛生活動では困難な場合が多い．限界がある中でもより科学的な評価に近づける工夫が必要である．そのためにも計画を立てる段階で評価の方法を検討する必要がある．

（3）地域診断

地域診断とは，地域の様々なデータを分析評価し，それに基づいて地域の状況を把握することにより，課題を明確にし，地域住民の QOL の向上に結びつける一連のプロセスのことをいう．地域には様々な特性があるため，全国一律の政策では不十分であり，地域のニーズにあった施策が求められることとなる．

[*1] 介入群と対照群
介入群とは実験的な介入を受ける群のこと．対照群は介入を受けない群のこと．
対象者を無作為に選定することが望ましい．

[*2] 評価デザイン
効果の有無を評価する際に根拠としてのエビデンスレベル（証拠能力）が高い研究の方が望ましい．その研究の方法のこと．

地域診断の展開は，PDCA サイクルに基づいて行われる．地域診断を行うメリットとして❶健康課題の明確化，❷地域格差の明確化，❸住民参加の促進などが考えられる．

7）予防医学のアプローチ

（1）ハイリスクアプローチ

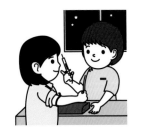

健康障害を起こすリスクのある集団の中で，特にリスクの高い可能性のある集団を対象に施策を行い，リスクを低減することによって疾病などを予防することを**ハイリスクアプローチ**という．例えば特定健診のハイリスク者に対する積極的支援で行動変容につながる様な指導を実施したり，エイズ予防のために風俗関係者の人たちに HIV 検査を夜間に行ったりするなどがある．これらは二次予防対策であり，対象となった人にも受入れられやすく，リスクも大きいので予防効果も期待されるが，予防できる人数には限りがある．

（2）ポピュレーションアプローチ

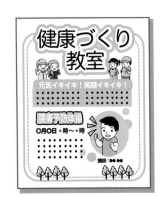

集団全体に対して働きかける方法であるが，ハイリスクアプローチが疾病を予防するための方法に対して，**ポピュレーションアプローチ**は社会全体が対象であり，必ずしも疾病の予防に限る概念ではない．疾病の予防に関していえば，一次予防を主体とした対策である．集団に対して働きかけを行うため個人個人の動機付けやメリットは感じにくいが，集団全体の分布をずらすことによって，全体のリスクを軽減することができる．高血圧，糖尿病，脂質異常症などはポピュレーションアプローチによって，境界域や正常高値の人達に働きかけることにより，疾病の予防に関しては大きな影響を与えることができる．

ハイリスクアプローチ，ポピュレーションアプローチそれぞれの特徴を活かし，実施していくことが望ましい．

（3）予防医学のパラドックス

予防医学のパラドックスとは，病気を発症する人は，リスクの高いグループよりリスクの低いグループの方が多い現象のことをいう．発症率は高リスクグループの方が高いが，境界域に存在する全体の数は低リスクグループの方が多いため，この様な現象が生じる（図1-6）．

ハイリスクアプローチによって，早期発見・早期治療に結びつけることも大切であるが，ポピュレーションアプローチによって小さなリスク

を持っているいわゆる健康な集団に対しても健康増進を図っていくことが大切である.

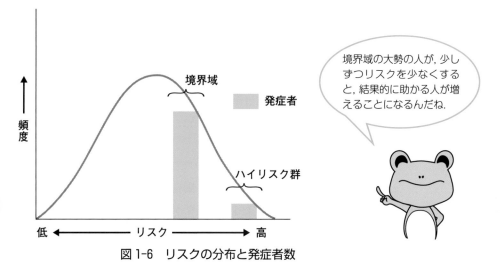

図1-6 リスクの分布と発症者数

（吹き出し）境界域の大勢の人が, 少しずつリスクを少なくすると, 結果的に助かる人が増えることになるんだね.

1.3 社会的公正と健康格差の是正

1) 社会的公正の概念

　社会的公正はsocial justiceと表現される. したがって平等という概念よりも, 社会正義によって公正を確保するという概念に近い. 平等は配分が量的に等しいことを示している. 例えば講義室での講義は, 学ぶ機会としては平等であるが, 学生1人ひとりにとって理解の程度はまちまちであり, 理解度に応じて質問に答えたり, 補講をしたりすることは学ぶ機会が公正に分配されたといえよう.

　健康を考える意味において社会的公正とは, すべての人権が守られ, 健康になる機会が公正に得られるということである. もともと社会的公正という概念は, 18世紀末の産業革命下のヨーロッパで資本家の労働者に対する搾取への抵抗運動として成立してきた概念である. このような背景をもとに, **国際労働機関（ILO）**[*1]は1944年に社会保障のあり方を明確にした「フィラデルフィア宣言」を採択し, 1948年の国連総会で採択された世界人権宣言に結び付いていくことになる. 世界人権宣言には次のように表現されている.

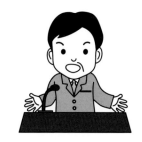

*1　ILO
（International Labour Organization）
p.253参照

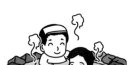

【第22条】

　すべて人は，社会の一員として，社会保障を受ける権利を有し，かつ，国家的努力及び国際協力により，また，各国の組織及び資源に応じて，自己の尊厳と自己の人格の自由な発展とに欠くことができない経済的，社会的及び文化的権利を実現する権利を有する．

【第23条】

　1　すべて人は，勤労し，職業を自由に選択し，公正かつ有利な勤労条件を確保し，及び失業に対する保護をうける権利を有する．

　2　すべて人は，いかなる差別をもうけることなく，同等の勤労に対し，同等の報酬をうける権利を有する．

　3　勤労する者は，すべて，自己及び家族に対して人間の尊厳にふさわしい生活を保障する公正かつ有利な報酬をうけ，かつ，必要な場合には，他の社会的保護手段によって補充をうけることができる．

　4　すべて人は，自己の利益を保護するために労働組合を組織し，及びこれに参加する権利を有する．

【第24条】

　すべて人は，労働時間の合理的な制限及び定期的な有給休暇をふくむ休息及び余暇をもつ権利を有する．

【第25条】

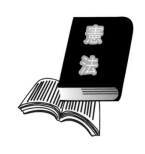

　すべて人は，衣食住，医療及び必要な社会的施設等により，自己及び家族の健康及び福祉に十分な生活水準を保持する権利並びに失業，疾病，心身障害，配偶者の死亡，老齢その他不可抗力による生活不能の場合は，保障をうける権利を有する．

　これらの流れは日本国憲法にも引き継がれ，第13条：個人の尊重，幸福追求権，公共の福祉，第14条：法の下の平等，貴族制度の否認，栄典，第25条：生存権，国の社会保障義務，第27条：勤労の権利・義務，勤労条件の基準，児童の酷使の禁止などの条文に明確になっている．

2）健康の社会的決定要因，健康格差

　健康は様々な要因によって左右されるが，遺伝や民族などの生物学的な要因以外に，経済状況，教育，医療環境，生活環境などの社会的な要因によっても左右される．このような健康状態を規定する経済的，社会的条件のことを**健康の社会的決定要因**といい，地域や社会経済状況の違いによる健康状態の差を**健康格差**という．

社会的公正が崩れ，不公正や格差が生じたり，住む場所や教育歴など
の違いにより健康に格差が生じることになる．個人の生活習慣や努力に
よって変えられる要因以外の，個人ではいかんともしがたい要因につい
ては，社会的に格差を是正する必要がある．

健康格差に対する対策としてはWHOがすでに取り組んでおり，1978
年，プライマリヘルスケアの精神を提唱したアルマ・アタ宣言，1997
年，21世紀に向けた健康的指導促進の**ジャカルタ宣言**[*1]，そして2005
年に健康の社会的決定要因に関する委員会を設置し，2008年には最終
報告書が出され，次の3つの勧告がなされた．

① 子どもの頃からの日常生活にかかわる諸条件の改善を図ること．

この背景には，出生時の体重や就学前の教育などの影響が成長してか
らの健康状態に影響を及ぼすことを**ライフコース疫学**[*2]が明らかにし
たことがある．

② 権力，金銭，資源の不公正な分布を是正すること．

健康格差の原因として生活習慣の格差があげられるが，その格差の原
因は権力，金銭，資源の不公正な分布がある．

③ 健康格差を測定し，政策を評価すること．

健康格差と健康の社会決定要因をモニタリングし，そのデータに基づ
いて健康の公平を実現していかなければならない．

また，2003年に，WHO欧州地域事務局は「健康の社会的決定要因−
確かな事実の探求−」として**ソリッド・ファクツ**[*3]を公表している．
そこでは**表1-3**の要因を社会的決定要因として説明している．

日本は世界的にみて，経済的な格差について，従来から比較的大きな
問題としてとらえられてこなかったが，グローバル化が進み，国内に経
済格差が広がり今では国際的に格差の大きな国の1つになった．
「健康日本21（第三次）」[*4]では第二次の課題などをふまえ，「すべて
の国民が健やかで心豊かに生活できる持続可能な社会の実現」というビ
ジョン実現のため，個人の行動と健康状態の改善及び社会環境の質の向
上の取組を進めることで，健康寿命の延伸・健康格差の縮小の実現を目
指すこととしている．

自殺，虐待，貧困家庭など様々な現代が抱える大きな問題の解決のた
めにも格差の是正が必要であるが，簡単な道ではない．公衆衛生学分野
に携わる者として，健康の社会的決定要因を理解し，少しでも格差の是

*1 ジャカルタ宣言
インドネシアのジャカルタで開催されたWHOの国際会議．健康の社会決定要因を強調した．

*2 ライフコース疫学
妊娠期から小児期，思春期，成人期にわたる人生の流れを通じて，健康や疾病におよぼす影響を検証する疫学．

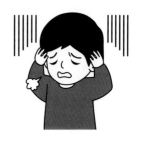

*3 ソリッドファクツ
確実な根拠のある要因のこと．WHOが社会決定要因に関する意識の向上のために公表した．2003年のものは第2版である．

*4 健康日本21
p.112 参照

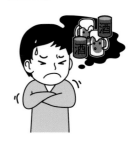

正に尽力することが求められている.

表1-3 ソリッド・ファクツ

要 因	説 明
① 社会格差	・社会的地位が低いほど平均余命は短く，多くの疾病が見受けられる．健康政策は健康の社会的・経済的決定要因に取り組まなければならない．
② ストレス	・ストレスの多い環境は人々を不安に陥らせ，立ち向かう気力をそぎ，健康を損ない，死を早めることになる．
③ 幼少期	・人生のよいスタートを切ることは，母子を支援することである．幼少期の発達や教育の健康に及ぼす影響は生涯続く．
④ 社会的排除	・貧困，社会的排除，差別は命を縮める．
⑤ 労 働	・職場でのストレスは疾病のリスクを高める．仕事に対してコントロールができる人ほど，健康状態が良好である．
⑥ 失 業	・雇用の安定は健康，福祉，仕事の満足度を高める．失業率が高まるほど病気にかかりやすくなり，早死にをもたらす．
⑦ 社会的支援	・友情，良好な人間の社会的関係，確立された支援ネットワークにより，家庭・職場・地域社会における健康が推進される．
⑧ 薬物依存	・アルコール・薬物・たばこを習慣とし，健康を害してしまうのは個人の責任であるものの，常用に至るには様々な社会的環境も影響している．
⑨ 食 品	・世界の市場は食糧の供給に大きく関わっているため，健康的な食品の確保は政治的課題である．
⑩ 交 通	・健康を重視した交通システムとは，公共輸送機関の整備により自動車の利用を減らし，徒歩や自転車の利用を奨励することを指している．

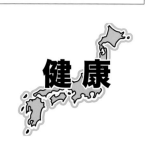

【第1章　社会と環境　チェック問題】

※　国家試験過去出題問題を正文化したもの（出題回－問題番号）

公衆衛生の概念

① ジョン・スノウによる実地調査が，（⑦ コレラ・⑦ 赤痢）の蔓延を抑えるきっかけとなった．（31-1）

② わが国の皆保険制度は第二時世界大戦（⑦ 前・⑦ 後）に確立された．（33-1）

③ 子宮がん検診は，□□□□□□□予防である．（29-1）

④ 腎不全患者に対する人工透析は□□□□□□□予防である．（29-1）

⑤ 野外活動前の虫除け剤の使用は□□□□□□□予防である．（29-1）

⑥ 次の減塩教室の活動は PDCA サイクルのどれに基づいているか．（36-1）

  a)　アンケートにより参加者の満足度の集計を行った－□□□□□□□．

  b)　参加する対象者の選定を行った－□□□□□□□．

  c)　評価項目を定めた－□□□□□□□．

  d)　参加者の要望を受けて新たなプログラムを検討した－□□□□□□□．

  e)　開催中にスタッフによる指導内容を検討した－□□□□□□□．

⑦ 減塩に関する活動に関連する概念を下の枠内より選択して答えよ．（32-1）

  a)　地域住民を対象とした減塩教室の実施－□□□□□□□．

  b)　高血圧症患者に対する減塩の食事療法－□□□□□□□．

  c)　一般家庭への減塩食品の普及－□□□□□□□．

  d)　マスメディアを用いた減塩キャンペーン－□□□□□□□．

  e)　減塩指導の高血圧予防効果に関するメタアナリシス－□□□□□□□．

> ・PDCA サイクルの P　・PDCA サイクルの D
>
> ・PDCA サイクルの C　・PDCA サイクルの A
>
> ・ポピュレーションアプローチ　・ハイリスクアプローチ
>
> ・一次予防　・二次予防　・三次予防
>
> ・インフォームド・コンセント

⑧ ＷＨＯ「健康の社会的決定要因」の内容に関する記述である．正しい方を選択せよ．（36-2）

  a)　社会的地位が低いほど，平均寿命は（⑦ 長く・⑦ 短く）なる．

  b)　ストレスの多い環境は，早世のリスクを（⑦ 高・⑦ 低）くする．

  c)　仕事に対してコントロールができる人ほど，健康状態が（⑦ 良好・⑦ 不良）である．

  d)　アルコールやたばこへの依存は，社会環境の影響を（⑦ 受ける ・⑦ 受けない）．

  e)　健康的な食品の確保は，政治的問題（⑦ である．・⑦ ではない．）

③～⑤

一次 or 二次 or 三次

⑥　P・D・C・A を記入

第1章

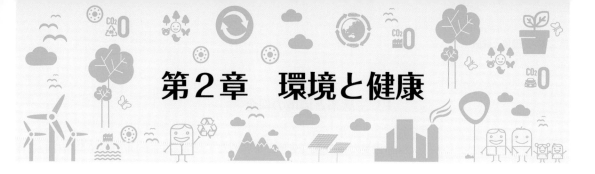

第2章　環境と健康

学習 Point

　人と環境は相互に影響を及ぼしあっています．産業の発達や不法な人間活動は環境汚染をもたらし，環境汚染は人々の健康を脅かすことになります．現在，環境汚染は地球規模で広がり，世界中で地球環境保全への取り組みが進められています．わが国でも環境基本法に基づいた環境保全対策が施されています．本章では，地球環境問題とその保全対策，環境基本法に基づく環境基準，環境汚染による健康障害と対策，公害について，次いで，熱中症などの温熱障害，上下水道，廃棄物処理など，日常生活に関わる環境衛生について学びます．

2.1　生態系と人々の生活

　人は，環境から様々な影響を受けながら生活し，人々の生活は大気，水，土壌といった自然環境に対して様々な影響を及ぼしている．人々の生活に起因した自然環境の悪化は，人々の健康を脅かすものとなる．したがって，人々の生活と生態系は，互いに補い合うべきである．人々の生活を快適にする**自然環境**[*1]を維持する，すなわち環境汚染をなくし保全に努めることを念頭に置くことが大切である（図2-1）．

[*1]　自然環境
　大気，水，土壌，動植物，微生物および自然生態系の特に代表的なものを含んだ地球上の天然資源で構成される環境を指す．

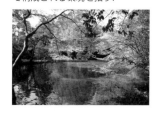

[*2]　社会環境
　人の生産や消費などに伴う活動へ直接的あるいは間接的に関わるいくつかの社会的条件（政治・経済体制，教育，習慣，生活様式など）の総体を指す．

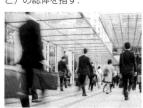

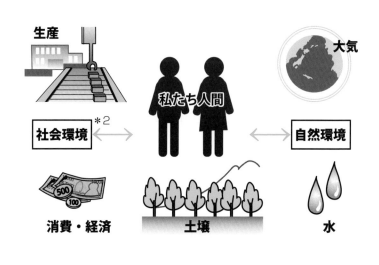

図2-1　環境とは

1）生態系と環境の保全

環境とは，人（主体）を含めたすべての生物を取り巻く諸条件の総体であり，人を取り巻く**環境要因**は**表2-1**のように分類される．

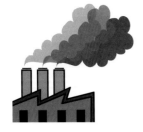

表 2-1　環境要因

生物的環境要因	細菌，真菌（カビ），ウイルス，原虫，寄生虫など
化学的環境要因	有機化合物（ダイオキシン類，PCBなど），重金属（カドミウム，鉛，メチル水銀など），農薬，大気汚染物質（PM 2.5など）など
物理的環境要因	温度，湿度，紫外線，音，放射線など
社会的要因	政治体制，経済体制，法律，教育，習慣，生活様式など

人と環境は相互に影響を及ぼしあう．環境から人へ影響を及ぼすことを環境作用，人から環境へ影響を及ぼすことを環境形成作用という．この相互作用を１つの系と捉える場合，**主体─環境系**という（**図2-2**）．

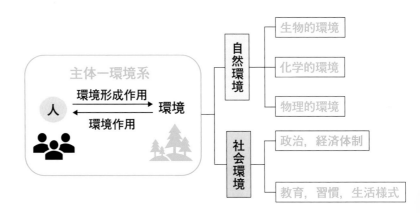

図 2-2　主体 ─ 環境系

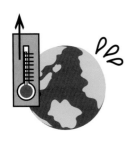

産業が急速に発展したことに伴い，大気汚染や水質汚濁などの環境汚染が進み，健康被害と生態系破壊が引き起こされた．さらに地球規模での環境汚染，すなわち，地球温暖化やオゾン層破壊といった地球環境問題が起こっている．

環境保全とは，人々の生活による地球全体での環境問題やその問題に影響を及ぼす環境を維持し，ある基準から外れた場合にはそれを修復することで基準状態に戻すといった活動を指し，あらかじめ予防策を講じるこ

とも含む．この環境保全に関わる施策の根幹は「**環境基本法**（1993 年施行）」として定められた．本法の基本理念と具体的施策は**表 2-2**に示した．

表 2-2 環境基本法の目的・定義と具体的施策

目 的	・環境の保全に関する基本理念を定め，並びに国，地方公共団体，事業者および国民の責務を明らかにし，環境保全に関する施策の基本事項を定め，それらの施策を総合的かつ計画的に推進する． ・現在および将来の国民に対し，健康で文化的な生活を確保することに寄与し，人類の福祉に貢献すること．
定 義	環境の負荷：人の活動による環境に加わる影響で地球環境保全上の支障の原因となる恐れのあるものを指す． 地球環境保全：人の活動による地球規模の温暖化，オゾン層破壊，海洋汚染，野生動植物の種の減少などに関連した環境を保全することを指す． 公　害：環境保全において支障となる人の活動によって生じる相当範囲の大気汚染，水質汚濁，土壌汚染，騒音，振動，地盤沈下および悪臭により人の健康や生活環境に被害が生じるものを指す．
具体的施策	大気汚染，水質汚濁，土壌汚染，騒音に関する環境基準（第 16 条） 公害防止計画作成と計画達成の推進（第 17，18 条） 環境配慮　－国の施策の策定（第 19 条） 　　　　　－環境影響評価の推進（第 20 条） 環境保全上の支障を防止するための規制（第 21 条） 環境保全上の支障を防止するための経済的措置（第 22 条） 環境への負荷低減に資する製品等の利用促進（第 23，24 条） 環境保全に関する教育・学習（第 25 条） 民間団体等の自発的活動を促進と情報提供（第 26，27 条） 施策の策定に必要な調査の実施，監視等の体制整備（第 28，29 条） 科学技術の振興（第 30 条） 公害による紛争処理および被害の救済（第 31 条） 地球環境保全等に関する国際協力（第 32〜35 条）

第 2 章

2）地球規模の環境

二酸化炭素やメタンなどの温室効果ガスによる地球温暖化，クロロフルオロカーボン（フロン）によるオゾン層破壊，樹木伐採や焼失による森林（熱帯林）の減少，森林減少や気候変動による砂漠化，排気ガスなどに含まれる二酸化硫黄による酸性雨，微小粒子などの越境汚染物質による大気汚染など，地球を取り巻く環境悪化は現在も進行している．これらは地球環境問題（**表 2-3**）として取り上げられ，地球環境保全のために様々な取り組みが行われている．

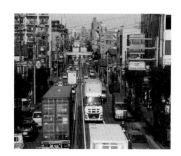

主要な環境問題のうち，地球温暖化に取り組むため，1997（平成 25）年に先進国の温室効果ガス削減目標を定めた**京都議定書**が採択された．その他の主な取り組みは**巻末資料 1**に示した．

表 2-3　主な環境問題

● 過剰な動物の殺傷，植物の伐採 ● 有害化学物質による空気，水，土壌，その他の汚染 ● 放射性物質の利用と廃棄 ● オゾン層破壊による紫外線増加 ● 地盤沈下 ● 酸性雨 ● エネルギー，水，食物，その他資源の不足 ● E-waste※の不適切なリサイクルによる環境汚染	● 塩害 ● 温暖化による洪水，干ばつ，台風の増加，海面の上昇 ● 砂漠化，森林減少 ● ごみ問題 ● 電磁波による健康障害 ● 急激な温暖化 ● その他の公害問題（騒音，振動，悪臭，電波障害，光害，日照阻害など） ● 重金属，ダイオキシン類による健康被害

※　電気・電子機器廃棄物

column　「生物種の減少」

　地球温暖化，資源の過剰利用を含む不適切な国土開発，外来生物の移動などにより，生物種の減少が懸念されている．生物種の減少は，自然生態系バランスの変化を引き起こし，人類の生存すら脅かす可能性がある．生物種の減少を防ぐ対策として以下のものがある．

ラムサール条約	国際的に重要な湿地およびそこに生息・生育する動植物の保全を推進し，賢明な利用促進のために取るべき措置を規定している．
ワシントン条約	絶滅のおそれがある野生動植物の保護を目的とした国際取引の規制に関する措置を規定している．輸出国と輸入国が協力して実施する．
生物多様性条約	①生物多様性の保全，②生物資源の持続可能な利用，③遺伝資源の利用から生じる利益の公正かつ衡平な配分を目的としている．

主な絶滅危惧種（絶滅危惧 IA 類：環境省レッドリストより）

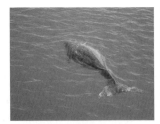
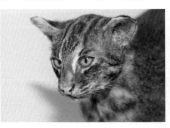
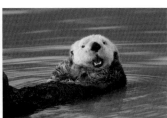

ジュゴン	イリオモテヤマネコ	ラッコ

2.2　環境汚染と健康影響

1）環境汚染

　経済活動により大量生産・消費・廃棄型へと変化した社会では，公害や廃棄物排出量の増加に伴う環境汚染による問題が顕在化してきた．こ

のような問題に対処するために，環境汚染の防止と自然保護の観点から統一的な法律として「環境基本法（1993年）」が制定された．この法律は，健全で豊かな環境の享受と継承，持続的発展可能な社会構築，国際的な地球環境保全の推進という3つの基本理念を掲げている．この法律に基づく環境基準を達成するために「大気汚染防止法」，「水質汚濁防止法」，「土壌汚染対策法」，「騒音規制法」，「ダイオキシン類対策特別措置法」などがある．

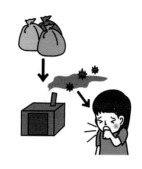

（1）大気汚染

　環境中に存在する有害な大気汚染物質が原因となる健康障害の防止と生活環境の保全を目的に，環境基本法に基づいた「大気汚染に係る環境基準」（表2-4）と「有害大気汚染物質に係る環境基準」（表2-5）が定められている．近年，**浮遊粒子状物質（SPM）**[*1]のうち，粒径が特に小さい**微小粒子状物質（PM 2.5）**による健康影響が懸念され「微小粒子状物質に係る環境基準」が設定された．

*1　浮遊粒子状物質
　　（SPM: Suspended Particulate Matter）

表 2-4　大気汚染に係る環境基準

	二酸化硫黄 (SO₂)	一酸化炭素 (CO)	浮遊粒子状物質 (SPM)	微小粒子状物質 (PM 2.5)	二酸化窒素 (NO₂)	光化学オキシダント (Ox)
環境上の条件	1時間値の1日平均値が0.04 ppm以下であり，かつ，1時間値が0.1 ppm以下であること．	1時間値の1日平均値が10 ppm以下であり，かつ，1時間値の8時間平均値が20 ppm以下であること．	1時間値の1日平均値が0.10 mg/m³以下であり，かつ，1時間値が0.20 mg/m³以下であること．	1年平均値が15μg/m³以下であり，かつ，1日平均値が35μg/m³以下であること．	1時間値の1日平均値が0.04 ppmから0.06 ppmまでのゾーン内又はそれ以下であること．	1時間値が0.06 ppm以下であること．
達成状況	100 %	100 %	100 %	88.3 〜 88.7 %	99.7 〜 100 %	極めて低い
主要な発生源	工場	自動車，工場	ばい煙・粉じん発生施設，自動車（ディーゼル車含む）	ばい煙・粉じん発生施設，自動車（ディーゼル車含む）	自動車，工場	ばい煙・粉じん発生施設，自動車（ディーゼル車含む），高温と強い光
有害作用	酸性雨，COPD，喘息	血中ヘモグロビンとの結合による酸素運搬能阻害	呼吸器系疾患，アレルギー疾患	呼吸器・循環器系疾患	酸性雨，COPD，光化学オキシダントの一次汚染物質	流涙，結膜・粘膜刺激

表 2-5　有害大気汚染物質に係る環境基準

	ベンゼン	トリクロロエチレン	テトラクロロエチレン	ジクロロメタン
環境上の条件	1 年平均値が 0.003 mg/m³ 以下であること.	1 年平均値が 0.13 mg/m³ 以下であること.	1 年平均値が 0.2 mg/m³ 以下であること.	1 年平均値が 0.15 mg/m³ 以下であること.
達成状況	ほぼ 100 %	100 %	100 %	100 %
主要な発生源	自動車用ガソリンの排ガス, 化学・薬品工業における溶剤, 合成原料	電子機器・ドライクリーニング洗浄剤, 化学・薬品工業における溶剤	電子機器・ドライクリーニング洗浄剤, 化学・薬品工業における溶剤	電子機器洗浄剤, 化学・薬品工業における溶剤・溶媒
有害作用	酸性雨, 喘息, 慢性閉塞性肺疾患	血中ヘモグロビンとの結合による酸素運搬能阻害	呼吸器系疾患, アレルギー疾患	呼吸器・循環器系疾患

column　「PM 2.5 (Particulate Matter 2.5) と健康影響」

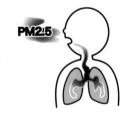

　PM 2.5 (particulate matter 2.5) は大気中に漂う粒径 2.5μm 以下の微小粒子状物質の総称である. PM 2.5 は従来, 環境基準を定め対策してきた浮遊粒子状物質よりも小さい粒子で, 肺の奥まで入りやすく, 呼吸器や循環器 (心血管) 疾患を引き起こすリスクファクターの 1 つとされている. 近年は, 国外から越境により流入していることも懸念され, 国内汚染源と合わせて, 人々への健康への影響について研究と対策が進められている.

　環境基準値 : 1 日平均 35μg/m³ 以下, 年平均 15μg/m³ 以下,

　(暫定指針値 : 1 日平均 70μg/m³ 以下)

（２）水質汚濁

　公共用水域 (河川, 湖沼, 海域など) の水質汚濁の防止により, 人の健康保護と生活環境を保全することを目的に, 環境基本法に基づいた「水質汚濁に係る環境基準」が定められている. これには重金属類, 塩素化合物類などを評価する「人の健康の保護に関する環境基準」と, 公共用水域における環境保全を目的とした生物化学的酸素要求量, 化学的酸素要求量, 溶存酸素量, 大腸菌群数, 浮遊物質量, n - ヘキサン抽出物質, 全亜鉛, 全窒素・全リンを評価する「生活環境の保全に関する環境基準」(表 2-6) がある.

表2-6　生活環境の保全に関する環境基準

	基　準　値		
	河　川	湖　沼	海　域
水素イオン濃度（pH）	6.5以上〜8.5以下	6.5以上〜8.5以下	7.8以上〜8.3以下
生物的酸素要求量（BOD）[*1]	1 mg/L 以下	—	—
化学的酸素要求量（COD）[*2]	—	1 mg/L 以下	2 mg/L　以下
浮遊物質（SS）[*3]	25 mg/L 以下	1 mg/L 以下	—
溶存酸素量（DO）[*4]	7.5 mg/L 以上	7.5 mg/L 以上	7.5 mg/L 以上
大腸菌群数[*5]	50 MPN/100 mL 以下	50 MPN/100 mL 以下	1,000 MPN/100 mL 以下
n-ヘキサン抽出物質（油分等）	—	—	検出されない
全亜鉛	0.03 mg/L 以下	0.03 mg/L 以下	0.01〜0.02 mg/L 以下
ノニルフェノール類，直鎖アルキルベンゼンスルホン酸類	0.0006〜0.002 mg/L 以下	0.0006〜0.002 mg/L 以下	0.0007〜0.001 mg/L 以下
全窒素	—	0.1〜1 mg/L 以下	0.2〜1 mg/L 以下
全リン	—	0.005〜0.1 mg/L 以下	0.02〜0.09 mg/L 以下

*1　生物化学的酸素要求量（BOD: Biochemical Oxygen Demand）水中の好気性微生物により有機物（汚染物質）が酸化分解されるのに必要な酸素量（mg/L）を指す．河川の水質汚濁の指標となる．値が大きいほど汚濁が進んでいることを示す．通常，20 ℃，5日間の酸素消費量で表す．

*2　化学的酸素要求量（COD: Chemical Oxygen Demand）　酸化剤（過マンガン酸カリウムなど）で水中の有機物（汚染物質）を酸化分解するのに必要な酸素量（mg/L）を指す．湖沼，海域の水質汚濁の指標となる．値が大きいほど汚濁が進んでいることを示す．

*3　浮遊物質量（SS: Suspended Solid）　水に溶けず浮遊している懸濁性物質量（mg/L）を指し，河川・湖沼の水質汚濁の指標となる．値が大きいほど汚濁が進んでいることを示す．海域では，浮遊物質量ではなくn-ヘキサン抽出物質（油分など）を基準値として用いる．

*4　溶存酸素量（DO: Dissolved Oxygen）　水中に溶け込んでいる酸素量（mg/L）を指す．値が大きいほど清浄であることを示す．富栄養化でこの値は減少する．

*5　大腸菌群数　最確数（MPN: Most Probable Number）で表される．大腸菌群は，乳糖を分解し，酸とガスを発生するグラム陰性桿菌群である．河川・湖沼・海域のし尿混入による水質汚濁の指標となる．

（3）土壌汚染

　食料生産の機能を保全する観点と、地下水などの利用による健康影響を防止する観点に基づいて，カドミウム，鉛，六価クロム，水銀（総水銀，アルキル水銀），銅などを含む重金属類，トリクロロエチレンなどを含む塩素化合物類，一部の農薬，有機リン，ヒ素，フッ素，ホウ素，全シアン，PCBなどを評価する「土壌汚染に係る環境基準」（**巻末資料2参照**）が定められている．

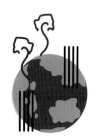

（4）ダイオキシン類汚染

ダイオキシン類[*1]は一般に炭素・酸素・水素・塩素を含む物質が加熱される過程でできる副生成物である．ごみ焼却や自動車排出ガスなどから発生するとされ，大気中粒子と結びついて地上に落下し，土壌や水域を汚染し，プランクトンや魚介類の食物連鎖を通じて生物へ蓄積していくと考えられている．大気，公共用水域，土壌へのダイオキシン類汚染を防止することを目的に「ダイオキシン類に係る環境基準」（**表2-7**）が定められている．

*1 ダイオキシン類
ポリ塩化ジベンゾ-p-ジオキシン（PCDD），ポリ塩化ジベンゾフラン（PCDF）とコプラナーポリ塩化ビフェニル（コプラナーPCB）は，まとめてダイオキシン類と定義される．

表2-7 ダイオキシン類に係る環境基準

	大 気	水 質 （水底の底質を除く）	水底の底質	土 壌
基準値	1年平均値が0.6 pg-TEQ/m³以下であること．	1年平均値が1 pg-TEQ/L以下であること．	1年平均値が150 pg-TEQ/g以下であること．	1年平均値が1,000 pg-TEQ/g以下であること．

1 pg（ピコグラム）は，1 gの1兆分の1（1×10^{-12} g）である．
TEQ（毒性等価換算濃度）は，四塩化ジベンゾ-p-ジオキシン（2,3,7,8-TCDD）の毒性を1として，測定されたダイオキシン類の濃度を換算したものである．

---

column 「COPD」

慢性閉塞性肺疾患（COPD：Chronic Obstructive Pulmonary Disease）の略号で，肺の炎症性疾患の総称を指す．一般にたばこ煙などを主とした有害物質の長期吸引暴露によって生じる肺の炎症性疾患で，気管支炎，慢性気管支炎およびその続発症，肺気腫が当てはまる．

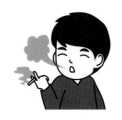

2）公 害

公害とは環境基本法により，事業活動に伴い相当範囲に発生する①大気汚染，②水質汚濁，③土壌汚染，④騒音，⑤振動，⑥地盤沈下および⑦悪臭によって，人の健康または生活環境被害が生じること，と定義されている．①から⑦は典型7公害とされ，「環境白書」などで苦情受付状況および処理状況が報告され，地方公共団体が行う公害苦情の適切な処理に必要な情報提供がなされている．

近年では，典型7公害以外の苦情（廃棄物投棄，日照不足など）が増加傾向にある．

公害による健康被害の救済は「**公害健康の補償等に関する法律（公健法**，1973年)」に基づき，認定更新，補償給付，公害保健福祉事業として実施されている．

補償の対象は，慢性気管支炎，気管支喘息，喘息性気管支炎，肺気腫といった原因物質と特定の因果関係がない疾病および水俣病，イタイイタイ病，慢性ヒ素中毒といった原因物質と特定の因果関係がある疾病である．公健法で指定された地域と指定疾病は，それぞれ，**図 2-3** および**表 2-8** である．

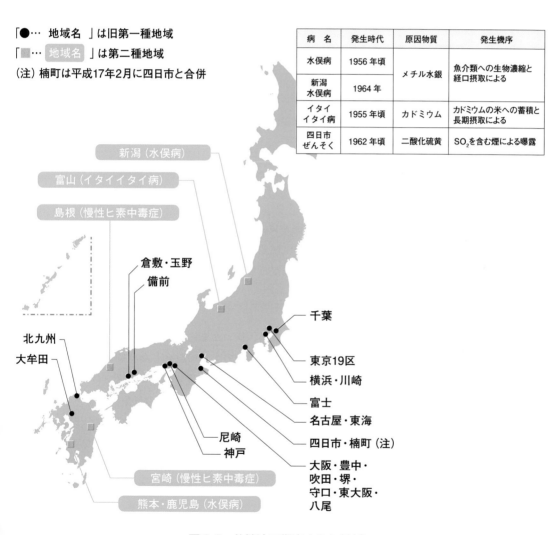

病　名	発生時代	原因物質	発生機序
水俣病	1956年頃	メチル水銀	魚介類への生物濃縮と経口摂取による
新潟水俣病	1964年		
イタイイタイ病	1955年頃	カドミウム	カドミウムの米への蓄積と長期摂取による
四日市ぜんそく	1962年頃	二酸化硫黄	SO$_2$を含む煙による曝露

「●…　地域名　」は旧第一種地域

「▨…　地域名　」は第二種地域

（注）楠町は平成17年2月に四日市と合併

新潟（水俣病）
富山（イタイイタイ病）
島根（慢性ヒ素中毒症）
倉敷・玉野　備前
北九州
大牟田
千葉
東京19区
横浜・川崎
富士
名古屋・東海
四日市・楠町（注）
尼崎
神戸
宮崎（慢性ヒ素中毒症）
熊本・鹿児島（水俣病）
大阪・豊中・吹田・堺・守口・東大阪・八尾

図 2-3　公健法で指定された地域

（資料：独立行政法人環境再生保全機構 HP より作成）

第2章

表 2-8　公健法で指定された疾病

名称	発生地域	原因物質	健康被害
四日市ぜんそく	三重県四日市市	硫黄酸化物（SO_2）	慢性気管支炎, 気管支ぜんそく, 咽喉頭炎, 肺気腫など
水俣病	熊本県水俣湾周辺	メチル水銀	ハンター・ラッセル症候群（四肢抹消優位の感覚障害, 小脳性運動失調, 求心性視野狭窄, 中枢性聴力障害・眼球運動障害, 中枢性平行障害など）
新潟水俣病	新潟県阿賀野川下流域		
イタイイタイ病	富山県神通川下流域	カドミウム	腎尿細管機能の異常に伴う再吸収障害, 骨軟化症, 腎障害など
慢性ヒ素中毒	宮崎県土呂久地区	ヒ　素	慢性中毒：接触皮膚炎, 鼻中隔の炎症・穿孔, 消化器症状（悪心, 下痢, 腹痛）, 慢性気管支炎, Bowen病（皮膚がん）など
	島根県笹ヶ谷地区		急性中毒：粘膜刺激症状（口腔, 食道）, 悪心, 嘔吐, 下痢, 多発神経炎など
カネミ油症事件	福岡県北九州市, 大牟田市 他	PCB, PCDF※	塩素ざ瘡（塩素ニキビ）, 全身倦怠感, 関節痛, 頭痛, 腹痛, 四肢の異常感覚, 色素沈着など

※ PCDF：ポリ塩化ジベンゾフラン

2.3　環境衛生

1）気候，季節

　地球規模の気温や降水量などの気候変動は，地球環境問題につながる．また，地域の気候変動は，河川氾濫などの災害や地域特有の生態系を乱すとともに季節が不規則になり環境衛生の悪化をもたらす．

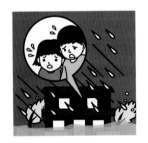

（1）気　候

　気候は，気象，天気，天候とともに地球を取り巻く天気の状態を表す言葉の１つであり，数十年間の大気の総合した状態を指す．気象は，広義には天気の状態や大気中で起こる現象を指す．天気は，ある時刻または時間帯（数分間から 2～3 日間程度まで）の気象状態を指す．天候は，数日間以上にわたって同じような状態の移り変わりが続く状態を指す．

　地球温暖化などの気候変動が自然や人の健康にもたらす影響としては，生物媒介あるいは水・食料媒介感染症の拡大，洪水などの自然災害，動植物生態系の変化，熱中症や循環器系障害などがある．

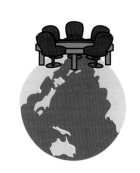

<table>
</table>

> **column** 　**国連気候変動に関する政府間パネル（IPCC）**
>
> 　気候変動問題に国際社会全体が取り組むためにパリ協定（2015年12月，気候変動枠組条約第21回締約国会議；COP21において採択）が採択され，締約国を中心にした国際社会は，地球規模での気候変動問題に対処することを明確にした．IPCCの第5次評価報告書では，気温がどれくらい上がると各分野の気候変動により加わるリスクレベルがどの程度であるかが明確にされた．すなわち，世界の平均気温上昇をどの程度抑えるかを決めることにより，それを達成するために今後どれだけの二酸化炭素排出を抑える必要があるかを把握できることが示された．

（2）季　節

　季節は，年ごとに規則的に反復する天候推移などにより，1年をいくつかの期間（日本では四季）に区別したものである．季節の変わり目に体調を崩しやすくなるのは，四季それぞれへの適応が遅れることに起因する．特に春はアレルギー疾患，夏は熱中症，秋は天然物食中毒，冬はインフルエンザ，麻疹などの感染症やノロウイルス食中毒の発生が増加する傾向にある．

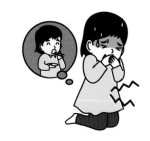

2）空　気

　空気は，地球を包む大気の下層部分にある無色透明の混合気体で，窒素（78.1％），酸素（21.0％），アルゴン（0.93％），二酸化炭素（0.04％），ネオン（0.002％），ヘリウム，メタン，クリプトン，水素などから構成されている．酸素は，人の生命活動に必要不可欠であるが，過剰な状態では未熟児網膜症の発症リスクを有する．二酸化炭素は約0.04％（400 ppm）存在し，温室効果ガスとして地球温暖化の一因とされるだけでなく，過剰状態では室内空気汚染の原因として換気指標として用いられる．「建築物における衛生的環境の確保に関する法律（ビル衛生管理法）」での基準は，0.1％（1,000 ppm）以下とされ，1人1時間当たり（hr/人）の必要とされる換気量は33 m³である．

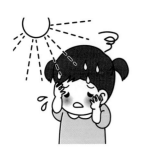

3）温　熱

　　温熱の因子には，気温，湿度，輻射熱，気流（室内微気流）がある．これらを組み合わせて総合的に評価するものとして**温熱指標**がある．近年，高温多湿な住宅内での生活や屋内外での運動により発症する**熱中症**が大きな問題となっている（**図2-4**）．乳幼児，高齢者は特に注意をする必要があるが，年齢に関わらず，熱中症は全国規模で発症し，増加する傾向にある．

　　熱中症の代表的な病型として，熱失神，熱けいれん，熱疲労，熱射病があり，ⅠからⅢ度に分類される（**表2-9**）．

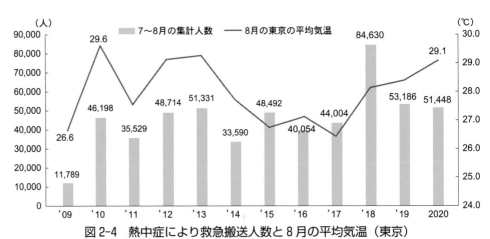

図 2-4　熱中症により救急搬送人数と 8 月の平均気温（東京）

（資料：総務省消防庁「熱中症情報」，国土交通省気象庁 HP より作図）

表 2-9　熱中症の病型の分類

分類	重症度	症　状	治　療	臨床症状からの分類
Ⅰ度	軽　症（応急処置と見守り）	めまい，立ちくらみ，生あくび，多量の発汗，筋肉痛，筋肉の硬直（こむら返り），意識障害を認めない（JCS＝0）※	冷所での安静，体表面冷却，経口補水	熱失神熱けいれん
Ⅱ度	中等症（医療機関への受診）	頭痛，嘔吐，倦怠感，虚脱感，集中力・判断力の低下（JCS≦1）	体温管理，安静，十分な水分と Na 補給（経口摂取が困難な時は点滴）	熱疲労
Ⅲ度	重　症（入院加療を要する）	- 中枢神経障害（意識障害 JCS ≧ 2，小脳障害，けいれん発作） - 肝・腎機能障害（入院加療，経過観察が必要な程度の障害） - 血液凝固異常（急性期 DIC 判断基準（日本救急医学会）で DIC と判断	体温管理（体表面冷却に加え，体内冷却，血管内冷却），呼吸・循環管理，DIC 治療	熱射病

※　JCS（Japan Coma Scale）患者の意識レベルの指標.
　　0 は，意識が清明（はっきりしている）状態.
　　1 は，だいたい清明だが，いまひとつはっきりしていない状態.
　　2 は，場所や時間，日付が分からない状態.

また，熱中症予防のための指標（暑さ指標）として，**湿球黒球温度**^{しっきゅうこっきゅう}（WBGT^{*1}）がある．WBGT の単位はセルシウス度（℃）で表され，湿度，日射と輻射，気温の 3 つを考慮し，人体の熱平衡に注目した指標である．31 ℃以上で危険，28 〜 31 ℃で厳重警戒，25 ℃〜 28 ℃で警戒，25 ℃未満を安全としている．WBGT の算出方法は以下の通りである．

> 屋外で日射のある場合：WBGT = 0.7 NWB^{*2} + 0.2 GT + 0.1 NDB^{*3}
> 室内または屋外で日射のない場合：WBGT = 0.7 NWB + 0.3 GT^{*4}

> ● **熱失神** 皮膚血流量が急激に増加し，循環血液量とともに脳血流量が減少すると起こる．脈は微弱で頻脈となり，血圧は低下する．体温の上昇はない．
> ● **熱けいれん** 多量の発汗後，水分の過剰摂取により血液中の電解質バランスが崩れるとき，筋肉の有痛性けいれんを伴って起こる．体温の上昇はない．発症直後には電解質を含む水を与える．
> ● **熱疲労** 多量の発汗に対し，水分．電解質の補給が追いつかず，脱水症状になったときに起こる．体温（直腸温）は 39 ℃程度まで上昇するが，皮膚は冷たく，発汗が見られる．
> ● **熱射病** 汗腺疲労から発汗が停止し，視床下部の体温調節中枢が失調すると起こる．体温上昇（40 ℃以上）とともに，悪心，嘔吐，めまい，異常興奮，けいれん，意識障害などが起こる．

4）放射能

東日本大震災に伴う原子力発電所事故によって放出された放射性物質が引き起こす環境汚染，特に食品の汚染が懸念されている．放射性物質による食品汚染への関心は高く，食品に含まれる天然放射性物質を介した**内部被ばく**や自然放射線量などを考慮し，厚生労働省は，1 ミリシーベルト（mSv）^{*5}を食品の安全かつ安心を確保するための追加線量の上限量と設定した．これに基づいて**表 2-10** にある食品中の放射性セシウム基準値が設定された．

この基準値は，製造・加工食品だけでなく原材料にも適用されており，各都道府県において検査対象品目を中心に定期的なモニタリング検査が行われている．また，基準値を超える食品が見つかった場合，回収・廃棄され，地域的な広がりがある場合は出荷制限が行われ，著しい高濃度放射性物質が検出された場合は，出荷制限に加えて摂取制限が設

*1 湿球黒球温度
（WBGT：wet bulb globe temperature）

*2 湿球温度
（NWB：natural wet bulb temperature）

*3 乾球温度
（NDB：natural dry bulb temperature）

*4 黒球温度
（GT：globe temperature）

第2章

*5 ミリシーベルト（mSv）
放射線による人体の影響を表す単位（シーベルトの 1/1000）．

定される．放射性物質は，放射性同位体を含む物質（単一のものや混合物のもの）のことを指し，時間とともに崩壊していき放射能を持たない安定同位体へと変化していく．放射性物質が安定同位体へと変化する期間の指標として半減期が用いられ，その単位は秒から数日，数年，数十年と大きく異なっている．放射性物質のなかには，天然に存在するものに加え人工的に作り出されるものもあり，体内に取り込まれやすいもの[*1]も存在し人体への影響も懸念される一方で，医療，製薬分野への利用[*2]や，農作物[*3]への使用など，われわれにとって有効に利用されることもある．

表 2-10　放射能セシウムの基準値

	飲料水	牛　乳	乳幼児食品	一般食品
基準値（Bq/kg）	10	50	50	100

（基準は 2012 年 4 月より施行）

また，食品中の放射性物質濃度の算出方法は以下の通りである．

食品中の放射性物質追加線量（ミリシーベルト：mSv）＝
食品中の放射性物質濃度（ベクレル[*4]：Bq/kg）× 食品摂取量（kg）×
実効線量計数

[*1]　ストロンチウム 90
カルシウムと化学的な性質が類似することから体内に入ると骨に集積し，人体の代謝・排泄により最終的に便などと共に排出される．

[*2]　ヨウ素 131
ヨウ素の放射性同位体の 1 つで質量数が 131，物理的半減期が約 8 日である．主に医療や製薬において用途がある．

[*3]　例：ジャガイモの発芽防止に用いるコバルト 60 を線源とするガンマ線．

[*4]　ベクレル（Bq）
放射性物質が放射線を出す能力を表す単位．

4）上水道と下水道

（1）上水道

上水道とは一般に水道を意味し，「**水道法**」[*1] の第 3 条では「導管及びその他の工作物により，水を人の飲用に適する水として供給する施設の総体」と定義される．供給される水は沈殿，ろ過，消毒による浄水に加え，水道法に基づいた水質基準を満たすことを要求される．水道普及率の上昇[*2] とともに水系感染症患者数や乳児死亡率が減少することはよく知られている（**図 2-5**）．

[*1]　水道法
　厚生労働省が所管で水道の布設と管理，水道水質基準や施設基準および供給義務について定めている．2018 年に一部改正され，人口減による水需要の減少，水道施設老朽化などに対処し，水道基盤の強化が図られた．

[*2]　日本の水道普及率は 98.2 %（2021 年度末現在）である．

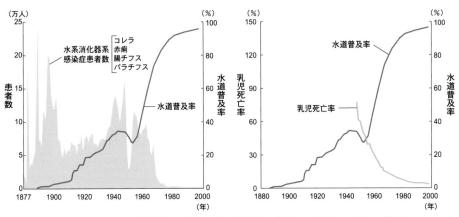

図 2-5　水道普及率と水系伝染病（感染症）患者数の推移・乳児死亡率の関係
（資料：厚生労働省，医薬・生活衛生局水道課調べより）

①　水道水質基準

水道法では，水道事業の市町村経営原則が掲げられ，水道水質管理のための**水道水質基準**（51 項目）が定められている（**巻末資料 3 参照**）．近年では，水道事業以外の水道にも規制対象が広げられ，専用水道などの小規模水道に対する管理も徹底されている．さらに，水道管理上の留意すべき項目として**水質管理目標設定項目**（27 項目）が設定されている（**表 2-10**）．また，飲料水中の放射性物質に係る新たな基準値として放射性セシウム（セシウム 134 と 137 の合計）10 Bq/kg が設定された（2012 年 4 月）．

表2-10　水質管理目標設定項目と目標値

項目名	目標値
アンチモンおよびその化合物	アンチモン量に関して，0.02 mg/L 以下
ウランおよびその化合物	ウラン量に関して，0.002 mg/L 以下（暫定）
ニッケルおよびその化合物	ニッケル量に関して，0.02 mg/L 以下
マンガンおよびその化合物	マンガン量に関して，0.01 mg/L 以下
アルミニウムおよびその化合物	アルミニウム量に関して，0.1 mg/L 以下
1,2 - ジクロロエタン	0.004 mg/L 以下
1,1 - ジクロロエチレン	0.1 mg/L 以下
1,1,1 - トリクロロエタン	0.3 mg/L 以下
亜塩素酸	0.6 mg/L 以下
二酸化塩素	0.6 mg/L 以下
ジクロロアセトニトリル	0.01 mg/L 以下（暫定）
フタル酸ジ（2 - エチルヘキシル）	0.08 mg/L 以下
残留塩素	1 mg/L 以下
トルエン	0.4 mg/L 以下
抱水クロラール	0.02 mg/L 以下（暫定）
農薬類[1]	検出値と目標値の比の和として，1 以下
カルシウム，マグネシウムなど（硬度）	10 mg/L 以上，100 mg/L 以下
遊離炭酸	20 mg/L 以下
メチル -t- ブチルエーテル	0.02 mg/L 以下
有機物など（過マンガン酸カリウム消費量）	3 mg/L 以下
臭気強度（TON）	3 以下
蒸発残留物	30 mg/L 以上，200 mg/L 以下
濁度	1 度以下
pH 値	7.5 程度
腐食性（ランゲリア指数）	−1 程度以上とし，極力 0 に近づける
従属栄養細菌	1 mL の検水で形成される集落数が 2,000 以下であること（暫定）
ペルフルオロオクタンスルホン酸（PFOS）及びペルフルオロオクタン酸（PFOA）	PFOS 及び PFOA の和として 0.00005 mg/L 以下（暫定）

[1] 農薬類
厚生労働省により決められた物質（対象農薬リスト掲載農薬類）.

② 水道水質問題

水道水質問題には，変異原性・発がん性が疑われるクロロホルムなどの**トリハロメタン**[*1]に代表される塩素消毒副生成物の問題や**クリプトスポリジウム**[*2]に代表される耐塩素性病原生物による汚染がある．水道水質基準は，生涯にわたって連続的に水道水を摂取しても健康への影響がない安全性を十分に考慮した基準値である．

③ 水道水の浄化法

水道水質基準を満たす水を作るためには，**沈殿→ろ過→消毒**[*3]という段階を経る水の浄化が行われる．現在，浄化法には**図2-6**に示すような方法があり，薬品沈殿→急速ろ過法→消毒の方法が主流である．また，原虫類や細菌の除去が可能な，ろ過膜による浄水法も導入が進んでいる．

[*1] トリハロメタン

水素原子4個をもつメタンのうち3個の水素がハロゲン原子に置換された化合物の総称．塩素消毒時のフミン酸（主に土壌由来）との反応による副生成物質である．代表的な物質はクロロホルムである．変異原性・発がん性が疑われるため水道水質基準値が設定されている．

[*2] クリプトスポリジウム

消化管に寄生する原虫．環境中では塩素消毒に対して耐性のあるオーシストで存在する．オーシストに汚染された飲食物，水道水などから感染する．腹痛，水様性下痢が特徴である．

[*3] 水道水の消毒

水道水の消毒には塩素，紫外線，オゾンが用いられている．塩素消毒ではトリハロメタン発生やクリプトスポリジウムなど塩素耐性原虫類の健康被害が問題になる場合がある．

第2章

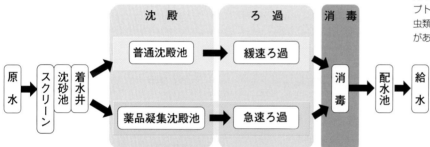

沈 殿	普通沈殿	原水の流速を落とし，重力による自然沈降のみで沈殿させる．
	薬品凝集沈殿	凝集剤[*4]を添加し凝集塊（フロック）を形成し沈殿させる．
ろ 過	緩速ろ過	砕石・砂層表面に形成した生物ろ過膜により水をろ過する．
	急速ろ過	薬品沈殿後の水を物理的（細孔膜など）にろ過する．
消 毒	塩素消毒	ろ過水に遊離残留塩素を保持できる程度の塩素を加える．

[*4] 凝集剤

硫酸アルミニウム，ポリ塩化アルミニウムなど．

図2-6 水道水浄化のしくみと浄化方法

④ 水道水の消毒効果指標

水道水の消毒効果を示す指標として，残留塩素がある．残留塩素は，水中に溶存する**遊離残留塩素**[*1]と**結合残留塩素**[*2]を合わせたものを指す．残留塩素の基準値は，遊離残留塩素 0.1 mg/L 以上（病原生物に汚染された恐れがある場合，0.2 mg/L 以上），結合残留塩素 0.4 mg/L 以上（病原生物に汚染された恐れがある場合，1.5 mg/L 以上）とされている．

（2）下水道

下水道には，都市部の汚水・雨水を下水管などで集め，浄化・排水を行う公共下水道，河川流域の汚水・雨水処理を行う流域下水道，主に都市部で専ら雨水の排水をする都市下水路がある．公共下水道へ放流される汚水・雨水はあらかじめ浄化処理が行われ，公共用水域の水質保全の役割を担っている[*3]．下水処理方法には，1 次から 3 次処理の 3 段階がある（**図 2-7**）．日本の下水処理施設のほとんどは**活性汚泥法**が用いられている．

*1 遊離残留塩素
　水中で塩素が分解され生じる次亜塩素酸（HClO）と次亜塩素酸イオン（ClO⁻）を指す．
　殺菌力は，HClO ＞ ClO⁻

*2 結合残留塩素
　HClO または ClO⁻ が水中で窒素化合物との結合により生成したクロラミン構造（NH₂Cl, NHCl₂, NCl₃）の化合物を指す．結合残留塩素は遊離残留塩素に比べ，弱い殺菌力である．

*3 日本の下水道処理人口普及率は，80.6 ％（2021 年度末，福島県の一部を除く）である．また，水洗化人口（下水道処理人口と浄化槽人口の和）の割合は，94.8 ％（2019 年度末）である．

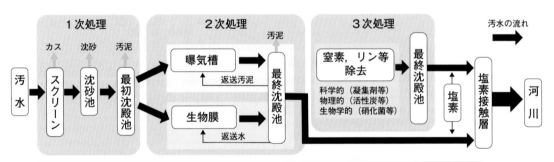

1 次処理	沈殿処理	重力による自然沈降のみで浮遊物質を沈殿・除去する．
2 次処理	生物処理	活性汚泥法：主に好気性微生物を含む活性汚泥の入った反応槽（曝気槽）に汚水を溜め，微生物の活動により汚水中の有機物を分解する．微生物は増殖しフロックとなるため最終沈殿池で集められ曝気槽へ返送される．
		生物膜法：汚水を含む反応槽に担体（砕石やシリカボール等），ろ材の表面に微生物由来の生物膜を作らせ，これに汚水を接触させることで有機物を分解する．有機物が十分に除去されていない水は反応槽へ返送される．
3 次処理	高度処理	2 次処理では取り除けない，窒素やリンを除去する．

図 2-7　汚水処理のしくみと浄化方法

5）廃棄物処理

高度経済成長に伴い，顕在化したごみ問題を始めとした法律を，現状に即した廃棄物処理体系に整備することで，環境保全と公衆衛生の向上を目的とした「廃棄物の処理及び清掃に関する法律」(**廃棄物処理法**[*1])が成立した．本法において，廃棄物は一般廃棄物と産業廃棄物に区分されている．

環境省発足を契機に，廃棄物行政を一元的に管理することを目的に環境基本法を根幹とした「**廃棄物・リサイクル関連法**（「循環型社会形成推進基本法」，「資源有効利用促進法」など）」が整備された．また，排出量が多い，あるいは処理が困難といった廃棄物では，個別製品ごとにリサイクルの推進や適正な処理を目的として，**表2-11**に示すような法律が制定されている．

また，有害廃棄物の越境移動に伴う健康被害や環境汚染を防ぐことを目的に「**有害廃棄物の国境を超える移動及びその処分の規制に関するバーゼル条約**」が策定され，日本も加盟している．

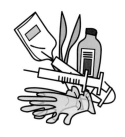

*1 廃棄物処理法
　この法律の目的は，廃棄物排出抑制と廃棄物の適正な処理により公衆衛生向上を図ることである．この法律において産業廃棄物は，粗大ごみ，燃え殻，汚泥，ふん尿，廃油，廃酸，廃アルカリ，動物の死体その他の汚物または（放射性物質およびこれに汚染された物を除いた）不要物で固形状または液状のものと定義された．

第2章

表2-11　リサイクルに関する法律

	制定年	目的
容器包装リサイクル法	1995年 （平成7年）	一般ごみとして排出される廃棄物（瓶，缶，ペットボトル，レジ袋など）を再資源化し，3R（Reduce, Reuse, Recycle）を推進
家電リサイクル法	1998年 （平成10年）	家庭から排出されるエアコン，テレビ，冷蔵庫，洗濯機の再商品化と廃家電製品の減量化および鉄，アルミ，ガラスといった再生資源の有効利用を推進
食品リサイクル法	2000年 （平成12年）	食品製造工程で発生する食品廃棄物や売れ残り食品などの発生抑制と減量化および食品廃棄物の再生利用（飼料，肥料などの原料）を推進
建設リサイクル法	2002年 （平成14年）	特定建築資材（コンクリート，アスファルト，木材など）が使われた建築物などの解体，施工における資材の分別および再資源化を推進
自動車リサイクル法	2002年 （平成14年）	自動車製造業者を中心に，適切な役割分担の義務化を通じて，使用済み自動車の有用金属再資源化などの適正処理を推進
小型家電リサイクル法	2013年 （平成25年）	携帯電話，デジタルカメラ，ゲーム機などの使用済み小型電子機器に含まれる貴金属，レアメタルなどの再資源化を推進

column バーゼル条約とバーゼル法

　1980 年代から一部の国でリサイクルなどの処理を行うために廃棄物が輸入され長期間放置された結果，土壌や地下水あるいは大気を汚染し，周辺に生活する人々の健康を害するという問題が引き起こされた．このような問題に対処するために「有害廃棄物の国境を越える移動及びその処分の規制に関するバーゼル条約」（バーゼル条約，1992 年発効）が採択された．この条約を的確かつ円滑に実施することで人々の健康保護および生活環境の保全を目的とし，従来からある廃棄物処理法に加えて，「特定有害廃棄物等の輸出入等の規制に関する法律（平成 4 年法律第 108 号）」（バーゼル法）が制定された．

　バーゼル法はバーゼル条約締約国間での適用に加え，OECD 加盟国間や 2 国間協定に基づいて適用される．2018（平成 30）年に，バーゼル法は改正され，リサイクル目的に関する規制を緩和した上で，新たな規制対象物の追加，輸出相手国からの返送の予防，輸出先の環境汚染防止の措置に関する確認事項追加などが行われた．

【バーゼル法規制対象物の例】

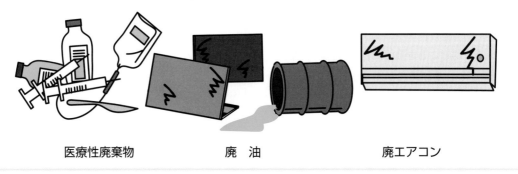

医療性廃棄物　　　　　　　　廃　油　　　　　　　　廃エアコン

（1）一般廃棄物

　産業廃棄物以外の廃棄物を指し，家庭ごみやし尿を含む．また，学校，オフィス，飲食店などから出る廃棄物においても産業廃棄物として指定されたもの以外は**一般廃棄物**とされる．一般廃棄物は市町村の責任で処理され，総排出量は減少傾向にあり（**図2-8**），リサイクル率も横ばい状態である[*1]（**図2-9**）．

*1　災害廃棄物

　近年，集中豪雨や地震といった自然災害が引き起こされた際に膨大な災害廃棄物が発生している．これらは，一般廃棄物として処理され，環境省では2017年度から災害廃棄物処理システムの強靱化に関する総合的な対策を検討している．

第2章

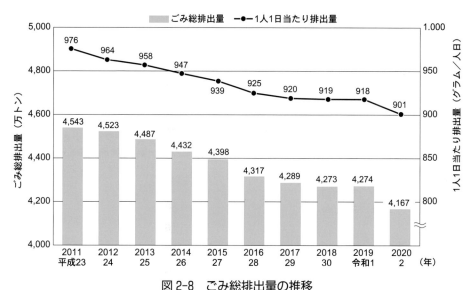

図2-8　ごみ総排出量の推移
（資料：環境省「一般廃棄物処理事業実態調査の結果（令和2年度）」より）

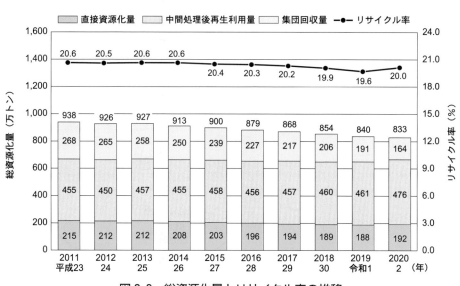

図2-9　総資源化量とリサイクル率の推移
（資料：環境省「一般廃棄物処理事業実態調査の結果（令和2年度）」より）

（2）産業廃棄物

　事業活動に伴い排出される廃棄物のうち，「廃棄物処理法」で定められた20種類（**表2-12**）を指す．**産業廃棄物**は，排出業者の処理責任が明確化され，**マニュフェストシステム**[*1] による処理・管理が行われている．種類別の排出量は**図2-10**の通りである．

表2-12　産業廃棄物

【あらゆる事業活動に伴うもの】	【排出する業種が限定されるもの】
① 燃え殻 ② 汚泥 ③ 廃油 ④ 廃酸 ⑤ 廃アルカリ ⑥ 廃プラスチック類 ⑦ ゴムくず ⑧ 金属くず ⑨ ガラス・コンクリート・陶磁器くず ⑩ 鉱さい ⑪ がれき類 ⑫ ばいじん	⑬ 紙くず ⑭ 木くず ⑮ 繊維くず ⑯ 動物系固形不要物 ⑰ 動植物性残さ ⑱ 動物のふん尿 ⑲ 動物の死体 ⑳ 汚泥のコンクリート固形化物など，①～⑲の産業廃棄物を処分するために処理したもので，①～⑲に該当しないもの

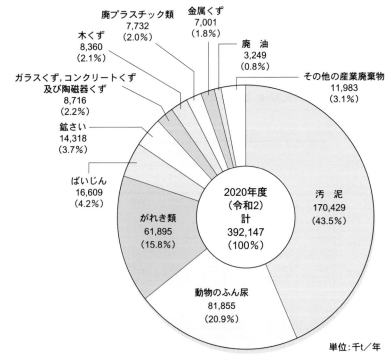

図2-10　産業廃棄物の種類別排出量（2020年度実績値）
（資料：環境省「産業廃棄物排出・処理状況調査報告書」より）

（3）特別管理廃棄物

　特別管理廃棄物とは一般廃棄物と産業廃棄物のうち，爆発性，毒性，感染性など人の健康または生活環境に危害を及ぼす恐れのあるものを指す．廃油，廃酸，廃アルカリ，ダイオキシン類含有物などに加え，病院などから出る**感染性産業廃棄物**（血液の付着した手袋・ガーゼ，メス，注射針，点滴チューブなど）がこれにあたる．これらは通常の廃棄物よりも厳しい規制が定められ，マニュフェストシステムによる処理・管理が行われている．

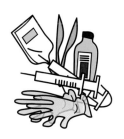

第2章

---

column　マイクロプラスチック

　マイクロプラスチックとは 5 mm 以下の微細プラスチックごみを指す．特に陸上から海洋に流出することが多く，これらに付着あるいは含有される化学物質は海洋生物をはじめとする食物連鎖へ取り込まれ，結果的に生態系全体へ悪影響を及ぼすことが懸念されている．

　マイクロプラスチックには，製造過程で微小化された 1 次的プラスチック（歯磨き粉，洗顔料などに使われるマイクロビーズなど）と，大きなプラスチック（発泡スチロールなど）が自然環境において破砕されてマイクロサイズになった 2 次的プラスチックがある．

　わが国では，このようなマイクロプラスチックの排出抑制を目指した法律「海岸漂着物処理推進法」の制定をはじめ，産業界，自治体，NGO などを中心とした自主的な取り組みを行っている．

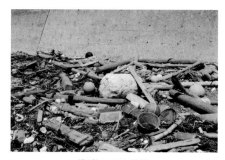

海岸のごみ問題

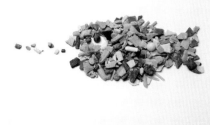

マイクロプラスチックをエサと勘違いして食べてしまう魚（イメージ）

【第2章　環境と健康　チェック問題】
※　国家試験過去出題問題を正文化したもの（出題回－問題番号）

生態系と人々の生活

① オゾン層保護対策を目的に含む国際的な取り決めは，[＿＿＿＿＿＿＿]であり，国内での取り決めは，[＿＿＿＿＿]，[＿＿＿＿＿]と[＿＿＿＿＿]である．（30-2）

② オゾン層保護に関する国際的な取り決めは，[＿＿＿＿＿]である．（29-2）

③ [＿＿＿＿＿＿]は，有害廃棄物の越境移動とその処分の規制に関する条約である．（30-2）

環境汚染と健康影響

④ 温室効果ガスによる地球温暖化防止を目的とした，[＿＿＿＿＿]が採択された．（30-2）

⑤ 酸性雨の原因は，[＿＿＿＿＿]である．（28-3）

⑥ オゾン層破壊の原因は，[＿＿＿＿＿]である．（28-3）

⑦ 地球温暖化の原因は，[＿＿＿＿]，[＿＿＿＿]などの温室効果ガスである．（28-3）

⑧ 気管支喘息を引き起こすものに[＿＿＿＿]（PM2.5）がある．（33-2）

⑨ c）上昇 or 下降　⑨ 公共用水における水質汚濁の指標には，a）[＿＿＿＿＿]（BOD），b）[＿＿＿＿＿]（COD），溶存酸素量，大腸菌群数，浮遊物質，n-ヘキサン抽出物質，全亜鉛，全窒素，全リンがあり，これらの指標がc）[＿＿＿＿＿]すると水質汚濁が進行したと判断される．（31-2），（34-10）

⑩ 食物連鎖が大きく影響した公害病または事件は，[＿＿＿＿＿]である．（31-3）

⑪ 公害の発生地域と原因物質の組合せで最も適当なのはどれか．下の枠内より選択して答えよ．（35-1）

　a）新潟県阿賀野川下流地域 —— [＿＿＿＿]

　b）富山県神通川下流地域 —— [＿＿＿＿]

　c）三重県四日市市臨海地域 —— [＿＿＿＿]

　d）宮崎県土呂久地区 —— [＿＿＿＿]

　e）熊本県水俣湾沿岸地域 —— [＿＿＿＿]

> ヒ素・カドミウム・アスベスト・メチル水銀・鉛・硫黄酸化物（SO_2）

環境衛生

⑫ わが国において，熱中症の予防のための指標として，[＿＿＿＿＿]がある．（29-3）

⑬ 増加 or 減少　⑬ 熱中症による救急搬送者数は[＿＿＿＿]傾向にある．（29-3）

⑭ 熱けいれんの発症直後には，[＿＿＿＿＿]を含む水を与える．（29-3）

⑮ 食品中の放射性物質基準値はa）[＿＿＿＿＿]を対象とし，食品摂取を介した被ばくはb）[＿＿＿＿＿]という．（37-55）

⑯ 食品が放射能汚染を受けた場合，食品1kg当たりに含まれる放射能を表す単位は[＿＿＿＿＿]である．（26-3）

⑰　放射性物質は，ヨウ素131（半減期 a）　[　　　　　　　]　日），ストロンチウム90（半減期 28.8 年），コバルト 60（半減期 5.27 年）などがあり，ストロンチウム 90 は b）　[　　　　　　　]　に集積しやすく，c）　[　　　　　　　]　はジャガイモの発芽防止に利用されることがある．（37-55）

⑱　水道法に基づく水質基準では，[　　　　　　　]　は「検出されないこと」となっている．（26-4）

⑲　上水道の水質基準において，一般細菌は，「a）　[　　　　　　　]　mL の検水で形成される集落数が b）　[　　　　　　　]　以下」となっている．（36-3）

⑲　数値

⑳　活性汚泥法は，[　　　　　　　]　による下水処理法である．（25-3）

㉑　一般廃棄物の処理責任は，[　　　　　　　]　にある．（28-4）

㉒　一般廃棄物の総排出量は，[　　　　　　　]　傾向にあり，リサイクル率は [　　　　　　　]　状態である．（28-4）

㉒　増加 or 横ばい or 減少

㉓　一般廃棄物には，一般家庭から排出される [　　　　　　　]　と，学校，オフィス，飲食店などから排出される [　　　　　　　]　がある．（28-4）

第2章

第3章　健康，疾病，行動に関わる統計資料

学習 Point

　わが国の保健や医療，健康などを把握し公衆衛生の向上を図るために，様々な統計資料が作成されています．本章では，保健統計の概要を理解し，調査より得られた統計指標から，健康や疾病の現状や課題を学び，理解します．

3.1　保健統計－保健統計の概要

　保健統計とは，国民の健康に関する事象を保健指標として集計することによって実態を把握し，公衆衛生の向上を図ることを目的とする統計資料である．主に総人口や年齢構成，出生，死亡などを推計する人口統計と，疾病や傷病状況を推計する統計がある（**表3-1**）．

*1　p.48 参照

*2　p.61 参照

*3　p.61 参照

表3-1　主な保健統計

	統計名	調査内容
人口統計	人口静態統計 （国勢調査）	人口（性，年齢，地域，就業など） ※ある一時点での調査
	人口動態統計*1	出生，死亡，死産，婚姻，離婚 ※一定の期間（1年間）での調査
疾病・傷病に関わる統計	患者調査*2	外来・入院状況，受療状況，退院患者の平均在院日数など
	国民生活基礎調査*3	世帯，所得，有病状態，通院状況，自覚症状，介護状況など

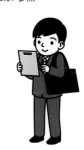

3.2　人口静態統計

1）人口静態統計と国勢調査

　人口静態（せいたい）統計とは，ある一時点での断面的な人口の状態を示すものであり，人口の規模やその構造，および分布を知るのに用いられ，これらを得る代表的なものが**国勢調査**である．国勢調査は，総務省による国民全員を対象とする全数調査であり，1920（大9）年より実施され，以後5年ごとに実施されている**基幹統計***4である．

*4　基幹統計
　公的統計の根幹をなす重要性の高い統計であり，**総務省**による国勢統計を始め，**厚生労働省**による人口動態統計，患者統計，内閣府による国民経済計算などあわせて56の統計が指定されている．

2）人口の推移

（1）総人口

わが国の総人口は，2008（平成20）年頃に約1億2,800万人に達するまで増加してきたが，以降は横ばいまたは減少傾向にあり，近年は約1億2,500万人となっている．なお，現在も自然増減数がマイナスであることから，2065年の将来推計ではさらに減少し，1億人を下回ると見積もられている．

（2）人口ピラミッド

性別・年齢別の人口構成を図示したものを**人口ピラミッド**[*1]といい，各時代の社会情勢の影響を受けた出生や死亡の状況を反映している（**図3-1**）．

[*1] 人口ピラミッド
わが国では，かつては年齢が低くなるほど人口が多く，年齢が高くなるほど人口が少なくなる「ピラミッド型（富士山型）」をしていたが，近年は寿命の延伸，出生率の減少に加え，2つのベビーブームの膨らみが反映された，いわゆる「つぼ型」となっている．

[*2] ベビーブーム
出生率が急激に上昇する現象であり，日本では，第二次大戦後の1947（昭和22）年から1949（昭和24）年ごろの「第1次ベビーブーム」に加え，この世代が親になった1971（昭和46）年から1974（昭和49）年ごろの「第2次ベビーブーム」を指す．

[*3] ひのえうま
1966（昭和41）年は，「ひのえうま」の迷信により，子どもをもうけるのを避ける夫婦が多く，一時的に出生率が25％程度低下した．

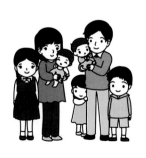

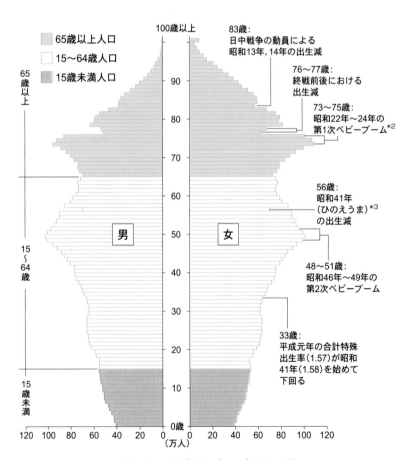

図3-1　わが国の人口ピラミッド
（資料：総務省統計局　「人口推計」，2022（令和4）年10月1日現在より）

（3）人口指標

　人口構造をみる際の代表的な指標として，**年齢3区分別人口**および**人口指数**が用いられる．

　年齢3区分別人口は，15歳未満の**年少人口**，15〜64歳の**生産年齢人口**，および65歳以上の**老年人口**に区分され，近年の傾向として年少人口の低下，および老年人口の上昇がみられる（表3-2）．

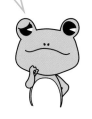

このまま少子高齢化が続くと2060年には人口の約40％が高齢者となる見込みです！

表3-2　年齢3区分別人口

年齢区分	総人口に占める構成割合 (2022年値)	近年の傾向
年少人口 (15歳未満)	11.6 %	低下
生産年齢人口 (15〜64歳)	59.4 %	低下
老年人口 (65歳以上)	29.0 %	上昇

（資料：総務省統計局「国民調査報告」より）

　一方，人口指数には**年少人口指数**，**老年人口指数**，および**従属人口指数**があり，それぞれ働き手100人につき何人の子ども，老人，および子どもと老人を支えているかを示した指数である．さらに，高齢化のスピードを示すために子どもと老人の割合を比較した**老年化指数**がある．近年の傾向として，老年人口の上昇の影響により，老年人口指数，従属人口指数，および老年化指数が上昇傾向にある（表3-3）．

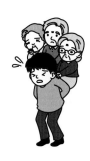

表3-3　人口指数

人口指数	算出式	2022年値	近年の傾向
年少人口指数	$\dfrac{年少人口}{生産年齢人口} \times 100$	19.5	低下
老年人口指数	$\dfrac{老年人口}{生産年齢人口} \times 100$	48.8	上昇
従属人口指数	$\dfrac{従属人口^{*1}}{生産年齢人口} \times 100$	68.4	上昇
老年化指数	$\dfrac{老年人口}{年少人口} \times 100$	249.9	上昇

（資料：国立社会保障・人口問題研究所「人口統計資料集」より）

*1　従属人口＝
　年少人口＋老年人口

第3章

3）世界の人口

国連統計によると，現在，世界の人口は約80億人と推計されており，国別にみるとインドおよび中国が約14億人と多く，次いでアメリカが約3億人となっている[*1]．

今後，発展途上地域を中心に世界の人口は増加すると予測されており，2050年には98億人に達するとされている．

[*1] 日本は約1.23億人で世界12位である（2023年）．

3.3 人口動態統計

1）人口動態統計と各指標の届出制度

人口動態統計とは，一定期間の人の出入りを示すものであり，人口動態統計調査は，1年間を通じて行われる国民全員を対象とする全数調査である．

わが国では，出生，死亡，婚姻，離婚，および死産の5種類の人口動態事象について，人口動態統計を作成している．出生，死亡，婚姻，および離婚については「**戸籍法**」により，死産については「**死産の届出に関する規程**」により，それぞれ市区町村長に届け出られる．市区町村長は，これらの届書および出生証明書，死亡診断書，死産証書などの関係書類に基づいて**人口動態調査票**を作成する．調査票は，地域保健活動の基礎資料として利用されるため，保健所長を経由して都道府県知事に提出され，さらに厚生労働大臣に提出される．厚生労働省では，これらの調査票を集計して人口動態統計を作成している（**図 3-2**）．

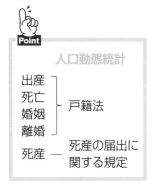

Point

人口動態統計

出産 ┐
死亡 │
婚姻 ├─ 戸籍法
離婚 ┘
死産 ─ 死産の届出に
         関する規定

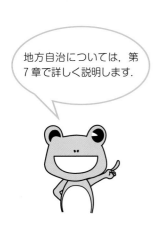

地方自治については，第7章で詳しく説明します．

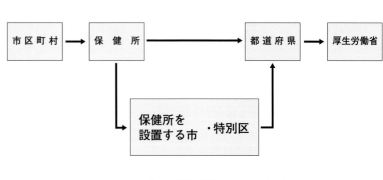

図 3-2 人口動態統計 調査の経路

2）出　生

出生の動向を表す指標として**（粗）出生率**や**合計特殊出生率**，および**再生産率**などがある（**表3-4**）．

表3-4　出生に関する指標

指　標	意　味	2022年値
出生率	人口千人に対して1年間に何人生まれたか	6.3
合計特殊出生率	1人の女性が15〜49歳の間に出産すると予想される子ども（男児＋女児）数の平均 年齢別出生率をもとに算出されている	1.26
総再生産率	合計特殊出生率の出生数を女児のみに置き換えたもの	0.64
純再生産率	総再生産率に母親世代の死亡率を考慮したもの （＝1人の女性が次世代の母親を何人残すか）	0.63

出生数の年次推移をみると，戦後はベビーブーム期に200万人を超えたのを除いて，減少傾向にあった．その後，1990年代以降は120万人前後で推移していたが，2006（平成18）年からは増減を繰り返し，近年は非婚化や晩婚化などの理由により減少傾向にある（**図3-3**）．

また，母親の年齢階級別出生率の年次推移をみると，1970年代以降は20歳代の出生率が大きく低下し，近年は30〜40歳代の出生率が上昇傾向となっている（**図3-4**）．

*1　合計特殊出生率の年次推移をみると，第1次ベビーブーム期には4.0を超えていたが，以降は急激に低下し，1956（昭和31）年には初めて人口置き換え水準*2を下回った．その後，1966（昭和41）年の「ひのえうま」前後を除いて，第2次ベビーブーム期まで緩やかな上昇傾向にあったが，1975（昭和50）年に2.0を下回ってからは低下傾向が続き，2006（平成18）年以降は再び緩やかな上昇傾向が続いている．

*2　人口置き換え水準
人口が将来にわたって増えも減りもしないで，親の世代と同数で置き換わるための大きさを表す指標．国立社会保障・人口問題研究所で算出されている．

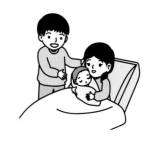

第3章

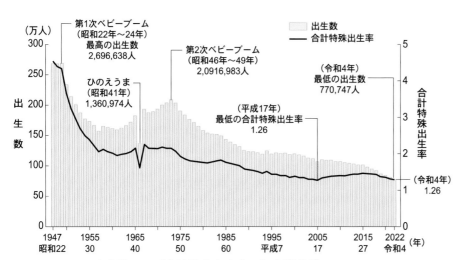

図3-3　出生数および合計特殊出生率の年次推移*1　（※令和4年は概数）
（資料：厚生労働省「人口動態統計」より）

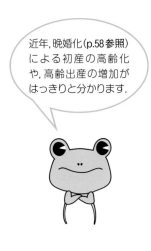

近年, 晩婚化(p.58参照)による初産の高齢化や, 高齢出産の増加がはっきりと分かります.

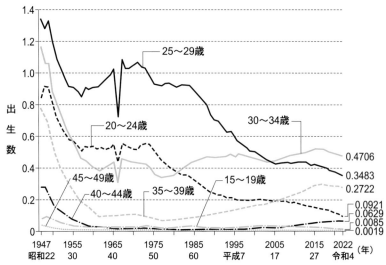

*1 15歳と49歳には, 14歳以下, 50歳以上を含んでいる.

図 3-4 母親の年齢階級別出生率の年次推移[*1] （※令和4年は概数）

（資料：厚生労働省「人口動態統計より」）

　合計特殊出生率は近年ほぼ横ばい状態であり, わが国と諸外国との比較をすると, 1990年代後半から上昇傾向となっているヨーロッパ諸国に比べ低くなった（**図 3-5**）.

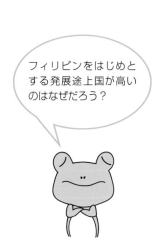

フィリピンをはじめとする発展途上国が高いのはなぜだろう？

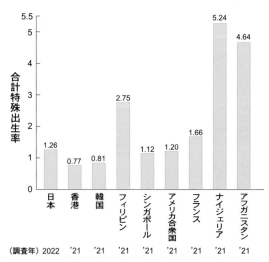

図 3-5 合計特殊出生率の主な国および地域との比較

（資料：THE WORLD BANK（https://www.worldbank.org/en/home）を一部改変）

3）死　亡

近年，わが国の死亡数は増加しており，それに伴い人口千人当たりの数値で評価する **（粗）死亡率**も年々上昇傾向にある[*1]（**図3-6**）.

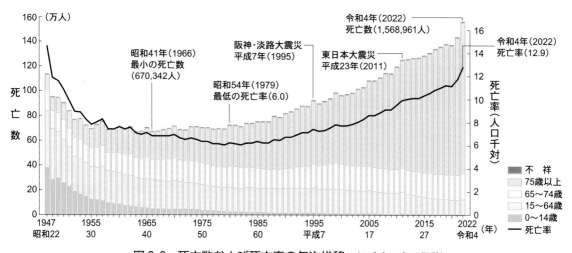

図3-6　死亡数および死亡率の年次推移　（※令和4年は概数）
（資料：厚生労働省「人口動態統計」より）

また，わが国の死亡率の年次推移を諸外国と比較すると，1947（昭22）年は諸外国と比べて高かったが，1965（昭40）年以降は，長期にわたり欧米諸国より低かった（**図3-7**）.

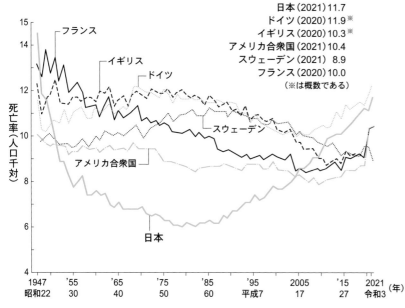

日本（2021）11.7
ドイツ（2020）11.9※
イギリス（2020）10.3※
アメリカ合衆国（2021）10.4
スウェーデン（2021）8.9
フランス（2020）10.0
（※は概数である）

図3-7　諸外国と比較した死亡率の年次推移[*2]
（資料：厚生労働省「人口動態統計」より）

[*1] 死亡数と死亡率の年次推移をみると，明治から大正にかけて，死亡数は90～120万人，死亡率は20台で推移してきた．昭和に入って初めて死亡率は20.0を割り，医学や医療の進歩，および公衆衛生の向上などにより死亡の状況は急激に改善され，1966（昭和41）年には死亡数が最も少ない67万人，1979（昭和54）年には死亡率が最も低い6.0となった．その後，人口の高齢化を反映して緩やかな増加傾向に転じ，2003（平成15）年に死亡数は100万人を超え，以降，死亡率とともに上昇傾向にある．

[*2] ドイツの1990年までは旧西ドイツの数値である.

しかし, 近年は世界で類をみない高齢化が反映して, 再び諸外国を上回ってきている.

4）死因統計と死因分類（ICD）[*1]

*1 ICD
(International Statistical Classification of Diseases and Related Health Problems)

*2 水分や食物, 口腔内容物, 逆流した胃液や栄養剤などが誤って気管に入り, 口腔内細菌などによって起こる肺炎. 主に寝たきりの高齢者などに発症リスクが高い.

近年の主な死因別の死亡率をみると, がん（悪性新生物）, 心疾患, 老衰, 脳血管疾患, および肺炎の順に多くなっている. 年次別にみると, がんは一貫して上昇を続け, 1981（昭和56）年以降, 死因順位の第1位となっている. 心疾患は1985（昭和60）年に第2位となり, 一時急激に低下したが, 近年は再び上昇傾向となっている. 肺炎は1973（昭和48）年以降は上昇傾向に転じ, 2011（平成23）年には脳血管疾患を抜いて第3位となったが, 2017（平成29）年より新たに死因に誤嚥性肺炎[*2]が追加されたことにより, 肺炎の順位が下がったため, それ以降は老衰や脳血管疾患が上位となっている（図3-8, 巻末資料4参照）.

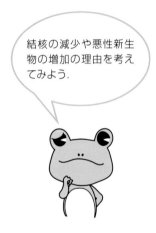

結核の減少や悪性新生物の増加の理由を考えてみよう.

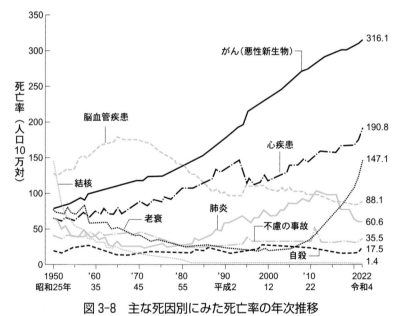

図3-8 主な死因別にみた死亡率の年次推移

（資料：厚生労働省 「人口動態統計」）より）

　また，近年の年齢階級別の男女合わせた死亡数を主な死因別にみると，10〜39歳で自殺，40〜89歳でがん（悪性新生物），90歳代以降は老衰が最も多い（**表3-5**）.

表3-5　年齢階級別死因トップ　2021（令和3）年

年齢階級	死　因
0〜4歳	先天奇形，変形および染色体異常
5〜9歳	がん（悪性新生物）
10〜39歳	自　殺
40〜89歳	がん（悪性新生物）
90〜94歳	老　衰
95歳以上	老　衰

（資料：厚生労働省「人口動態統計月報年計（概数）」より）

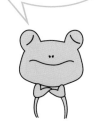

若年層の自殺をめぐる状況も問題となっています.

　なお，わが国の死因統計は，死亡診断書などに記載された情報をもとに，WHOが勧告する「**国際疾病，傷害及び死因統計分類（ICD）**」に沿って作成されている. ICDは，医学・医療の進歩や疾病構造の変化などに対応するため，概ね10年毎に修正されており，1990（平成2）年に「**第10回改訂国際疾病，傷害及び死因統計分類（ICD-10[*1]）**」が勧告され，わが国では1995（平成7）年から適用し，あわせて死亡診断書の様式改正[*2]も行った. その後，一部改正の累積であるICD-10（2003年版）準拠の適用に伴い，分類の追加，削除，変更および原死因選択ルールの変更が行われている.

5）年齢調整死亡率

　死亡の状況は，その集団における人口の年齢構成に影響される. 年齢構成が著しく異なる人口集団の間での死亡率や，特定の年齢層に偏在する死因別死亡率などを，その年齢構成の差を取り除いて比較する場合に用いるものを**年齢調整死亡率**という. 国際比較や年次推移の観察には，年齢調整死亡率を使用することが有用である.

　年齢調整死亡率で主な死因の年次推移をみると，近年は総じて低下傾向にある（**図3-9**）.

[*1]　ICD-10
　死亡診断書に，複数の病名や原因が記載されている場合には，その中の1つを原死因として選び，統計を作成する必要がある.
　ICDでは，その方法が選択ルールとして標準化されているが，その解釈・適用に当たっては，各国事情により，ある程度の弾力的運用が可能となっていたが，ICD-10では，国際比較を同一基準でより厳密に行うため，国際基準としての選択ルールの統一的な解釈がより明確化された.
　このため，日本における死因統計も従来に比べ，肺炎の減少，脳血管疾患の増加，糖尿病の増加，肝硬変の減少，肝がんの増加，がんの部位別死亡数の変化などがみられた.

[*2]　死亡診断書の様式改正
　死亡診断書に「疾患の終末期の状態としての心不全，呼吸不全などは書かないでください」という注意書きを加えたことにより，心不全の記入が減少するとともに，心疾患全体も減少した.

第3章

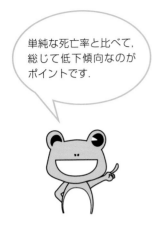

単純な死亡率と比べて，総じて低下傾向なのがポイントです．

*1 基準集団
　年齢調整死亡率の基準人口については，1988（平成元）年までは1935（昭和10）年の性別総人口を使用してきたが，現実の人口構成からかけ離れてきたため，1990（平成2）年からは1985（昭和60）年モデル人口（国勢調査の日本人人口をもとに，ベビーブームなどの極端な増減を補正し，1,000人単位で作成したもの）を使用している．

*2 死因別に観察する際は，通常100,000倍（人口10万対）を用いる．

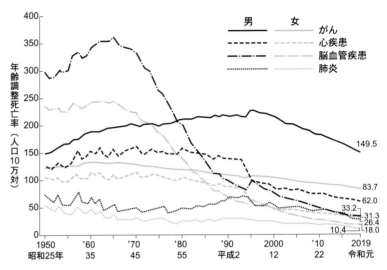

図3-9　主な死因別にみた性別年齢調整死亡率の年次推移
（資料：厚生労働省「人口動態統計」より抜粋）

（1）直接法

　年齢調整死亡率の算出方法の1つに，観察集団の年齢階級別死亡数を直接用いて，観察集団の死亡率を基準集団*1の年齢構成に置き換えて考える**直接法**がある（**表3-6**）．直接法は，観察集団の年齢階級別死亡率を使用するため，一般に国や都道府県など，観察集団の規模が大きい場合に有用とされ，高齢者の多い集団では死亡率より年齢調整死亡率が低く算出され，若年者が多い集団では高く算出される．

表3-6　年齢調整死亡率の算出方法

	算出式
直接法	$\dfrac{\Sigma（基準集団の年齢階級別人口 \times 観察集団の年齢階級別死亡率）}{基準集団の総人口} \times 1{,}000$（または $100{,}000$*2）
間接法	$基準集団の死亡率 \times \dfrac{標準化死亡比（SMR）}{100} \times 1{,}000$（または $100{,}000$*2）

（2）間接法

　基準集団の死亡率を観察集団に当てはめた場合に，計算により求められる期待される死亡数と実際に観察された死亡数とを比較するための比を**標準化死亡比（SMR**[*3]**）**という．一般に，市町村など観察集団の規模が小さい場合に有用とされる．基準集団と観察集団が同じ死亡水準で

*3 SMR
　(standardized mortality ratio)

$標準化死亡比（SMR）（\%）= \dfrac{観察集団の総死亡数}{\Sigma（観察集団の年齢階級別人口 \times 基準集団の年齢階級別死亡率）} \times 100$

ある場合を 100（基準値）とし，100 を上回るときは観察集団の死亡水準が基準集団より高いことを示し，100 を下回るときは観察集団の死亡水準が基準集団より低いことを示す．なお，標準化死亡比（SMR）を用いた，観察集団の年齢階級別死亡率を使用しない算出法を **間接法**（**表3-6 参照**）という．

---

column 　**年齢調整死亡率によって地域比較が可能に**

　例として，人口がともに 2 万人の「高齢者が多い地域 A」と「若者が多い地域 B」の死亡状況を比較する場合，全体の死亡率でみると，「高齢者が多い地域 A」：0.029 に対し，いずれの年齢階級でも死亡率が高いはずの「若者が多い地域 B」：0.019 の方が低くなるといった矛盾が生じるため，参考とはならない（**表3-7**）．

表3-7　各地域における死亡率

年齢階級	高齢者が多い地域 A			若者が多い地域 B		
	人口	死亡数	死亡率	人口	死亡数	死亡率
0-14 歳	2000	2	0.001	6000	12	0.002
15-64 歳	8000	80	0.01	12000	240	0.02
65 歳以上	10000	500	0.05	2000	120	0.06
全年齢	20000	582	0.029 ↑	20000	372	0.019 ↓

　そこで，基準集団人口を用いた年齢調整死亡率（直接法）で比較することで，「高齢者が多い地域 A」：15.3 より「若者が多い地域 B」：22.6 の方が高くなることから，地域ごとの年齢構成の違いを取り除いた比較が可能となる（**表3-8**）．

表3-8　各地域における年齢調整死亡率（直接法）

年齢階級	基準集団人口*	高齢者が多い地域 A		若者が多い地域 B	
		死亡率	期待死亡数	死亡率	期待死亡数
0-14 歳	6000	0.001	6	0.002	12
15-64 歳	10000	0.01	100	0.02	200
65 歳以上	4000	0.05	200	0.06	240
全年齢	20000	－	306	－	452
年齢調整死亡率 （人口千人対）		15.3 ↓ （306 / 20,000 × 1,000 ≒）		22.6 ↑ （452 / 20,000 × 1,000 ≒）	

6）死産，周産期死亡，乳児死亡，妊産婦死亡

　死産とは，妊娠満 12 週以後の死児の出産であり，**自然死産**と**人工死産**に分けられる．**周産期死亡**とは，妊娠満 22 週以後の死産に，生後 1週（7 日）未満の早期新生児死亡を加えたものをいい，以降，生後 4 週

第3章

（28日）未満の死亡を**新生児死亡**，生後１年未満の死亡を**乳児死亡**と定義している．これらの母子保健に関する指標を**表3-9**に示した．

表 3-9　母子保健に関する指標

指標	定義	2022年値
死産率	妊娠満12週以降の死児の出産数（出産千対）	19.3
周産期死亡率	妊娠満22週以降の死産数＋早期新生児死亡数（出産千対）	3.3
早期新生児死亡率	生後１週（７日）未満の死亡数（出生千対）	0.6
新生児死亡率	生後４週（28日）未満の死亡数（出生千対）	0.8
乳児死亡率	生後１年未満の死亡数（出生千対）	1.8
妊産婦死亡率	妊産婦の死亡数（出産10万対）	3.3

（資料：厚生労働省 「人口動態統計」より）

わが国の死産率の年次推移をみると，1961（昭和36）年をピークに，1966（昭和41）年の「ひのえうま」の影響を除き，以降は低下している．自然死産・人工死産[*1]別にみると，自然死産率は1960年代から低下傾向にあり，人工死産率は1975（昭和50）年からは上昇傾向に転じ，1985（昭和60）年には自然死産率を上回ったが，以降は低下している

*1　人工死産
　母体保護法により定められており，母体の健康保持を目的として，胎児の母体内生存が確実で，母体外において生命を保続することのできない時期（通常妊娠満22週未満）に，指定医により人工的に胎児，およびその付属物を母体外に排出すること．

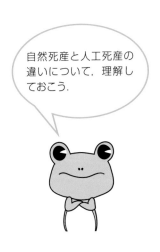

自然死産と人工死産の違いについて，理解しておこう．

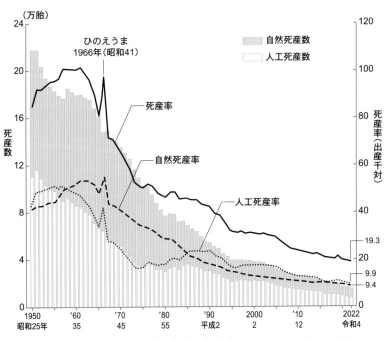

図 3-10　死産数および死産率の年次推移　（※令和４年は概数）

（資料：厚生労働省「人口動態統計」より）

（図3-10）.

　一方，近年の周産期死亡数は減少傾向，周産期死亡率は横ばいとなっており，その内訳は，死産数が早期新生児死亡数より多く，大部分を占めている（図3-11）.

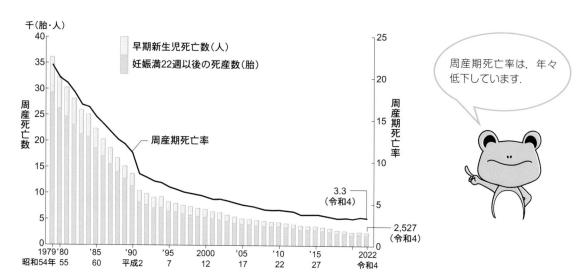

図3-11　周産期死亡数および周産期死亡率の年次推移　（※令和4年は概数）

（資料：厚生労働省「人口動態統計」より）

　また，生存期間別に乳児死亡率の年次推移をみると，1970（昭和45）年頃までは生後1週以上の死亡は急速に低下したが，近年は緩やかな低下傾向となっている（図3-12）.

　なお，死因別乳児死亡数割合は，**先天奇形，変形および染色体異常**が最も多く，次いで周産期に発生した病態が続いている.

　その他に，妊娠・出産に伴う妊産婦死亡は，妊産婦の保健管理レベルを表す指標であり，妊産婦死亡率の推移をみると，1955（昭和30）年以降に大きく低下し，1988（昭和63）年に1桁台になった以降も緩やかな低下傾向にある.

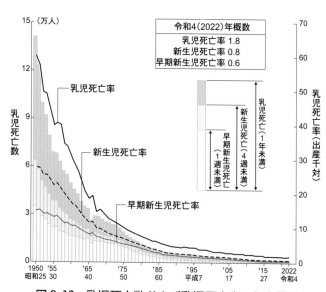

図3-12　乳児死亡数および乳児死亡率の年次推移

（※令和4年は概数）

（資料：厚生労働省「人口動態統計」より）

column 婚姻と離婚　－世の中の3組に1組が離婚？－

*1 晩婚化
　平均初婚年齢が高くなっていく傾向であり，1950（昭和25）年では，「夫25.9歳」，「妻23.0歳」であったものが，2019（令和元）年には，「夫31.2歳」，「妻29.6歳」となっている．初産の高齢化や，少子化の原因とも考えられる．

　婚姻と離婚は人口動態統計事象に含まれる．わが国の婚姻件数の年次推移をみると，2008（平成20）年頃までは増減を繰り返していたが，以降は減少傾向が続き，近年は60万組程度と戦後最少となっている（図3-13）．

　また，初婚・再婚別にみると，近年は夫妻とも初婚は全婚姻件数の70％以上を占め，残りが夫妻とも再婚，またはどちらか一方が再婚である．なお，平均初婚年齢をみると，夫・妻とも近年にかけて上昇傾向にあり，いわゆる晩婚化*1が進んでいる．

　一方，離婚件数の年次推移をみると，1991（平成3）年以降は増加が続き，2002（平成14）年には最多となったが，以降は減少傾向が続き，近年は20万組程度と婚姻件数の約3分の1にあたる（図3-14）．

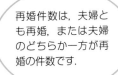

再婚件数は，夫婦とも再婚，または夫婦のどちらか一方が再婚の件数です．

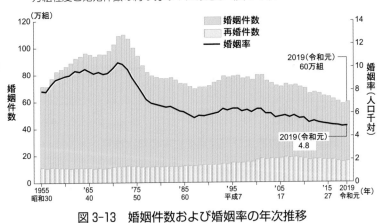

図3-13　婚姻件数および婚姻率の年次推移

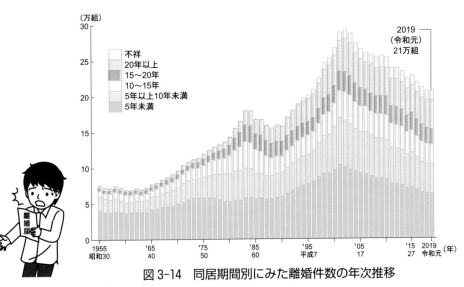

図3-14　同居期間別にみた離婚件数の年次推移

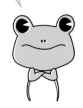

3.4　生命表

1）生命表

　生命表は，ある期間における死亡状況が今後変化しないと仮定したときに，各年齢の者が1年以内に死亡する確率や，平均してあと何年生きられるかという**期待値**などを，死亡率や平均余命などの指標によって表したものである．これらの指標は，男女別に各年齢の人口と死亡数をもとにして計算されており，現実の年齢構成には左右されず，死亡状況のみを表しているため，死亡状況を厳密に分析する上で不可欠なものとなっている．厚生労働省では，日本の生命表として**完全生命表**[*1]と**簡易生命表**[*2]の2種類を作成・公表している．

2）平均余命と平均寿命

　平均余命は，ある年齢の人が平均してあと何年生存できるかを示すものであり，その中で0歳の平均余命のことを**平均寿命**という．平均寿命は，全ての年齢の死亡状況を集約したものであり，保健福祉水準を総合的に示す指標として広く活用されている．わが国の平均寿命は，現在にかけて男女ともに延びており，男性は81歳，女性は87歳を上回っている[*3]（**図3-15**）．

[*1]　**完全生命表**
　国勢調査による「人口数」と，人口動態統計による「死亡数」，「出生数」をもとに5年ごとに作成される．

[*2]　**簡易生命表**
　人口推計による「人口数」と，人口動態統計月報年計による「死亡数」，「出生数」をもとに毎年作成される．

[*3]　**わが国の平均寿命**
　2021（令和3）年簡易生命表によると，男性の平均寿命は81.47歳，女性の平均寿命は87.57歳であった．

第3章

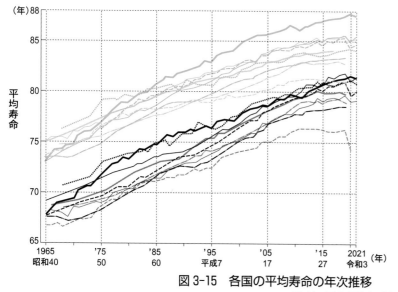

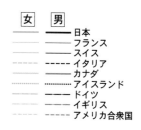

図3-15　各国の平均寿命の年次推移

（資料：厚生労働省「令和3年簡易生命表の概況」より）

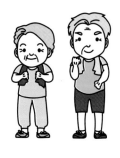

3）健康寿命

健康寿命とは，日常生活を制限なく健康で自立した生活を送ることができると期待される期間を表すものであり，生命表と国民生活基礎調査の情報から算出される．

わが国の健康寿命は平均寿命と同様に延びており，一般に日常生活に制限がある期間とされている平均寿命と健康寿命の差は，男性より女性の方が大きい（図3-16）．

^{*1} p.112 参照

また，「21世紀における国民健康づくり運動（健康日本21）[*1]」でも健康寿命の延伸が目標の1つとなっており，そのためには生活習慣病の予防や介護予防が重要とされている．

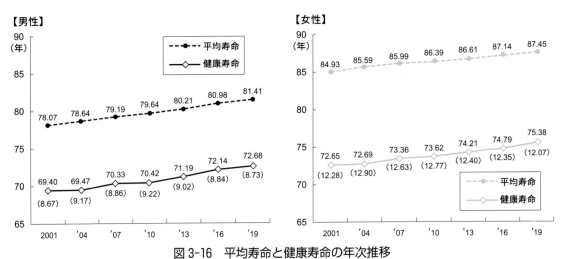

図3-16　平均寿命と健康寿命の年次推移

（資料：厚生労働省HP「平均寿命と健康寿命」より作成）

3.5 傷病統計

1）患者調査

患者調査は，病院および診療所を利用する患者について，その属性，入院・来院時の状況，および傷病名などの実態を明らかにし，あわせて地域別患者数を推計することにより，医療行政の基礎資料を得ることを目的とした傷病統計の1つである．

全国の医療施設を利用する患者を対象とし，層化無作為抽出[*1]により選ばれた医療施設における患者に対して，3年ごとに実施される．

本調査から得られる主な内容として，**推計患者数**[*2]，**総患者数**[*3]，**受療率**，および**退院患者の平均在院日数**[*4]などがある．

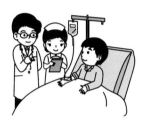

2）国民生活基礎調査

国民生活基礎調査は，保健，医療，福祉，年金，所得など国民生活の基礎的事項を調査し，厚生労働行政の企画および運営に必要な基礎資料を得るとともに，各種調査の調査客体を抽出するための親標本を設定することを目的としている．

対象は，国勢調査区の全ての世帯および世帯員から層化無作為抽出により選ばれ，3年ごとに大規模調査と，中間年（毎年）に実施する簡易調査がある．

本調査から得られる主な内容として，**有訴者率**[*5]，**通院者率**，および**健康診断の受診状況**などがある．

*1 層化無作為抽出
　母集団をいくつかの層に分け，各層からそれぞれ無作為に標本を選ぶ方法．患者調査では，都道府県や2次医療圏ごとの医療施設リストなどから，無作為に調査対象の医療施設を抽出する．

*2 推計患者数
　調査日当日に医療施設で受療した患者の推計数．

*3 総患者数
　継続的に医療を受けている者も含めて推計した患者数であり，2020（令和2）年の患者調査の主な傷病の総患者数は，「高血圧性疾患（約1,511万人）」が最も多く，次いで「歯肉炎及び歯周疾患（約860万人）」，「糖尿病（約579万人）」の順に多い．

*4 退院患者の平均在院日数
　調査対象期間中に退院した患者の在院日数の平均を表したものであり，2020（令和2）年の患者調査では，傷病分類別にみると，「精神及び行動の障害（294.2日）」が最も長く，次いで「神経系の疾患（83.5日）」，「循環器系の疾患（41.5日）」の順に長い．

*5 有訴者率
　病気や怪我などで自覚症状のある者の割合を表したもの．

第3章

※　国家試験過去出題問題を正文化したもの（出題回－問題番号）

保健統計

① 総人口や年齢別人口構成は，　　　　　　　により把握される．（33-4）

人口静態統計

② わが国の人口ピラミッドは，2 つの膨らみをもった　　　　　　　を示している．
（29-4）

③ わが国は，老年人口割合の増加により　　　　　　　も上昇している．（32-4）

④ 増加 or 減少　　④ わが国の従属人口指数は，　　　　　　　している．（34-2）

⑤ プラス or マイナス　⑤ わが国の自然増減数は，　　　　　　　である．（29-4）

人口動態統計

⑥ 合計特殊出生率は，15～49 歳までの女性の　　　　　　　をもとに算出されている．
（35-2）

⑦ 年齢調整死亡率は，対象集団の　　　　　　　の違いによって異なる．（30-3）

⑧ 年齢調整死亡率は，　　　　　　　の多い集団と少ない集団を比較できる．（30-3）

⑨ 大きい or 小さい　⑨ 標準化死亡比は，対象集団の人口規模が　　　　　　　場合でも使用できる．（30-3）

⑩ 多い or 少ない　⑩ 周産期死亡においては，早期新生児死亡数よりも死産数の方が　　　　　　　．
（32-4）

生命表

⑪ 平均余命は，　　　　　　　をもとに算出される．（33-4）

⑫ 平均寿命とは，0 歳の　　　　　　　のことである．（37-5）

⑬ 大きい or 小さい　⑬ 平均寿命と健康寿命の差は，男性より女性の方が　　　　　　　．（32-4）

⑭ 平均寿命が延伸した理由に，　　　　　　　の低下がある．（32-4）

傷病統計

⑮ 患者調査は，　　　　　　　年に 1 回実施される．（31-4）

⑯ 疾患別の総患者数は，　　　　　　　が最も多い．（31-4）

⑰ 病院の平均在院日数が最も長い傷病は，　　　　　　　である．（31-4）

⑱ がん検診の受診率は，　　　　　　　により把握される．（33-4）

⑲ 通院者率は，　　　　　　　により把握される．（36-16）

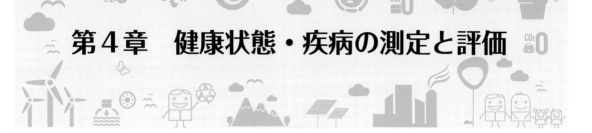

第4章　健康状態・疾病の測定と評価

　人々の健康状態・疾病の原因を科学的に調べ，根拠に基づく医療・対策を進めるための方法論として，疫学（えきがく）と呼ばれる統計学手法があります．この章では，疫学の歴史や疫学で用いられる指標や方法，人々を対象として行う研究の倫理について学びます．

4.1　疫学の概念

1）疫学の定義

　疫学[*1]は，「健康関連の状態や事象（疾病を含む）の分布あるいは要因[*2]を調べ，それらに対処する実践研究（WHO, 2017）」と定義される．疾病の原因や健康の保持・増進に寄与する要因を科学的に明らかにして，予防法や治療法の有効性を評価し，個人の生活習慣の改善や行政による環境施策の整備を通じて，人々の健康と安全に貢献するための統計学的方法論である．

　疫学の歴史は，古くは古代ギリシャの医師・哲学者であるヒポクラテスに始まるとされる（Kayali G., 2018）．彼の著書「Of the Epidemics」において，現代の疫学の基礎と考えられている概念について述べられている．例えば，疾病の原因は気候，季節変動，地域に起因している可能性があること，個人の生活習慣や不摂生は病気の発生に関連する要因であることといった疫学的概念を述べている．一方で，集団を対象とした科学的観察により問題解決を導いた疫学事例は，近代疫学の父といわれるジョン・スノウによるコレラ研究が有名である（コラム参照）．そのほか，栄養に関する国内の疫学研究の事例としては，明治時代に海軍軍医であった高木兼寛が調査を行った脚気予防の研究（ビタミン B_1 欠乏が原因）がある．脚気は当時，細菌説など諸説あり，有効な対策がなく，海軍では航海中に乗組員が脚気に罹り死者が多数でたが，高木は白米の主食が原因であるとし

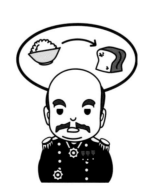

*1　疫 学
　（Epidemiology）
　疫学の語源 epi-demio-logy はギリシャ語で epi（についての）＋demos（人々）＋logos（学問）であり，人々（集団）に起こる現象を研究する学問という意味である．

*2　要 因
　曝露または決定因子ともいう．

て玄米やパンを主食とする西洋食に変えることを提案，脚気の予防に功を奏した．当時，陸軍軍医の森林太郎（森鷗外）は脚気細菌説を唱えていたことは有名である．

column 集団データの共通点を調べることで疾病の予防ができる

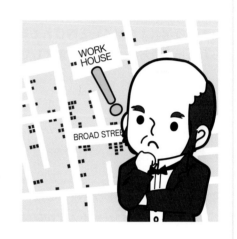

　1848～1849 年と 1853～1854 年に英国ロンドンで原因不明の多数の死亡者が発生しました．ジョン・スノウは，時（いつ）・場所（どこで）・人（誰に）の 3 側面から疾病発生頻度の地理的分布を作成し，同じ地区でもブロード街周辺で多く死亡者が発生するという偏りに注目して水道水に原因があるのではないかと仮説を立てました（経口感染説）．その後，給水ポンプの使用を禁止することで病気の発症は終焉しました．

　未知の原因に対して集団における健康関連の事象（死亡）を観察・記録し，共通点を見つけることで，たとえ真の原因が分からなくても発症を予防することができることを示した象徴的な事例です．なお，この原因は水道水を介して伝搬するコレラ菌でした．ロベルト・コッホ（Robert Koch, 1883-1910）がコレラ菌を発見したのが 30 年後（1883 年），さらにコレラ菌に対する化学療法剤であるサルファ剤が開発されたのはその 50 年後の 1934 年です．この例のように，たとえ治療法が確立していなくても，集団データの共通点を見つけることで疾病の予防が可能であるという，大切な公衆衛生政策の基本教訓を私たちに教えてくれています．

2）疫学の対象と領域

　疫学はジョン・スノウのコレラ研究に代表されるように，当時は人々の集団に流行する疫病を対象としていたため，日本語では"疫"学と訳されてきた．近年では，そのような急性の感染症に加え，高血圧・糖尿病・心疾患・循環器疾患・がん・アレルギー疾患などの慢性疾患・生活習慣病の原因究明や，食習慣・生活習慣などによる健康の保持・増進および QOL の向上といったように，急性・慢性の疾病にとどまらず健康関連の状態や事象全般を対象とした科学的方法論として広く応用されている．

　疫学の対象と領域[*1] については，健康関連の状態や事象に影響を与える「要因」に着目すると，食生活や栄養摂取状況による健康影響・効果を調べる**栄養疫学**，主に化学物質や大気などの環境要因による生体影響を調べる**環境疫学**，労働時間や労働条件などが人に与える影響を調べ

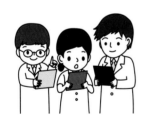

[*1] 疫学の対象と領域
　その他，特定の領域をカバーする疫学としては，遺伝素因と疾病の関連を調べる遺伝疫学，分子生物学を応用した分子疫学など，近年新たな研究領域として裾野は広がっている．

る**産業疫学**などの領域がある．「健康関連の状態や事象」に焦点をあてると，**感染症疫学**，**循環器疫学**，**がんの疫学**など，対象とする状態・事象に関する多様な疫学領域が存在する．

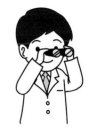

　疫学研究の方法論としては，いずれの領域においても共通しており，主に人々の健康関連の状態や事象およびそれらに起因すると思われる要因をありのまま観察する事を基本とする観察研究と，人々の健康関連の状態や事象に影響を与えると考えられる要因を操作し，試験的に介入を行う介入研究に大別される．観察研究は，要因や疾病現象を観察・記録し，集団の頻度・分布といった記述統計量から仮説を導く**記述疫学**と，ある仮説に基づき，比較対照群を設定して因果関係を考える**分析疫学**に分けられる．

3）疫学研究における因果関係

　因果関係とは，原"因"が結"果"に作用している機序が成り立っている関係を指す．因果関係と似ている概念で**相関関係**がある．

　相関関係は，一方が増加・減少する時，他方も増加または減少する関係性を示すが両者の間には機序が成立していない関係を指す．例えば，大腸がん患者に食事調査を行ったところ，90％の人が食事Aを毎朝摂取していたとする（**表4-1**）．大多数の人が食事Aを摂取していることから，食事Aが大腸がんの原因だと考えがちだが，これだけでは因果関係は不明である．仮に同じ食事調査を健康な人に実施し，健康な人もまた食事Aを同程度摂取していれば，食事Aが原因とは思わないであろう（食事A＝毎朝パンを食べる人と置き換えてみればより分かりやすい）．このように，因果関係を調べるためには比較対照を設定した研究手法が必要となる（分析疫学）．

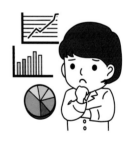

表4-1　大腸がんと食事Aの仮想例

	大腸がん患者	健康な人
食事A摂取	90％	92％
食事A未摂取	10％	8％

　ところで，比較対照を設定するということは，何らかの仮説が既にあり，その仮説が正しいか否かを分析疫学では検証する．

　仮説検証の前段階として，仮説を導くために記述疫学がある．要因や疾病の頻度・分布を調べる記述疫学で，比較対照群をまだ設定できない段階で，どのように因果関係を推論（仮説を導出）すればよいのだろうか．記述疫学で観測されたデータから合理的に因果関係を推論（証明ではない）する目安として，**Bradford Hill の因果判定基準**がよく参照されている（**表 4-2**）．

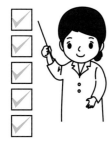

表 4-2　Bradford Hill の因果判定基準

①	強固性 (Strength)	要因と疾患に強い関連が確認できること．
②	一致性 (Consistency)	異なる状況や集団でも同じ結果が得られること．
③	特異性 (Specificity)	要因と疾患との間に特異的な関連が存在すること（特定の要因のみから疾患が発症したり，特定の疾患のみが要因から発症する）．
④	時間性 (Temporality)	時間的な前後関係が確認できること（要因が疾患の発症に時間的に先行する）．
⑤	生物学的用量関係 (Biological gradient)	要因の程度が強くなるほど疾患が起こりやすくなるという関係が成り立つこと．
⑥	説得性 (Plausibility)	要因と疾患の関連について生物学的に説得力のある説明ができること（生物学的知見と矛盾しないこと）．
⑦	整合性 (Coherence)	既存の研究結果等と矛盾がないこと．
⑧	実験的証拠 (Experiment)	要因と疾患の関連性について，それを支持する実験的研究結果が存在すること（要因の除去により疾患が発生しなくなったり，頻度が少なくなる）．
⑨	類似性 (Analogy)	要因と疾患の関連にすでに認められている因果関係に類似したものが存在すること．

4.2 疫学指標とバイアスの制御

1）疾病頻度

　ここでは，疫学で用いられる各種指標のうち，集団における疾病の程度を表す代表的な指標を解説する．

（1）罹患率[*1]・累積罹患率[*2]

　病気ではない人が新たに病気にかかることを「罹患する」という．罹患率は，ある特定の集団において，一定期間内に新たにどれだけの疾病が発生したかを示すもので，疾病の起こりやすさを表す指標である．

$$罹患率 = \frac{観察期間内の新規発生人数}{観察したリスク集団の観察期間の合計（人・年）} \times 10万（または1,000）$$

　疾病の頻度を測るには，時間的に継続した観察が必要になる．また，新規の発生割合を求めるため，観察開始時に既に疾病にかかっている人や，その疾病を発症する可能性がない人は観察対象とならない．このように，新たに疾病が発生する可能性のある人の集団のことを**リスク集団**[*3]という．

　疾病が発生していないリスク集団を一定期間追跡し，その観察期間の合計（**観察人年**[*4]）を新規罹患者数で割って求めるのが罹患率に対し，**累積罹患率**は，観察期間が一定であれば（例えば1年），観察した人数の中で新規患者数が何名いるのか，という割合を求めるだけとなる．

[*1] 罹患率
（incidence rate）

[*2] 累積罹患率
（cumulative incidence rate）

[*3] リスク集団
（population at risk）
　例えば子宮頸がんの罹患率を調べたいときには男性は対象外である．また，既に手術で子宮摘出の既往がある女性も子宮頸がんのリスクはないので対象外となる．このように，観察開始時点では病気になっていないが，将来疾病にかかる可能性がある集団を指す．

[*4] 観察人年
（person-year）
　罹患率を計算する際に，例えば，Aさんの観察期間は3年，Bさんは2年，Cさんは5年と観察年数が異なる場合，単純に合計人数を分母とするわけにはいかない．そこで，Aさんは1人×3年＝3人・年のように人年法（仕事算）をつかって，観察期間に換算した合計観察期間を分母としている．
　なお，1人1年間の観察は1人年，観察途中で発病があった場合や転出入があった場合は0.5人年と換算する．

第4章

罹患率の考え方・計算方法（例）

計 20 名のリスク集団を 4 年間追跡し，5 名（No.1 ～ No.5）が観察期間中に発症したとする．
罹患率は疾病の起こりやすさを示す指標のため，各対象者の有病期間は観察期間に含めない．
また，転出入，発病があった年は 0.5 年換算とする．

	対象者 NO	開始	1年	2年	3年	4年	観察人年
観察期間に発症した人	1				○ - - - - -		2.5
	2			○		●	1.5
	3		○ □				0.5
	4			○ - - -	□		1.5
	5			○ - - - - -			1.5
リスク集団	6				△		3.5
	7						4.0
	8						4.0
	9						4.0
健康な人	10						3.5
	11						1.5
	12						4.0
	13			△			3.0
	14						4.0
	15						4.0
	16						3.0
	17		△				1.5
	18						3.5
	19						4.0
	20						4.0
					合計観測人年：		59.0

凡例：
—— : 健康観察期間
- - - - : 有病観察期間
○ : 罹 患
● : 死 亡
△ : 転 出・ドロップアウト
□ : 治 癒

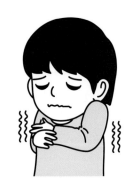

No.1 の対象者の場合，観察期間は 2.5 年となるため，観察人年は 1 人×2.5 年＝2.5 人・年となる．罹患率は発症した人数 5 名を No.1 ～ No.20 の観察人年の合計 59.0 人・年で割って，0.0847/ 年である．小数点以下の桁数が多くなってしまうため，×1,000（または×10 万）倍にして，1,000 人あたり（または 10 万人あたり）の罹患率として示す事が一般的である．すなわち，1,000 人あたりの罹患率は 84.7（/ 年 /1,000）となる．

累積罹患率は，一定観察期間内に発症した人数の割合を示す．対象者 20 名中 5 名が対象期間内に発症したので，4 年間の累積罹患率は 5/20=0.25（25％）となる．観察期間が長くなるほど罹患する可能性は高くなること，途中からの観察や中断で観察期間が異なる場合には単純に人数を合算するだけでは実態と異なることから，一般的には追跡期間を揃えた場合にのみ適用する概念である．

*1 有病率
（prevalence rate）
有病率は有病割合という場合もある．厳密には割合（proportion）は確率の推定に，率（rate）は単位時間あたりの確率の推定に用いられる尺度に用いるが，疫学では慣例的に有病率を用いる場合が多い．

（2）有病率

有病率[*1]は，観察している特定のリスク集団において，ある時点において疾病を有している人の割合のことをいう．ある時点で存在してい

る病気の頻度を表す指標なので，公衆衛生的な施策の優先度を決める上で重要な指標となる．

$$有病率 = \frac{調査時点の患者数（人）}{調査時点でのリスク集団の人数（人）} \times 10万（または1,000）$$

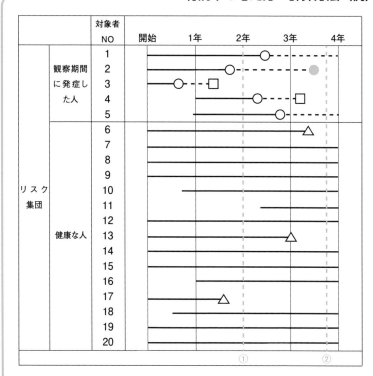

有病率の考え方・計算方法（例）

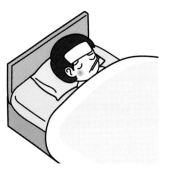

凡例:
- ―― ：健康観察期間
- ----- ：有病観察期間
- ○：罹　患
- ●：死　亡
- △：転　出・ドロップアウト
- □：治　癒

計20名のリスク集団のうち，2年目の時点（①）での有病率をもとめる．

①時点のリスク集団の人数は17名（No.3, 11, 17は対象から除く）であり，その時点で病気にかかっている人はNo.2の対象者のみ．したがって，有病率は1/17 = 0.0588．1,000人あたり58.8である．

②の時点の対象者は14名（No.2,3,4,6,13,17は除く），そのうち病気にかかっている人はNo.1とNo.5の2名のため，②時点の有病率は2/14 = 0.1428（1,000人あたり142.8）である．有病率は一時点の状態を表すので，慢性疾患のように有病期間が長く蔓延している場合には値は大きくなり，短期間で治癒する急性感染症などでは低く見積もられることがある．

なお，一定の期間（例えば1年）を設定して，その期間中のいずれかの時点で疾病を有している人数を分子にする場合があり，これを**期間有病率（年間有病率）**という．このような期間を扱う場合には，先に述べた有病率のことは時点有病率と区別して表現することもある．

第4章

*1　致命率
　（case-fatality rate）
　致命率は有病割合と同様に致命割合という場合もある．分母は観察期間中に発症した患者数（リスク集団全体ではない）である点に注意する．
　なお，発症した患者のうち，一定期間追跡をしてその時点で生存している者の割合「1－致命率」を生存率という．5年生存率など，治療の予後や治療成績の比較のための指標として用いられる．

*2　死亡率
　（mortality rate）
　分母は観察期間の合計（観察人年）としているが，一般的には人口動態統計（p.48 参照）など，観察期間は 1 年を用いる場合が多い．また，総死亡では 1,000 倍，死因別死亡は 10 万倍にして示す場合が多い．

（3）致命率

　ある疾病にかかった人のうち，その疾病で死亡した人の割合を**致命率**[*1] という．病気にかかった人の重症度・重篤度や疾病の影響の強度を示す指標である（死亡に対する危険性の大きさ）．

$$致命率＝\frac{観察期間中の当該疾患による死亡者数（人）}{観察期間中における当該疾患の患者数（人）}×100（\%）$$

（4）死亡率

　ある特定の集団において，一定期間内に「新たに疾病がどの程度発生したか」を示す罹患率と似た概念として，「新たに死亡事象がどの程度発生したか」を示す指標が**死亡率**[*2] である．罹患率と同様，分母は観察人年を用いる．観察している集団において，死亡事象の起こりやすさを示す指標であるので，社会全体の健康水準・保健水準を総合的に示す指標といえる．

$$死亡率＝\frac{観察期間内の当該疾患による新規死亡人数}{観察したリスク集団の観察期間の合計（人・年）}×10 万（または1,000）$$

> **column**　率と比は何が違うの？
>
> 　率（rate）と比（ratio）は疫学研究では明確な違いがあります．"率"は「分子が分母の一部分を構成」している概念，"比"は「分子と分母が異なる」概念として用いられます．
> 　例えば，離婚の発生の程度は人口 1,000 人あたりの離婚届出数で示されますので，「離婚"率"＝離婚数/人口（単位：人口千対）」となります．一方で，水と油の配合度合いのように，異なるモノの割合は，「成分"比"（水：油）＝1：3（1/3）」のように使い分けています．

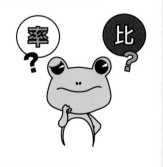

致命率・死亡率の考え方・計算方法（例）

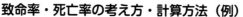

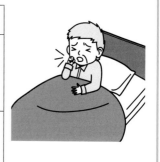

		対象者NO	開始	1年	2年	3年	4年	観察人年
観察期間に発症した人		1				○		4.0
		2			○		●	3.5
		3		○	□			4.0
		4			○	□		3.0
		5				○		3.0
リスク集団	健康な人	6				△		3.5
		7						4.0
		8						4.0
		9						4.0
		10						3.5
		11						1.5
		12						4.0
		13			△			3.0
		14						4.0
		15						4.0
		16						3.0
		17		△				1.5
		18						3.5
		19						4.0
		20						4.0
							合計観測人年：	69.0

凡例：
- ——— ：健康観察期間
- - - - - ：有病観察期間
- ○：罹患
- ●：死亡
- △：転出・ドロップアウト
- □：治癒

　計20名のリスク集団のうち，致命率は当該疾患の患者数を分母とする．したがって，No.1〜No.5の5名の発症者のうち，死亡はNo.2の対象者1名であることから，致命率 ＝ 1/5 ＝ 20％となる．一方，死亡率は計20名の観測人年 ＝ 59.0人・年のうち，死亡はNo.2の対象者1名であることから，死亡率 ＝ 1/69.0 ＝ 0.01449（/年）となる（人口1,000人あたり14.5）．

2）曝露効果の測定

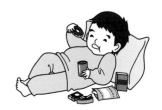

　疫学で用いられる曝露とは，人が病気の要因にさらされることをいう．慢性疾患や非感染性疾患の場合には，性別・年齢・遺伝素因といった個人要因や，喫煙・飲酒・食生活・服薬状況・睡眠・運動などの生活習慣，労働時間や労働条件といった労働環境・物理環境など，様々な要因による「曝露」を疫学では扱う．それらの曝露によって人体に及ぼす良い影響・悪い影響の度合いのことを効果（effect）という．曝露効果を測る指標として相対危険，ハザード比，オッズ比，寄与危険などがある．

第4章

（1）相対危険

罹患率・死亡率といった一定期間内に発生する事象を，要因に曝露された群（曝露群）と曝露されない群（非曝露群）で何倍発生率が異なるかを示す指標が**相対危険**[*1]である．

図 4-1 の架空例を表および式で表すと**表 4-3** のようになる．相対危険は曝露と疾病罹患との関連の強さ・影響の強さを相対的に示す指標である．

*1 相対危険
（relative risk）
相対リスク，または相対危険度，リスク比ともいう．Relative Risk の頭文字を使って RR とも書く．

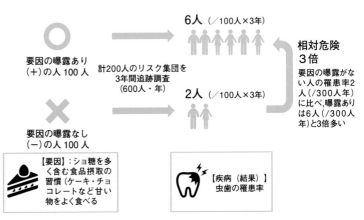

ケーキやチョコレートなどが大好きで日頃からよく食べる人100人（要因曝露あり）と食べない人100人（要因曝露なし）を3年間追跡調査したところ，虫歯の発生率はそれぞれ［曝露あり：6人／300人・年］，［曝露なし：2人／300人・年］であったとする．曝露なしの発生率2%に対し，曝露ありは6%と3倍違うことから，ショ糖を多く含む食品摂取による虫歯の発生リスクは3倍となる．

図 4-1　相対危険の架空例

*2 相対危険は表 4-3 内の記号で示すと．

$$RR = \frac{\dfrac{a}{(a+b)}}{\dfrac{c}{(c+d)}}$$

である．もし疾患の発症が稀な場合は，曝露あり群の疾患あり（a）は疾患なし（b）に比べ限りなく小さくなるため，(a+b) ≒ b と見なすことができる．同様に，曝露なし群においても (c+d) ≒ d とみなせるため，稀な疾患の場合の相対危険 RR は

$$RR = \frac{\dfrac{a}{b}}{\dfrac{c}{d}} = \frac{ad}{bc}$$

と近似することができる．

表 4-3　相対危険の架空例[*2]

		疾病・結果（虫歯）		合計対象人年	罹患率
		疾患あり（＋）	疾患なし（−）		
要因（糖質摂取）	曝露あり（＋）	6 (a)	294 (b)	300 (a+b)	6/300 (a/ (a+b))
	曝露なし（−）	2 (c)	298 (b)	300 (c+b)	2/300 (c/ (c+d))

相対危険（RR）＝ $\dfrac{\text{曝露群における罹患率（または死亡率）}}{\text{非曝露群における罹患率（または死亡率）}}$

（2）ハザード比

相対危険は曝露・非曝露群における発生率の比をとるが，この概念は期間内（1年間の罹患率の比など）で平均した概念となる．一方で，**ハザード比**[*1] は追跡期間を考慮したある瞬間の発生率比のことで，相対危険に含まれる概念だが，少し意味合いが異なる．以下の架空例で考えてみよう．

*1　ハザード比
　（hazard ratio）

ハザード比の考え方（架空例）

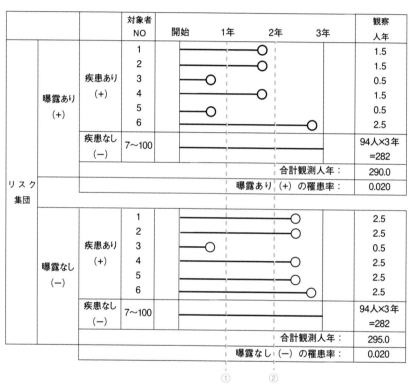
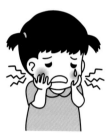

		対象者 NO	開始　　1年　　2年　　3年	観察 人年
リスク集団	曝露あり（+）	疾患あり（+）	1	1.5
			2	1.5
			3	0.5
			4	1.5
			5	0.5
			6	2.5
		疾患なし（−）	7〜100	94人×3年 =282
			合計観測人年：	290.0
			曝露あり（+）の罹患率：	0.020
	曝露なし（−）	疾患あり（+）	1	2.5
			2	2.5
			3	0.5
			4	2.5
			5	2.5
			6	2.5
		疾患なし（−）	7〜100	94人×3年 =282
			合計観測人年：	295.0
			曝露なし（−）の罹患率：	0.020

―――：健康観察期間
○：罹患

① ②

第4章

糖質摂取の曝露あり（+）/なし（−）両群各100人を3年間追跡したところ，いずれも虫歯発生は6名であったとする．この場合，虫歯の疾患なし（−）がそれぞれ94名×3年と大きくなるため，疾患あり（+）の追跡期間はほとんど影響せず，罹患率は曝露あり（+）群では6人/290.0人・年=0.020，曝露なし（−）群では6人/295.0人・年=0.020となり，相対危険は1となる（曝露の影響は見られないという結論になる）．

一方で，上図のように，発生までの期間は曝露あり群の方が早く虫歯になっており，1年後の時点の罹患率は，［曝露あり：2人/{（98人×1年）+（0.5+0.5）人年}=0.020］，［曝露なし：1人/{（99人×1年）+（0.5）人・年}=0.010］となり，両群の発生率の比（ハザード比）は2倍となる．

同様に，2年後の時点の罹患率は，［曝露あり：5人/{（95人×2年）+（1.5+1.5+0.5+1.5+0.5）人年}=5/195.5=0.026］，［曝露なし：1人/{99人×2年+0.5人年}=1/198.5=0.005］となり，両群の発生率の比（ハザード比）は5.2倍となる．

この架空例のように，糖質摂取という曝露の有無で虫歯の発生率（相対危険）は同じにみえても，発生までの期間に着目して考える（ハザード比）と糖質摂取を控えた方が発症しない期間は長くなっていることが分かる．このように，時間概念を加えたハザード比は瞬間確率の推定として用いることができるため，生存率研究（何年後の時点での生存確率を調べるなど，生存期間を対象とする研究）で用いられる．

（3）オッズ比

相対危険は曝露群，非曝露群のそれぞれの一定期間における罹患率を比較するが，観測期間が不明な場合やある一時点での調査（有病率研究）のような場合は，追跡期間が不明となり，観測人年を直接計算できない．そのような場合は，相対危険の近似値として**オッズ比**[*1]を利用することができる．オッズ比は，疾病なし（−）群での曝露要因の発生率（オッズ）と疾病あり（＋）群での曝露要因の発生率（オッズ）で何倍発生率が異なっていたかを示す指標である．

図 4-2 の架空例を表および式で表すと**表 4-4** のようになる．

[*1]　オッズ比
（odds ratio）
オッズとは，賭け事では「勝ち目」「賭け率」のことを指す言葉であるが，確率論では「ある事象が起こらなそうな発生率（1-p）」に対する「ある事象が起こりそうな発生率（p）」の比として定義される．

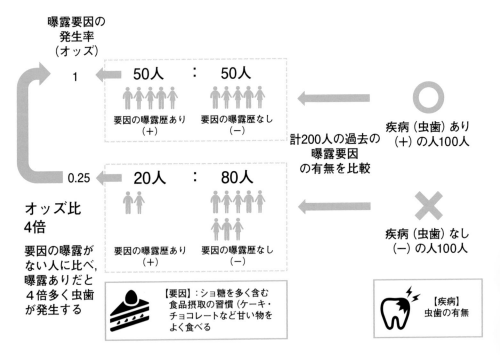

虫歯の疾病あり（＋）／なし（−）両群各 100 人について，過去のショ糖を多く含む食品摂取の状況（曝露要因）をたずねたところ，疾病あり群での曝露要因発生率（オッズ）は 1，疾病なし群では 0.25 であったとする．疾病なし群のオッズに対して，疾病あり群では 4 倍多く要因に曝露されている．この比のことをオッズ比という．

図 4-2　オッズ比の架空例

オッズ比は人年法のような観測期間を考慮せずに扱えること，そして，疾患の頻度が比較的小さい時にはオッズ比は相対危険と近似する[*1]ことから，疫学研究では多用される指標である．

表4-4 オッズ比の架空例

		疾病・結果（虫歯）	
		疾患あり （＋）	疾患なし （－）
要 因 （糖質摂取）	曝露あり （＋）	50 (a)	20 (b)
	曝露なし （－）	50 (c)	80 (d)
	合計人数	100 (a+c)	100 (b+d)

$$\text{オッズ比（OR）} = \frac{\text{症例あり群における曝露要因の発生率}}{\text{症例なし群における曝露要因の発生率}}$$

（4）寄与危険

寄与危険[*2]とは，曝露群の罹患率と非曝露群の罹患率の差であり，曝露によって疾病がどれだけ増えたかを示す指標である．

$$\text{寄与危険（AR）} = \text{曝露群における罹患率} - \text{非曝露群における罹患率}$$

表4-3の相対危険の架空例をベースに考えると，罹患率はそれぞれ［曝露あり：6人/300人・年］，［曝露なし：2人/300人・年］であることから，両群の差をとると4名（/300人・年）となる．300人・年あたり4名が糖質摂取によって虫歯が引き起こされたことになる．

一方で，**寄与危険割合**[*3]とは曝露群における罹患率のうち，寄与危険がしめる割合である．

$$\text{危険寄与割合} = \frac{（\text{曝露群における罹患率} - \text{非曝露群における罹患率}）}{\text{曝露群における罹患率}}$$

[*1] オッズ比は，疾病無し群における曝露要因の発生率に対し，疾病あり群の発生率の比であることから，表4-4の表内の記号を使って表すと

$$OR = \frac{\dfrac{a}{(a+c)}}{\dfrac{c}{(a+c)}} \Bigg/ \frac{\dfrac{b}{(b+d)}}{\dfrac{d}{(b+d)}}$$

$$= \frac{\dfrac{a}{c}}{\dfrac{b}{d}} = \frac{ad}{bc}$$

となる．

これはp.72で示した相対危険と同じになることから，オッズ比は相対危険と近似可能であることが分かるだろう．

[*2] 寄与危険
（attributable risk）

[*3] 寄与危険割合
寄与危険割合は，相対危険が分かっている場合は，以下の関係がある．

寄与危険割合＝
（相対危険－1）/ 相対危険

第4章

表4-3の例では，寄与危険は4人（／300人・年），曝露群の罹患率は6人（／300人・年）であることから，寄与危険割合は4/6＝66.7％となる．これは，公衆衛生的な予防施策を行う事で，仮に糖質摂取の介入により生活習慣の改善を行う事ができれば（糖質摂取をしなければ），罹患者（虫歯の人）のうち最大66.7％は発症を防ぐことが出来る可能性があると解釈できる．なお，この寄与危険割合の考え方を一般集団に当てはめた場合のモノを**集団寄与危険割合**[*1]という．

3）バイアス

疫学研究では曝露要因や疾病に関する情報を追跡・収集する．それらのデータは母集団からサンプリングされたデータであるため，母集団の統計量（母平均など）との間に何らかの誤差が生じている（**図4-3**）．誤差は**偶然誤差**と**系統誤差**[*2]に分けられる．偶然誤差はデータのばらつきに系統性・偏り・方向性がないもので，サンプルの平均値などの統計量は真の値（母集団の平均値など）と等しくなることから，統計学的手法を使えば母平均の値を推定することが可能となる．一方で，系統誤差はばらつきに系統性・偏り・方向性が生じているものをさす．

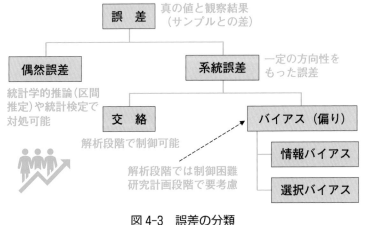

図4-3 誤差の分類

系統誤差は主に**バイアス**[*3]（偏り）と交絡に分類でき，バイアスには様々な種類が存在する．

*1 集団寄与危険割合
人口寄与危険割合ともいう．

*2 偶然誤差と系統誤差
偶然誤差が小さいということは，測定の精度が高いということである．下記の的を射る模式図でいえば，的の中心周辺に穴が揃っている状態（左）に対し，右図は全体的に特定の偏りがなく，平均的には的の中心を射ているが，各穴の広がりが大きい（偶然誤差が大きい）．

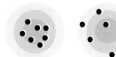

| 精度：○ | 精度：× |
| 妥当性：○ | 妥当性：○ |

一方，下図左の場合は，偶然誤差は小さい（精度は高い）が，的の中心から右下の方に偏って穴が空いている．下図右は全体的に左側に偏りばらつきも大きい．このように，系統誤差とは真の値（的の中心）から特定の方向性をもって偏りが生じている状態を指す．

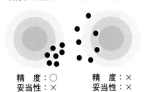

| 精度：○ | 精度：× |
| 妥当性：× | 妥当性：× |

*3 バイアス
（bias）

（1）選択バイアス

調査対象者の選択の際に生じる偏りのことで，調査対象者が母集団全体を反映していないために起こる．例えば，病院外来を受診した人を対象に実施した食生活調査では，一般地域集団の食生活を適切に反映していないかもしれない（何らかの病気で受診しているため健康意識が高い）．

診断する医師が研究対象とする疾患患者を診断する際，熱心に問診を行うことでその地域の有病率が高くなるかもしれない．職域でがん患者の就労状況や就労支援実態の調査を行う場合，健康に働けている人だけが就労できている（**健康労働者効果**[*1]）可能性があり結果を歪めているかもしれない．これらのように，調査対象者の選び方に偏りが生じているものを**選択バイアス**[*2]という．実際に調査で収集するサンプルデータが，調査目的の母集団（リスク集団）を代表しているか，対象者の選択に際し，調査者の意思・主観が介在していないことが重要となる．

（2）情報バイアス

測定の情報の不正確さにより生じる偏りのことをいう．例えば身長と体重を質問票でたずねるとき，身長は過大に，体重は過小に回答する偏りがある．糖尿病予防のための食事療法の効果を調べる研究で，研究推進者が関心のある炭水化物の摂取量については熱心に聞き取りをすることで曝露が多めに評価される可能性がある．喫煙は良くないことと社会全体の風土が形成されている今日の社会では，喫煙者は喫煙歴や喫煙量を正しく回答しないかもしれない．これらのように，情報を収集する際に生じる偏りのことを**情報バイアス**[*3]という．

（3）交絡

交絡[*4]とは，観察する曝露要因と疾病との関係に影響を与え，得られる結果を歪めてしまうことをいう．**図4-4**では，食塩摂取量の曝露要因が高血圧症の発症に影響するかを検討する例である．食塩摂取量の増加が高血圧症に影響を与えるかを調べるためには，例えば年齢の要因は重要となる．加齢により味覚閾値が上昇し，食塩の増加量と関連があるかもしれない．高血圧症は年齢の増加に伴い発症リスクは上昇することが分かっているので，塩分摂取が影響しているのではなく，加齢影響なのかもしれない．同じように，ファストフードや外食の多い肥満者は塩分摂取量が高い食習慣になっており，食塩摂取量よりも高肥満という要因が高血圧に影響を与えている可能性もある．これらのような曝露要因

*1 健康労働者効果
（healthy workers' effect）
一般集団の調査よりも労働者集団を対象とした調査の方が死亡率や相対危険は相対的に低くなる傾向がある．

*2 選択バイアス
（selection bias）

*3 情報バイアス
（information bias）
情報バイアスには，その他には，思いだしバイアス（recall bias）が有名である．過去の曝露要因の情報を質問票で訊ねる場合，思い出すのが困難だったり，患者と健康な人では質問に対するとらえ方や意識に違いがあることで回答に偏りが生じる場合がある．

*4 交絡
（confounding bias）

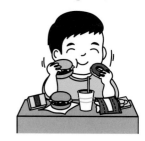

*1　交絡要因の影響を調整
　交絡を調整する方法としては，調査計画段階で対処する方法と，データ解析時に対処する方法がある．

と疾病の関係性を歪める要因のことを**交絡要因**といい，適切に**交絡要因の影響を調整**[*1]することが必要となる．

　交絡要因の制御方法として，データの標準化がある．これは，比較する対象となる集団の属性（年齢，性別等）の分布を同一にして比較できるようにする処理である．この標準化は調整ともいい，その方法には直接法と間接法がある（第３章，年齢調整死亡率参照）．

 食塩摂取量と高血圧症の発症に
因果関係はあるか？

食塩摂取量 → **高血圧症の発症**

関連性の存在：
加齢により味覚閾値が
上昇し，食塩摂取量が
増加する．

交絡因子
加　齢

因果関係の存在：
加齢により高血圧症の
リスクが上昇する．

図 4-4　交絡要因

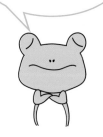 食塩と加齢，どっちが高血圧の原因だろう？

① **調査計画時での対処方法**

- ランダム化：曝露群・非曝露群を無作為に割り当てることで，両群に均質に交絡要因が割り振られることで偏りをなくす方法．未知の交絡要因の影響も除外できる．
- 限　定：交絡要因をもつ者に限定して調査を行う方法．例えば，加齢影響の交絡を調整したいのなら，50 歳〜 69 歳の方に限定して調査を行うなど．
- マッチング：疾病あり・なし群において，予め交絡要因と考えられる項目を一致させておく方法．例えば，年齢・性別は両群で揃えてサンプリングをするなど．

② **解析段階での対処方法**

- 層別化：交絡要因のカテゴリ別に解析を行う方法．例えば，年代別，喫煙習慣（喫煙群／禁煙群／非喫煙群）別に解析をする．
- 統計学的方法：多変量解析を用いて交絡要因の影響を除去する方法．今日ではこの方法が一般的．

4.3 疫学の方法

疫学研究の方法は，大きく分けて**観察研究**と**介入研究**に分けられる（**図4-5**）．観察研究はさらに，**記述疫学**と**分析疫学**がある．前者は疫学研究の第一段階であり，集団における疾病の発生状況を人・場所・時間の3側面から観察・記録し，仮説を立てる．

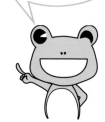
疫学の方法による特徴は大切です．しっかり勉強しましょう

疫学研究の方法

介入の有無：	介入研究	観察研究	
	介入研究	分析疫学	記述疫学
研究デザイン：	・無作為化比較対照試験（RCT） ・実験的研究 ・準実験的研究	・コホート研究 ・症例対照研究 ・横断研究	・記述疫学研究 ・生態学的研究（地域相関研究） ・時系列研究

図4-5 疫学研究方法の体系

第二段階の分析疫学では，記述疫学で設定した疫学的仮説について検証を行うフェーズである．そして第三段階では最終的に対象者に対し介入研究により介入的操作（要因を操作）を行うことで，分析疫学で得られた因果関係の検証を行うことで，科学的な知見（エビデンス）を特定する．この一連のプロセスを疫学のサイクル（**図4-6**）といい，各研究領域で研究の蓄積が行われる．

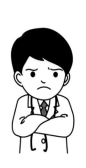

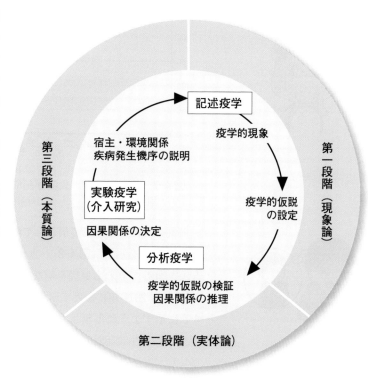

図4-6 疫学のサイクル
（資料：日本疫学会監修「はじめて学ぶやさしい疫学－疫学への招待（改訂第2版）」南江堂，2013 より）

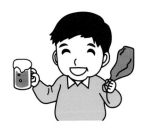

1）記述疫学

　記述疫学は観察対象の疾病状況を人，場所，時間の側面から分布図・度数グラフなどを用いて頻度を集計し，発生要因の仮説を立てるために行う．罹患率・有病率・死亡率などの疫学指標を用いる．人の側面からみた実例を図4-7に示す．50代以降男女ともに大腸がんによる死亡率が増加していくが，男性の方が死亡率は高い．1つの仮説として，生物学的性差・遺伝素因だけではなく，例えば食習慣の社会文化的性差（男性の方が赤肉や加工肉を好んで摂取したり，飲酒量も多いかもしれない）が背景要因にあるのではないか，との仮説を立てることができる（その仮説が正しいかどうかは第二段階の分析疫学で検証する）．

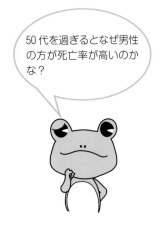

50代を過ぎるとなぜ男性の方が死亡率が高いのかな？

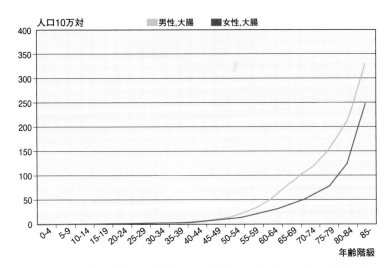

図4-7　年齢階級別　大腸がんによる死亡率の男女比較（2017年）
（資料：国立がん研究センターがん対策情報センター［がん登録・統計］より作成）

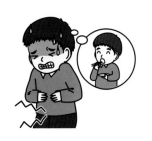

　時間の側面からみた実例としては，クドア食中毒（コラム参照）の月別発生件数を示す（図4-8）．食後数時間程度で一過性の嘔吐や下痢を呈し，軽症で終わる原因不明な事例が全国的に発生していたことから，2009年～2011年にかけて厚生労働省が全国調査を実施したところ，図4-8に示すように毎年9月～10月にかけて多発すること，また，その発生事例に生食用鮮魚介類が含まれていた事例は178件（90％）あり，多い順にヒラメ135件（68％），マグロ73件（37％），エビ60件（30％）ほかと続いた．このことから，2011年6月に厚生労働省医薬食品局食品安全部長名で「生食用生鮮食品による病因物質不明有症事例への対応について（食安発0617第3号）」の通知が全国自治体へ発出され，注意

喚起がなされている.

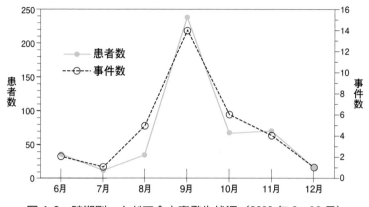

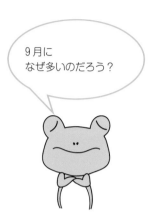

9月に
なぜ多いのだろう？

図 4-8　時期別　クドア食中毒発生状況（2011 年 6〜12 月）
（資料：国立感染症研究所 HP，「食中毒統計（厚生労働省）」より）

---

column　クドア食中毒

　寄生虫の一種であるナナホシクドア（Kudoa eptempunctata）による食中毒. 近年，全国的に食後数時間程度で一過性の嘔吐や下痢を呈し，軽症で終わる有症事例で，既知の病因物質が不検出あるいは検出した病因物質と症状が合致せず，原因不明として処理された事例が報告されてきた.

　記述疫学統計をもとに，生食用生鮮食品に原因があると仮説をたて，病原因子の網羅的ゲノム解析を実施したところ，クドア寄生虫が有意に多くヒラメに存在することが判明した. 患者吐瀉物からも遺伝学的検査法でクドアの DNA が検出されたことから，薬事・食品衛生審議会食品衛生分科会が提言書をまとめ，厚生労働省より，当該寄生虫を起因とすると考えられる有症事例が報告された際には食中毒事例として取り扱うとともに，関係事業者などに対し食中毒の発生防止に努めるよう通知が出された.

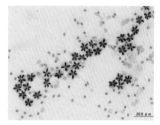

クドア（寄生虫の一種）
（画像提供：国立研究開発法人
水産研究・教育機構より）

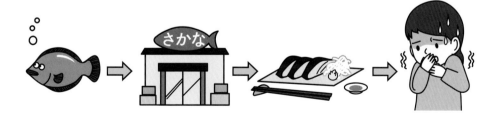

第4章

2）生態学的研究（地域相関研究）

　場所の側面からみた実例としては，生態学的研究がある．**表 4-5** に示すように，都道府県別の心疾患による年齢調整死亡率では，男性は千葉・岩手・愛媛など，女性は愛媛・和歌山・千葉などであることから，背景要因として気候（寒冷）だけではなく，食生活などの生活要因・環境要因が関与しているのではないかと仮説を立てることができる．このように，個人ではなく集団（地域・国など）を対象として頻度を集計する研究を**生態学的研究**という．生態学的研究の中で，例えば心疾患の都道府県別年齢調整死亡率（疾病頻度）とそれら地域の食習慣や気候（曝露）の頻度を比較し関連性があるかどうかを調べる研究のことを，**地域相関研究**という．

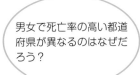

男女で死亡率の高い都道府県が異なるのはなぜだろう？

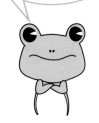

表 4-5　心疾患による都道府県別年齢調整死亡率（人口 10 万人対）

	男（率）	女（率）
1 位	千葉県（81.0）	愛媛県（42.8）
2 位	岩手県（80.5）	和歌山県（42.1）
3 位	愛媛県（80.3）	千葉県（41.3）
4 位	福島県（79.2）	福島県（41.1）
5 位	栃木県（78.0）	栃木府（39.3）
6 位	青森県（76.8）	香川県（39.3）

（資料：厚生労働省「平成 27 年都道府県別年齢調整死亡率の概況」より作成）

column **なぜ食中毒は冬に多いの？**

　下の月別食中毒患者数の推移（平成28～30年）をみて疑問に何か疑問に感じませんか？平成28年～30年の3年間とも，食中毒患者数が多いのは12月の冬場に集中しています．高温・多湿で食中毒のイメージが強い夏場よりも，むしろ冬場の方が多く発生しています．

　また，年代別にみても，体力的に免疫が低下しがちな高齢者よりも，20～30代に多く発生しています．この2つの記述疫学統計から，冬場は低温・乾燥下でも活動が活性化するウイルス性の食中毒（ノロウイルス）が，また，外食の機会の多い若い世代に多く発生していることから，レストラン・飲食店での調理者による衛生管理に原因があるのかもしれない，と仮説を立てることができますね．

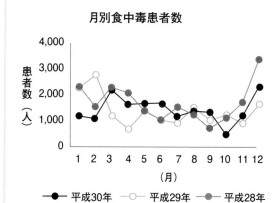

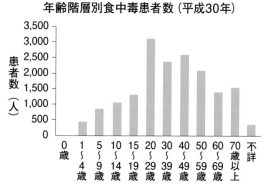

（資料：厚生労働省「食中毒統計調査」より作図）

3）横断研究

　ある一時点における要因と疾病の関係性を観察する研究を**横断研究**[1]という（**図4-9**）．疾病は有病率を扱う．質問票などを1回配布して要因と疾病の情報を同時に収集することで比較的短期間で実施できるが，因果関係の立証には弱い．

[1] 横断研究
　ある一時点という断面をとらえる研究であることから，**断面調査**とも呼ぶ．曝露要因と疾病発生の関連の時間性（因果関係の推論の妥当性基準）を明らかにすることが難しく，因果関係を論じることには制約が生じるため，分析疫学ではなく記述疫学に分類する書籍もある．本書では日本疫学会の分類に従い，分析疫学の1つとした．

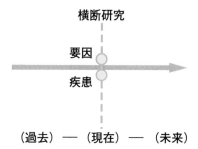

今現在の状況について,要因と疾病の情報を収集し,関連性を調べる.有病率研究の1つであるといえる.

図 4-9　横断研究のイメージ

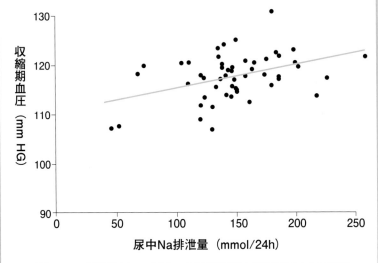

横断研究の実例

世界52か所で10,079名の男女（20〜59歳）を対象に実施されたインターソルトスタディの結果．24時間尿中Na排泄量と血圧を測定した（図4-10）．Na摂取量と収縮期血圧の関連性は示されているが，因果関係の立証までは至らない（Na 100mmolは食塩5.85gに相当する）．

図4-10　横断研究の実例：食塩摂取量と収縮期血圧の関連

（資料：Intersalt Cooperative Research Group, Intersalt: an international study of electrolyte excretion and blood pressure. Results for 24 hour urinary sodium and potassium excretion, BMJ 297: 319-28, 1988 より）

*1　コホート研究
　コホート（cohort）とは，古代ローマ時代における歩兵隊の1単位を指す言葉である．疫学研究では共通する属性をもつ集団を指す．例えば，「2010年生まれの男女（出生コホート）」など．コホート研究では，調査時点で共通の要因をもつ集団（曝露群）ともたない集団（非曝露群）のコホートを設定し，将来にわたって追跡していく．
　基本的には将来にわたって研究を行う前向き研究（prospective study）だが，条件が整えば後ろ向き研究（retrospective study）も行える．例えば，日本のように定期健康診断が法制度化されている国では，必ず所定の検査項目が法令に基づき実施されており，記録も残されている．過去の記録にさかのぼり，その時点での曝露群・非曝露群が現在どのような罹患状況にあるのかを過去からさかのぼって調べることは可能である．

4）コホート研究

　対象とするリスク集団を曝露群と非曝露群に分けて，長期的に未来に向かって追跡調査を行うことで，自然発生的に疾病の発生状況を比較する研究を**コホート研究**[*1]という（図4-11）．調査開始時点では疾病の発症はない集団を扱う．一定期間内に新規に発症した疾病の状況を比較するので罹患率を用いたり，結果は相対危険をもとめることができる．曝露要因の違いによって，その後の罹患率を比較するので，要因の後に疾病が作用する関連の時間性が担保されること，疾病の自然発症を追跡することから，因果関係の推定はしやすい．また，疾患の自然発症を追跡する性質上，大規模かつ長期間にわたる追跡が必要になる．調査には，多大な費用，時間，労力がかかってしまう．また，稀にしか発生しないような疾病については，仮に大規模な集団を設定したとしてもサンプル

サイズ設計（コラム参照）上，統計学的に解析を行うことは困難である．また，曝露群・非曝露群を設定する際に選択バイアスが生じる可能性や，追跡不能者によるバイアスが生じる可能性もある．

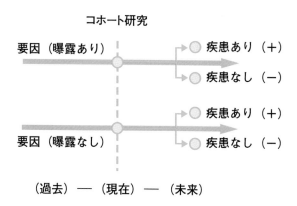

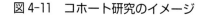

（過去） ― （現在） ― （未来）

調査開始時点でリスク集団（現段階で疾病を発症していないが，将来当該疾患を発症する可能性がある集団）の中から，曝露群と非曝露群を設定し，将来に渡って疾患の自然発症状況を比較する．

図 4-11　コホート研究のイメージ

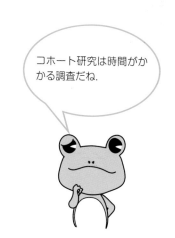

コホート研究は時間がかかる調査だね．

第4章

> **column**　**コホート研究にはどのくらいの人数が必要なの？**
>
> 　稀な疾患の追跡には不向きといわれるコホート研究ですが，どのくらいの罹患率なら何名くらいのサンプルサイズが必要となるのでしょうか？　下の表は，環境省が 2011 年から全国 10 万組の親子を対象に実施している「子どもの健康と環境に関する全国調査（エコチル調査）」のサンプルサイズ設計の例です．10％前後の罹患率が想定される小児肥満やアレルギー疾患（アトピー・ぜん息）などに関しては，相対危険 2.0 程度であれば曝露群が追跡集団の中に 1％しかいない場合であっても，十分解析可能であることがわかります（表内の数字は統計学的に必要な人数を示しています）．
>
> | 疾 患 名 | 疾病の頻度 | 10万人あたり症例数 | 高曝露群の頻度 | | | | |
> |---|---|---|---|---|---|---|---|
> | | | | 1％ | 3％ | 5％ | 10％ | 25％ |
> | 肥　満 | 10％ | 10,000 | 8,100 | 2,834 | 1,780 | 1,010 | 580 |
> | アトピー | 3.8％ | 3,770 | 23,200 | 8,101 | 5,080 | 2,860 | 1,632 |
> | ADHD（5歳） | 3％ | 3,000 | 29,600 | 10,367 | 6,500 | 3,660 | 2,088 |
> | ぜん息（5歳） | 2.4％ | 2,400 | 37,300 | 13,034 | 8,200 | 4,610 | 2,624 |
>
> 必要なサンプルサイズの計算結果（条件：有意水準片側5％，検出力80％，リスク比2.0，連続修正を行ったカイ二乗検定統計量に基づく）
>
> （資料：環境省「子どもの健康と環境に関する全国調査（エコチル調査）研究計画書（第1.51版）」より）

*1　95 % 信頼区間
　（95 % confidence interval）
　母集団における真の効果量が
95 % の確からしさで存在すると
考えられる統計学的推定範囲.

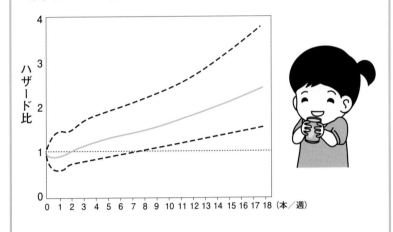

コホート研究の実例

　ヨーロッパ諸国 10 か国 47 万名の前向きコホート研究（EPIC study）．11.4 年間の追跡により，ソフトドリンク（加糖，人工甘味料使用）の週あたりの摂取頻度と肝細胞癌の関係を分析．ソフトドリンク缶の摂取がない群に比べ週に 6 缶以上の摂取でハザード比 1.83 倍（95 % 信頼区間[*1]：1.11-3.02）であり，本数が増えるほど肝細胞癌発症リスクは増加することが示されている（図 4-12）．

週あたりのソフトドリンク缶の摂取頻度

**図 4-12　ソフトドリンク（加糖，人工甘味料使用）の
週あたりの摂取頻度が肝細胞癌の発症に与えるリスク**

（資料：Stepien M, Duarte-Salles T, et al, Consumption of soft drinks and juices and risk of liver and biliary tract cancers in a European cohort, Eur J Nutr. 55 (1) :7-20, 2016. doi:10.1007/s00394-014-0818-5 より）

*2　症例対照研究
　別名ケース・コントロール研究
（case control study）または患
者対照研究ともいう.

5）症例対照研究[*2]

　研究対象とする疾患を有する群（**症例群**）と有さない群（**対照群**）を設定し，過去にさかのぼって疾病に影響すると考えられる曝露要因の有無の発生率を両群で比較する代表的な「後ろ向き研究」である．

　例えば，特定の疾患で受診した患者に協力を募り症例群とし，性別・年齢などの交絡要因をマッチングさせた対照群を設定する．そして両群の対象者へ質問票により曝露要因を調査する．疾病の自然発症を追跡するのではなく，調査開始時点で対象疾患のある集団を扱うので，罹患率や有病率は求められないが，がん・循環器疾患など発症までの期間が長く罹患率の低い稀な疾患に適用可能である．相対危険の近似値として症例対照研究ではオッズ比を利用する．コホート研究のように長期間の追

跡を必要としないので，期間・費用・労力・対象人数などの面で効率的な研究デザインである．一方で，曝露要因の情報は記憶に依存するため，**思い出しバイアス**が生じる可能性がある．喫煙のように習慣化されている情報は比較的想起しやすいが，食事・運動などの内容・頻度は想起しづらい．このような思い出しバイアスは，患者やその家族など当事者の方が過去の要因を真剣に思い起こそうとするので，対照群との回答にバイアスが生じる可能性がある．また，適切な**対照群の設定**^{*1}にも課題がある．

コホート研究では稀な疾患を扱うのは不向きだが，症例対照研究では逆に稀な曝露要因の評価を行うことは難しい．このように，コホート研究，症例対照研究はどちらかに優劣があるのではなく，それぞれに長所・短所があるため，研究対象に応じて適切な研究デザインを選択することが大事になってくる（図 4-13）．

*1 対照群の設定

　対照群の設定方法には，医療機関において対象疾患以外で受診された人に協力を募り，対照群とする病院対照（hospital control）と，一般住民に協力を募る住民対照（population control）がある．病院対照は比較的協力を募りやすいが，他疾患の受診者であるので曝露要因も一般住民とは異なる可能性もある．住民対照は一般集団から適切にサンプリングができれば代表性を担保しやすい一方で，協力を募ること自体が困難なため，選択バイアスが生じる可能性がある．

　なお，このような対照群の設定を解決する1つの方法として，前もって多様な曝露要因の情報を調べている他のコホート研究から対照群のデータを利用する方法もある．

第4章

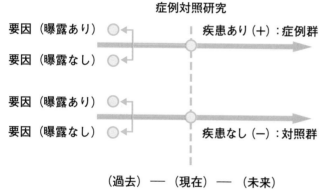

症例対照研究

要因（曝露あり）　疾患あり（＋）：症例群
要因（曝露なし）

要因（曝露あり）
要因（曝露なし）　疾患なし（－）：対照群

（過去）—（現在）—（未来）

調査開始時点で疾患あり群（症例群）と疾患なし群（対照群）を設定し，過去にさかのぼって各群の曝露要因のあり・なしの頻度を調べる後ろ向き研究である．

図 4-13　症例対照研究のイメージ

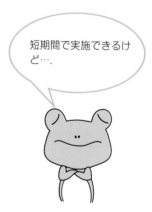

短期間で実施できるけど…．

＊1 神経管閉鎖障害
（NTDs：neural tube defects）
先天奇形の１つである神経管閉
鎖障害（二分脊椎症，無脳症と
いった脳・脊髄の生まれつきの先
天異常）の発生率は稀で，国内の
二分脊椎症発症率は１万人あたり
５人程度．このような稀な疾患で
は症例対照研究が有効である．
なお，ビタミンＢの一種である
葉酸の摂取が神経管閉鎖障害の発
症リスクを軽減するために有効で
あることが多くの研究で示されて
いる．WHOも神経管閉鎖障害や
口唇口蓋裂の予防のために，出産
年齢女性の葉酸の摂取を推奨して
いる．
国内では，2000年に厚生労働
省から妊娠を予定する女性が，栄
養バランスの取れた食事（葉酸量
0.4 mg/日）に加えて栄養補助
食品から0.4 mg/日の葉酸を摂
取することを推奨している（厚生
省通達・児母第72号，2000年）．

＊2 解析の際には交絡要因として
以下の因子が統計手法により調整
されている．妊娠時年齢，教育歴，
BMI，職業，出産歴，先天異常歴，
葉酸の補充，受胎の季節，飲酒歴，
喫煙歴，児の性別，肉・魚・卵・
牛乳・果物・野菜などの食事摂取
状況．

＊3 臨床試験
（clinical trial）

＊4 フィールド試験
（field trial）

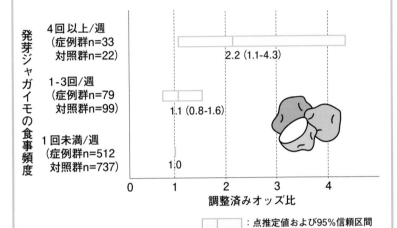

症例対照研究の実例

中国山西省にて実施された622名の神経管閉鎖障害（NTDs）[*1]児を出産した母親と858名の対照群による症例対照研究では，週4回以上の発芽ジャガイモの摂取はNTDの発症を2.2倍（95％信頼区間：1.1〜4.3）[*2]高めていることが明らかとなった（図4-14）．妊娠中の時期に発芽ジャガイモを母親が摂取すると，NTDのリスクが高まる可能性があることが示唆されたことから，世界中で一般的に消費されているジャガイモの不適切な保存や使用には注意が必要と警鐘している．

図4-14 症例対照研究の実例：妊婦の発芽ジャガイモ摂取と児の先天奇形
（資料：Ni, Wenli, et al. "Maternal periconceptional consumption of sprouted potato and risks of neural tube defects and orofacial clefts." Nutrition journal 17.1 (2018): 112. より）

6）介入研究

　介入研究は記述疫学・分析疫学によって要因と疾病の因果関係の仮説検証が行われた後，実験的に要因を操作（介入）して効果・影響を試してみることをいう．対象者に対して曝露要因の割付の有無を行うため，原則的には予防的な効果の検証のために行う（人体に悪影響を及ぼす有害要因の健康影響を調べることは人道上・研究倫理上できない）．典型的な適用場面としては，患者を対象に医療機関などで新薬の有効性の検証を行うために実施される**臨床試験**[*3]や，一般集団を対象に実施する**フィールド試験**[*4]がある．研究デザインとしては，比較対照群を設定しない**非比較試験**と比較対照群を設定する**比較試験**に分けられる．前者

は，**準実験的研究**[*1]とよばれるもので，対照群を設定しないかまたは対照群を設定したとしても無作為割付がされていない実験的研究のことを指す.

比較試験の典型的な方法の1つは，**ランダム化比較対照試験 (RCT)**[*2]である．理想的には，因果関係の立証のためには比較対照群の設定は不可欠ではあるが，例えば生死に係わる疾患を患っている入院患者に対し，ある治療を施す群（介入群）と施さない群（対照群）を設定することは倫理的に認められない．そのような場合は非比較試験で介入の前後比較を行う.

ただし，介入内容が本当に作用したのか，**プラセボ効果**[*3]なのかは分からないため因果関係の立証には限界があるため，比較試験の形で行うことができるように様々な工夫が考案されている.

例えば，群内比較（介入前後の比較）と群間比較をミックスし，対象者内の実施期間を2期に分けて実施する**クロス・オーバー法**[*4]がある．ある対象者に最初の一定期間は薬剤A（介入条件）を服薬してもらい効果を検証し，その後一定期間を空けた後，今度は薬剤B（**プラセボ薬**[*5]）を服薬してもらう．別の対象者には薬剤B→薬剤Aの順で服薬してもらうことで，全員に薬剤A，薬剤Bを服薬してもらう条件を割りつける．このようにすれば倫理上の課題は解決できるかもしれないが，一方で，介入条件の薬剤Aの投与が遅れたことで症状の回復に至らないケースが生じてしまう可能性もあることから，適用は病状変化の少ない慢性疾患を対象とした研究など限定的である．また，薬剤の摂取時期の違い，摂取順の影響，薬剤による治療効果の不可逆性（薬剤Aの影響が薬剤B摂取の時期まで繰り越されている可能性もある）などの面から，やはり因果関係の立証という面では課題が残る.

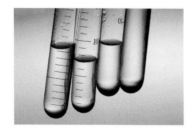

[*1] 準実験的研究
(quasi-experimental study)

[*2] ランダム化比較対照試験
(RCT：randomized control trial)
無作為化比較対照試験または英語の頭文字をとりRCTと呼ぶことも多い.

[*3] プラセボ効果
プラシーボ効果，思い込み効果ともいう.

[*4] クロス・オーバー法
(cross-overdesign)

[*5] プラセボ薬
偽薬のこと．有効成分が含まれていない薬を飲んでも，薬を飲んだと思うだけで心理的作用が働き，効果を表すプラセボ効果の影響を除くために，比較対照群にはプラセボ薬を摂取してもらう．介入群・対照群のどちらの条件なのかを分からないようにするために，プラセボ薬は外見（色・形・大きさ）の違いは分からないように工夫する．なお，薬以外にも，食品や保健指導など有形・無形の介入に対しても同様に，プラセボ効果の影響を除く工夫をする.

第4章

7）ランダム化比較対照試験

　介入研究の代表格の１つは，ランダム化比較対照試験（RCT）である．RCT は疫学研究では曝露と疾病発生の関係を明らかにするための方法としては最もエビデンスレベルが高い研究デザインである．

　治療や保健指導などの介入を施す群（介入群）と施さない群（対照群）を設定して，**無作為割付**[*1]により一定期間追跡し，介入効果を比較・検討する．もう１つの特徴は，**盲検法**[*2]を採用する点にある．盲検法には**単純盲検法**と**二重盲検法**がある．前者は被験者に介入群・対照群のどちらに割り振られているのか分からないようにする方法である．後者は被験者，研究者ともに割り振りはブラインド化する．

　被験者は自分がどちらの群に割り振られているかを知ってしまうと，プラセボ効果により結果に影響を与える可能性があるため，盲検法は重要となる．また研究者も同様に，被験者がどちらの群に割り振られているかを知ることで無意識的・意識的に被験者への行動・言動が変わってしまう可能性があるため，一般的には RCT では二重盲検法を採用する．時間概念を扱う致命率・生存率・死亡率やハザード比といった瞬間確率を扱うことができ，無作為割付で未知の交絡も制御できることに加え，盲検法でバイアスに対処することで系統誤差を除去し，質の高いエビデンスを求めることができる．一方で，RCT は基本的には予防効果・治療効果など予防的な効果の検証に限定されること，コホート研究と同様に前向き研究のため介入効果の発生頻度が小さい介入条件には不向きな

[*1] **無作為割付**
　無作為割付を行うことで，効果を知りたい介入条件以外の交絡要因は均等に介入群・対照群に分布することで，交絡要因を調整できる（p.78 側注も参照）．

[*2] **盲検法**
　ブラインド法ともいう．

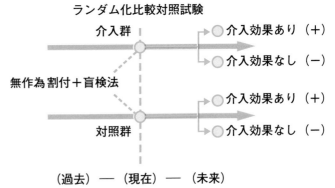

調査開始時点で介入群・対照群を無作為に割り当て，介入内容が被験者には分からないように盲検法により介入を行う．一定期間追跡をすることで介入効果の違いを介入群・対照群で比較する．

図 4-15　ランダム化比較対照試験のイメージ

こと，理論的に介入不可能な要因は実施できないこと（家族歴，収入，職業などの社会経済因子），多大な費用，時間，労力がかかってしまうことなどの制約がある（**図 4-15**）.

ランダム化比較対照試験の実例

　プロバイオティクスとして乳酸菌が有名であり，ベトナムでは小児の水溶性下痢症状の治療法として最も頻繁に用いられている．300 名の急性下痢症により入院した子どもを無作為に割付け，二重盲検法により介入群には乳酸菌（Lactobacillus acidophilus を含むプロバイオティクス（4×10^8 CFU/day））を，対照群にはプラセボを 5 日間投与した．下痢症状が消失するまでの時間を**図 4-16** のようなカプランマイヤー法という生存曲線で評価した結果，統計学的に有意差は認められなかった．治療意図分析[*1]により解析．

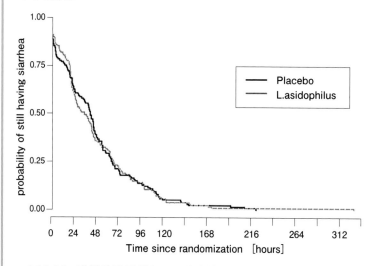

図 4-16　乳酸菌は子どもの下痢症状の抑制に効果があるか？
（資料：Hong Chau TT, et al, A Double-blind, Randomized, Placebo-controlled Trial of Lactobacillus acidophilus for the Treatment of Acute Watery Diarrhea in Vietnamese Children, Pediatr Infect Dis J. 37 (1) :35-42, 2018. doi: 10.1097/INF.0000000000001712. より）

[*1]　治療意図分析（intention-to-teat）
　無作為割付しても，被験者ははじめに指定された通りに服薬しない場合が実際には発生する．また，副作用のために対照群（従来の標準的治療）に途中で変更する場合や，介入開始後に参加取りやめをする被験者もありえる．これらのような状況が変化した場合でも，当初の割付けを重視して解析する方法のことを治療意図分析と呼ぶ．このような介入に伴い生じる様々な行動変化もまた，実践的な治療効果の現れであることから，当初の割付けのまま効果を評価することは実用的である．
　これに対して，薬効を評価したい場合など，実際に受けた介入内容で比較するものは As treated 分析という．

第4章

4.4 スクリーニング

1）スクリーニングの意義と有効性

スクリーニングとは，「迅速に行うことができる検査や手技などを用いて，無自覚の疾病または障害の有無を暫定的に判断すること」と定義される．例としては，**新生児マススクリーニング**[*1]や各種**がん検診**[*2]などがある．

*1 新生児マススクリーニング

1977 年から公共事業として実施されている．生後 4～6 日の新生児の代謝やホルモンの病気を検査する．厚労省通知（平成 23 年 3 月 31 日雇児母発 0331 第 1 号）により，現在ではアミノ酸代謝異常 5 種類，有機酸代謝異常 7 種類，脂肪酸代謝異常 4 種類の計 16 疾患を一次対象疾患として検査している（p.198 参照）．

*2 がん検診

各種がん検診の例として，胃がんの胃 X 線検査，細胞診による子宮頸がん検診，肺がんの胸部 X 線検査，大腸がんの便潜血検査，視触診とマンモグラフィ併用による乳がん検診などは死亡率減少の有用性があると判断されている（p.138 参照）．

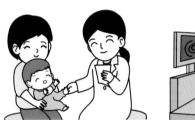
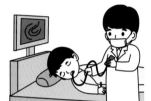

スクリーニングはあくまで疾病の可能性を比較的安全・安価・簡便に調べ，ふるい分けをすることで早期発見・早期治療へとつなげるために行うものであり，最終診断・確定診断を下すものではない．早期発見により早期に治療を開始することで対象者に利益が得られることがスクリーニング実施の要件となる．つまり，

① 重要な健康問題であること（頻度が高い，重篤であること）．
② 確定診断法が存在し，適切な治療法があること．
③ 発症前に治療を開始することで経過（予後，重症度，致命率）が変化すること．
④ 検査の精度が高く，費用対効果が優れていること．
⑤ 検査法は受診者に及ぼす危険・負担・苦痛は最小限であり，集団に対して適用可能であること．

の 5 つがスクリーニング検査の実施要件といえる．

究極的な目標としては，③の対象疾患の進行を遅らせることや死亡の発生を防止することで死亡率の減少に寄与することにある．

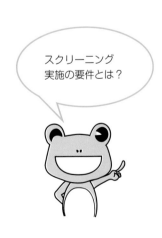

スクリーニング
実施の要件とは？

2）スクリーニングの精度

　スクリーニング検査の精度を示す指標について解説する．臨床疫学的に検査の有効性を判断するためには，病気の人は検査で陽性に，健康な人は検査で陰性と正確にふるい分けられることが重要となることから，以下の指標が用いられる．

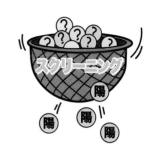

（1）陽性・陰性，敏感度・特異度，反応的中度

　敏感度（感度）は，「疾患ありの者を検査で正しく陽性と判断する割合」，特異度は「疾患なしの者を検査で正しく陰性と判断する割合」である．敏感度・特異度ともに値が高ければ優れたスクリーニング法といえる．しかし，現実的には疾病ありの者で検査結果が陽性となる**真陽性**[*1]，疾患なしの者で検査結果が陰性となる**真陰性**[*2]以外にも，疾患なしの者なのに誤って検査で陽性と判断する**偽陽性**[*3]，疾患ありの者なのに誤って検査で陰性と判断してしまう**偽陰性**[*4]がある．偽陽性が多いと，確定診断のための精密検査を不必要に受診することになり，経済的負担や心理的不安を強いることになる一方で，偽陰性が多いといわゆる「見落とし」となり，発見が遅れることによる不利益を受診者に与えることになる．スクリーニング検査の精度はそれらの側面を考慮し，**敏感度，特異度，陽性反応的中度，陰性反応的中度**の指標を用いて評価する（表4-6）．

[*1]　真陽性
（true positive）

[*2]　真陰性
（true negative）

[*3]　偽陽性
（false positive）

[*4]　偽陰性
（false negative）

第4章

表4-6　スクリーニング検査の評価[*5]

		疾患		合計	
		あり	なし		
スクリーニング検査の結果	陽性（＋）	a（真陽性）	b（偽陽性）	a+b（検査陽性）	陽性反応的中度=a/(a+b)
	陰性（−）	c（偽陰性）	d（真陰性）	c+d（検査陰性）	陰性反応的中度=d/(c+d)
合計		a+c（疾患陽性）	b+d（疾患陰性）		
		敏感度=a/(a+c)	特異度=d/(b+d)		

敏感度＝疾患ありの者（a+c）のうち，検査で陽性と判断された者（a）の割合
特異度＝疾患なしの者（b+d）のうち，検査で陰性と判断された者（d）の割合
陽性反応的中度＝検査陽性者（a+b）のうち，疾患ありの者（a）の割合
陰性反応的中度＝検査陰性者（c+d）のうち，疾患なしの者（d）の割合

[*5]　スクリーニング検査の評価
　表4-5および本文に示すように，代表的なものは敏感度・特異度・陽性反応的中度・陰性反応的中度の指標だが，それ以外にも，偽陽性率（疾患なしの者に占める検査陽性者の割合）=b/(b+d)，偽陰性率（疾患ありの者に占める検査陰性者の割合）=c/(a+c)，有効度（全体的に検査が疾病の有無を正しく判断している割合）=(a+d)/(a+b+c+d)がある．

　敏感度と特異度は疾患の有無を識別する検査の能力を示すものであり，対象となる集団の有病率には左右されないが，陽性反応的中度と陰性反応的中度は対象集団の有病率に左右される．例えば，敏感度・特異度が高い検査でも，そもそも有病率が低い疾患の場合には陽性反応的中度は低くなる．

*1　ROC曲線
　(Receiver operating characteristic curve)
　元々は第二次世界大戦中に開発されたレーダーの測定能力の評価のために開発された手法で，その理論を1970年以降医療へ応用されたもの．敏感度・特異度を視覚的に表したもの．

（2）ROC 曲線[1]

　敏感度と特異度の両者が高い検査がスクリーニングの方法として理想的であり，陽性・陰性反応的中度もまた高いことが望ましいのだが，現実的には難しい．一般的に，敏感度を高めてしまうと特異度が下がり，確定診断のための不要な検査を受ける人（偽陽性）が増えてしまう．逆に特異度を高めてしまうと敏感度は低くなり，見逃し（偽陰性）の人が増えてしまう．スクリーニング検査で，測定値はある値を基準として陽性・陰性に二分する水準のことを**カットオフ値**というが，スクリーニング検査のカットオフ値をどこに設定するかによって，敏感度・特異度・偽陽性・偽陰性などの指標はトレードオフ（一方を高めると他方は低くなる，という状態のこと）の関係で変化する．**図**4-17は疾患あり群，疾患なし群における検査値の分布イメージ図である．

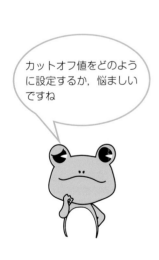

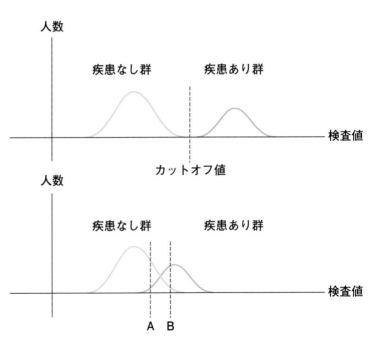

図 4-17　カットオフ値と敏感度・特異度

　図4-17上図のように，疾患あり／なし群が独立した形で検査値が分布していれば，両分布の重なりがない値をカットオフ値とすることで，敏感度・特異度共に100％とすることができるが，現実的には両分布は図4-17下図のように，重なり合う部分が生じる．疾患ありの人をより多く抽出されるように敏感度をあげてカットオフ値をAのところで区切ると，疾患なし群の多くも含まれることになり，偽陽性が増える．このように，分布の重なり合う部分でより適切なカットオフ値を設定する必要がある．敏感度・特異度のバランスのとれた，カットオフ値の適切な値を決める方法として，ROC曲線での検証法がある（図4-18）．縦軸に敏感度，横軸に偽陽性率（1-特異度）をとる．敏感度が高いほど，また偽陽性率が低いほど曲線は左上方に分布する．

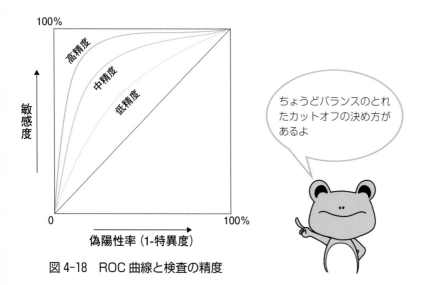

図4-18　ROC曲線と検査の精度

　もっともバランスの取れたカットオフ値の決め方として，左上隅との距離が最小となる点をカットオフ値として採用する方法や，Youden index と呼ばれる（敏感度−（1−特異度））が最大となるカットオフ値を採用する方法などがある．異なる検査法間で，どの検査法の精度が高く，より優れているのかを比較したい場合には，ROC曲線の**曲面下面積（AUC）**[*1]の大きさで比較する．AUCは0.5〜1.0の範囲をとり，0.9以上を高精度，0.7〜0.9を中精度，0.5〜0.7を低精度と判断する．ROC曲線の面積（AUC）がより大きい検査法の方が精度は高いことから，異なる検査法間の有効性の評価に用いられる．

[*1]　曲面下面積
　（AUC：Area under the curve）
　ROC曲線の曲面下面積の大きさで検査の精度の優劣を比較する．AUCは0.5〜1.0の範囲をとり，0.9以上を高精度，0.7〜0.9を中精度，0.5〜0.7を低精度と判断する．

第4章

column スクリーニング検査の有効性は有病率で変わる？

　下の2つの表はいずれも1万人を対象にスクリーニング検査を行い，敏感度・特異度が80％であるときに，A：有病率10％の場合，B：有病率50％の場合の陽性反応的中度・陰性反応的中度を求めたものです．

　有病率が高いBの場合では陽性反応的中度・陰性反応的中度とも80％ですが，有病率が低いAの場合では，陽性反応的中度は30.8％と低くなってしまいます．

　このように，有病率が低い場合にはスクリーニング検査ではほとんど適切に疾患の有無を判断できない場合があるので，陽性反応的中度はスクリーニング検査の実際的な有効性を評価する重要な指標となります．

A：有病率10％（1万人中，疾患（＋）：1,000名，疾患（－）：9,000名）

		疾患 あり	疾患 なし	合計	
スクリーニング検査の結果	陽性（＋）	800	1,800	2,600	陽性反応的中度 = 800 / 2,600 = 30.8%
	陰性（－）	200	7,200	7,400	陰性反応的中度 = 7,200 / 7,400 = 97.3%
合計		1,000	9,000		

敏感度 = a / (a+c) = 800 / 1,000 = 80%　　特異度 = d / (b+d) = 7,200 / 9,000 = 80%

B：有病率50％（1万人中，疾患（＋）：5,000名，疾患（－）：5,000名）

		疾患 あり	疾患 なし	合計	
スクリーニング検査の結果	陽性（＋）	4,000	1,000	5,000	陽性反応的中度 = 4,000 / 5,000 = 80%
	陰性（－）	1,000	4,000	5,000	陰性反応的中度 = 4,000 / 5,000 = 80%
合計		5,000	5,000		

敏感度 = a / (a+c) = 4,000 / 5,000 = 80%　　特異度 = d / (b+d) = 4,000 / 5,000 = 80%

--- **ROC 曲線の実例** ---

　過去 1～2 か月の血糖の平均値を反映する臨床検査値である HbA1c が，糖尿病スクリーニング検査に有効かどうかを評価することを目的として，35 歳以上の住民 1,374 名を対象に血中 HbA1c を測定し，敏感度・特異度のデータを基に著者らが ROC 曲線を**図 4-19** に示した．

　図中に記載されている数値は HbA1c のカットオフ値（0.2 ％単位）．敏感度・特異度が 80 ％を越えるポイントはないものの，Youden index が最大となるカットオフ値：5.6 ％にした場合の敏感度，特異度はそれぞれ 76.8 ％および 76.3 ％（偽陽性率：23.7 ％）であった．これと同時に測定した 1,5-AG と比較すると HbA1c のグラフの方が左上端方向に広がっており，HbA1c の方が優れたスクリーニング検査といえる．なお，HbA1c は，国内の糖尿病診療ガイドライン 2016 年版では血糖正常化を目指す場合の目標値：6.0 ％未満，合併症予防のための目標値：7.0 ％未満と定めている．

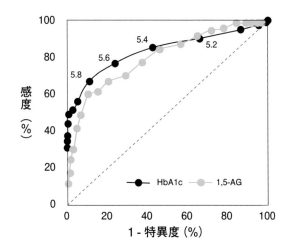

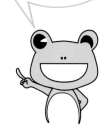

この図では，Youden index を使ってカットオフ値は 5.6 ％が最も適切と判断されたんだね

図 4-19　2 型糖尿病の管理で用いる HbA1c のカットオフ値は？
（資料：永井正規他，「地域住民に対する糖尿病スクリーニング検査としてのヘモグロビン A1c，フルクトサミン，1,5- アンヒドログルシトール測定の有効性についての検討」，日本公衆衛生雑誌，40:205-211,1993 より作図）

4.5　根拠（エビデンス）に基づいた医療（EBM）および保健対策（EBPH）

　根拠に基づく医療（EBM[*1]） の発展に伴い，**根拠に基づく保健政策（EBPH[*2]）** の実践も求められている．患者の診療方針の決定に際し，疫学研究で得られたエビデンスに基づいて，客観的な観点から最良の治療方針を決定する EBM の考え方を取り入れ，健康事業・保健政策の策定・展開についても EBPH に基づく実践の必要性が近年，提唱されている．

[*1] EBM
（evidence-based medicine）

[*2] BEPH
（evidence-based public health）

EBPHによる健康事業・保健政策の立案・実施において，参照するエビデンスの質を判断したり，効果的な戦略立案，実施事業の包括的な有効性の検証などが必要となる．

1）エビデンスの質のレベル

エビデンスに基づく保健政策の実践において，エビデンスの質を判断することが重要となる．エビデンスの質は**エビデンス・ピラミッド**[*1]（**図 4-20**）として示される．因果関係の立証度合いおよびバイアスのリスクの程度でおおよそ分類されている．

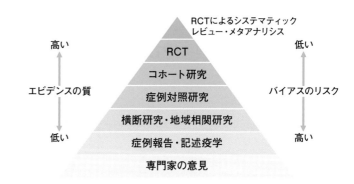

図 4-20 エビデンス・ピラミッド（エビデンスレベル）

2）系統的レビューとメタアナリシス

メタアナリシス[*2]とは，同じテーマの複数の論文を集めて統合し，解析する統計手法のことである．ある研究テーマについて，その動向を包括的に把握するためには，一般的には**記述的レビュー**[*3]が行われる．いわゆる，著者（レビューを行う本人）の考察によって知見が取捨選択され，特定の疑問・問題点を明確にすることに力点が置かれるため，客観的な精度は重視されない．**系統的レビュー**[*4]は，客観的に事実を記載することを重視したレビューであり，問題の定式化，文献の検索方法，該当研究論文の組込基準を厳格に定めて抽出，要約する．両者の大きな違いは，主観的にデータ（論文）を選択するか，客観的な基準を設けて精度・再現性を担保するか，という点にある．系統的レビューによって選択されたデータについては，質的に統合的解釈が行われる．系統的レビューの結果を定量的に統合化させる統計手法としてメタアナリシスがある．メタアナリシスを行うことの利点は，次の３点である．

[*1] **エビデンス・ピラミッド**
（evidence pyramid）

[*2] **メタアナリシス**
メタ解析ともいう．歴史的にはKarl Pearson が 1904 年に腸チフスに対するワクチンの効果を検討した論文「Certain enteric fever inoculation statistics」がランドマーク論文となり，その後 1976 年に心理学者である Glass が Educational Research 誌に発表した論文で初めて「Meta-analysis」という名称が使われた．1992 年には Cochrane Collaboration Project が開始され，国際プロジェクトとして 100 か国以上から３万人もの専門家・実務者などが参加してヘルスケアの有効性について，信頼性のある包括的エビデンスをメタアナリシスのレポートにまとめ，公表するに至っている．
（榎原 毅，「実務者が利用できる産業保健人間工学のエビデンス構築―産業人間工学版メタアナリシス入門講座―」，産業保健人間工学研究 26(suppl):7-12, 2014）

[*3] **記述的レビュー**
（narrative review）

[*4] **系統的レビュー**
（systematic review）

【メタアナリシスを実施することによる利点】

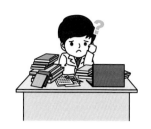

- 精度の改善（Clarity）：個々の論文では統計的な有意差が検出されず，結果が不確実であっても，複数の論文データを統合化することで統計検出力の向上が見込める（偶然誤差を減らす）.
- 一般化可能性の検証（Generalizability）：特定の知見に対する異質性の評価を行う. 異質性が低いと統計的に評価されれば，その知見は一般化可能である.
- 不確実性への対処（Effect size）：個々の論文の結論が一致していない場合，その不確実性への回答を提供できる.

メタアナリシスの実例

メタアナリシスの主たる結果は**図 4-21** に示されるようなフォレスト・プロット[*1] で示される.

適格基準に合致した 17 のコホート研究をメタアナリシスで統計的に統合（計 10,126,754 人年の追跡で糖尿病発症者 38,253 例のデータを統合）した結果，加糖飲料を習慣的に 1 日 1 杯（250 mL）摂取すると糖尿病のリスクは 1.13 倍（95 % 信頼区間は 1.06〜1.21）に増加することが示されている.

[*1]　フォレスト・プロット
（Forest plot）
森林プロットともいう.

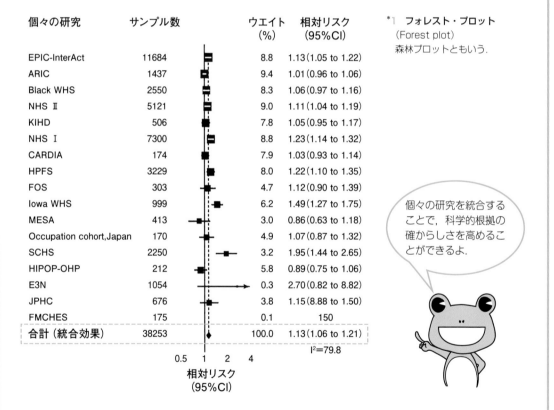

個々の研究	サンプル数	ウエイト(%)	相対リスク(95%CI)
EPIC-InterAct	11684	8.8	1.13(1.05 to 1.22)
ARIC	1437	9.4	1.01(0.96 to 1.06)
Black WHS	2550	8.3	1.06(0.97 to 1.16)
NHS Ⅱ	5121	9.0	1.11(1.04 to 1.19)
KIHD	506	7.8	1.05(0.95 to 1.17)
NHS Ⅰ	7300	8.8	1.23(1.14 to 1.32)
CARDIA	174	7.9	1.03(0.93 to 1.14)
HPFS	3229	8.0	1.22(1.10 to 1.35)
FOS	303	4.7	1.12(0.90 to 1.39)
Iowa WHS	999	6.2	1.49(1.27 to 1.75)
MESA	413	3.0	0.86(0.63 to 1.18)
Occupation cohort,Japan	170	4.9	1.07(0.87 to 1.32)
SCHS	2250	3.2	1.95(1.44 to 2.65)
HIPOP-OHP	212	5.8	0.89(0.75 to 1.06)
E3N	1054	0.3	2.70(0.82 to 8.82)
JPHC	676	3.8	1.15(8.88 to 1.50)
FMCHES	175	0.1	150
合計（統合効果）	38253	100.0	1.13(1.06 to 1.21)

$I^2=79.8$

0.5　1　2　4
相対リスク
（95%CI）

個々の研究を統合することで，科学的根拠の確からしさを高めることができるよ.

図 4-21：加糖飲料を習慣的に摂取すると 2 型糖尿病のリスクは 13 % 増加する

（資料：Imamura F et al, Consumption of sugar sweetened beverages, artificially sweetened beverages, and fruit juice and incidence of type 2 diabetes: systematic review, meta-analysis, and estimation of population attributable fraction, BMJ. 351:h3576, 2015. doi: 10.1136/bmj.h3576 を引用改変.）

個々の研究の効果量（相対リスクの大きさ）は■で，95％信頼区間[*1]は横棒線で示されている．各研究の効果について統計的手法を用いてウエイトを加算して統合化したものが統合効果であり，◆で示されている．この例では，統合効果は1.13であり，加糖飲料を飲まない群に比べ，1日一杯習慣的に摂取することで13％リスクが増加することが示されているが，**異質性**[*2]は高いため一般化可能性は低い．

3）ハイリスク戦略，ポピュレーション戦略

疫学研究は，① 疾病の原因や健康の保持・増進に寄与する要因を科学的に明らかにし予防法や治療法の有効性を評価すること，② 個人の生活習慣の改善や行政による環境施策の整備を通じて人々の健康と安全に貢献すること，をねらいとしている．前者は主に因果関係の立証に主眼がある**機序疫学**[*3]といい，後者は効果的な政策選択の根拠や事業評価を目的とする**政策疫学**[*4]と区別する考え方もある．

健康事業・保健政策の立案・実施にあたっては，政策が実施されたことによりどれだけの人に予防・健康増進効果が見込まれるか，という試算が重要となる．例えば，**図4-21**の例では，加糖飲料の摂取が糖尿病発症に与える相対リスクが1.13倍という結果は，健康関連の状態や事象に与える影響の大きさを把握するためには重要である．一方，寄与危険[*5]の考え方では，加糖飲料を飲まない人に比べ，加糖飲料を飲む人は13％発症リスクが高まることから，仮に加糖飲料を飲む集団1万人に対し健康教室を開催し，加糖飲料の摂取を控えるように行動変容を促すことができれば最大1,300人の発症を予防できることになる．一般集団でも多く摂取する加糖飲料とは異なり，要因の曝露が少ない場合には例え相対危険が大きくても発症数の予防には必ずしも寄与しないかもしれない．

このように，政策疫学では，寄与危険の考え方を採用し，例えば○％削減といった根拠に基づく数値目標を掲げ，根拠に基づく公衆衛生政策の展開を行うことが重要となってくる．政策疫学においては，どのような人を対象にアプローチをするか，も大事な視点となる．予防医学の戦略として，ハイリスク戦略とポピュレーション戦略がある（**図4-22**）．

ハイリスク戦略は，リスクの高い人に働きかけるアプローチで，リスクの高い個人に働きかけることは個人にとっても働きかけるほうにとっても受容しやすい．ハイリスク群の集団を減らすという考えである．

*1　95％信頼区間
　　p.86 参照

*2　異質性
　　（Heterogeneity）
　複数の研究の間で効果の方向が真逆になり，結論が一致しないことがある．すなわち，リスクが1以上となる場合と，1未満になる逆の効果を示す研究が混在するような場合，この統計学的異質性はI^2という統計量で判定できる．I^2は0〜100％の範囲をとり，0-25％：異質性なし，25〜50％：異質性中等度，50〜75％：異質性強い，75％以上：異質性非常に強いと判断する．**図4-23**の例では，I^2=79.8％と高いため，この知見は一般化するには至らない．

*3　機序疫学
　　（etiologic epidemiology）

*4　政策疫学
　　（policy epidemiology）

*5　p.75 参照

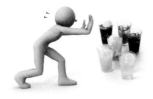

　ポピュレーション戦略は一次予防や健康増進を主体とした考え方で，集団全体への働きかけに重点を置く．集団全体の分布をよりリスクが低くなるようにシフトさせるという考えである．

【ハイリスク戦略】　　　　　　【ポピュレーション戦略】

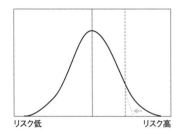 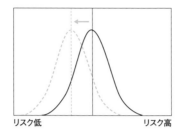

リスク低　　　　　リスク高　　　リスク低　　　　　リスク高

高リスク集団への介入⇒高リスク　　　集団全体への働きかけ⇒集団全体
集団のリスクの低下　　　　　　　　　のリスクの低下
・特定健診・特定保健指導　　　　　　・健康日本21
・高血圧患者への減塩指導　　　　　　・食品成分の表示
・過重労働者のスクリーニング　　　　・運動施設の整備

図 4-22　ハイリスク戦略とポピュレーション戦略

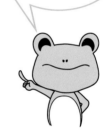

ポピュレーション戦略
は集団全体に働きかけ
ることで，分布全体を
低リスク側にシフトさ
せる考え方だね．

　高血圧の患者に服薬に加え食事・運動指導を行い脳卒中の発症リスクを下げることはハイリスク戦略の一例である．ハイリスク群の発症"率"は確かに高いが，実際に脳卒中の発症"数"は高血圧の診断基準を満たすハイリスク群よりも境界域や正常高値のカテゴリにいる人の方が多くなる（分母が圧倒的に大きいため）．これは**予防医学のパラドックス**[*1]と呼ばれ，ハイリスク戦略とポピュレーション戦略の特徴を理解して，有効な保健政策の選択と実施が必要とされる説明にしばしば引用される．どのような集団に対して働きかけをするのが，もっとも疾病の死亡率・罹患率の抑制に貢献するのか，集団の特性を踏まえて費用対投資効果の観点から両戦略を組み合わせて適切な働きかけの方策を立案することが重要である．

4）効能，効果，効率の評価

　政策疫学の有効性は，新薬開発の臨床治験でも用いられる効能，効果，効率の3つの側面が重要となる．

[*1]　予防医学のパラドックス
　G Rose が 1985 年に提唱した概念．リスクの高い集団よりも，リスクの低い集団から患者が多く発生するというパラドックス．パラドックスとは一見正しそうにみえるが論理的な矛盾が生じている状態をさす．

第4章

*1 効 能
（efficacy）

*2 効 果
（effectiveness）

*3 効 率
（efficiency）

● 効　能*1：理想的な条件下で実施された場合の有効性．実験レベルで健康指標に作用するかどうか．
● 効　果*2：現実の集団において実施された場合に健康指標に作用するかどうか．
● 効　率*3：投資した資源（単位時間・費用など）に対して得られる効果の度合い．

　例えば，体重 60 kg 程度の人であれば 1 時間のウオーキングは 200〜300 kcal のエネルギー消費という効能が認められる（20 日間ウオーキングを 1 時間続けることができれば，理論上は体重 1 kg が減少する計算になる）．しかし，現実には保健指導として運動指導を実施したとしても，リスク集団の個々人が実際にウオーキングを継続できるかどうかは分からないため，効果は限定的かもしれない．効果を高めるための**行動変容を促す保健指導のあり方*4**を検討する必要がある．そのような保健指導を職域における特定保健指導の場で保健師が実施する場合，直接経費（保健師の人件費）や指導に費やした総時間に対して，どの程度の保健指導効果が認められたのかという効率の評価を行う．このように，根拠に基づく保健対策の有効性評価の導入が図られている．

*4 行動変容を促す保健指導のあり方
　保健指導のあり方として，行動科学・行動経済学・人間工学を応用した行動変容の設計「ナッジ（nudge）」がある．ナッジとは自発的に望ましい行動を選択するよう促す仕掛けや手法のことで，検診の受診率向上のための施策として応用されるなど，近年注目されている．

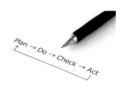

5）診療ガイドライン，保健政策におけるエビデンス

　診療ガイドラインは，医療者と患者が特定の臨床状況で適切な判断を下せるよう支援する目的で，体系的な方法によって作成された文書である．ガイドラインは，EBM の手法に基づいて作成されるものであり，日本においても肥満症診療ガイドライン，食物アレルギー診療ガイドライン等がある．

4.6　疫学研究と倫理

　疫学研究は人を対象とした研究であり，観察研究・介入研究に限らず実験協力者・参加者を必要とするため，倫理問題は重要である．第二次世界大戦時のナチス・ドイツによる毒ガス人体実験の反省から，**ニュルンベルク綱領*5**が制定され，人権の尊重の諸原則が定められた．1964 年には，世界医師会が**ヘルシンキ宣言**を採択し，人を対象とする医学研究において患者や研究協力者に対し説明と同意（インフォームド・コンセント）を得ることが不可欠であることを定めた．また，生物医学およ

*5 ニュルンベルク綱領
（1947 年）
　説明に基づく同意（インフォームド・コンセント）が不可欠であること，人を用いた研究は動物を用いた前臨床研究を十分に行った上で遂行すべきであること，研究に伴うリスクは期待される利益に見合ったものでなければならないことなどの諸原則が定められた．

び行動学研究の対象者保護のための国家委員会が 1979 年に制定した**ベルモント・レポートの 3 原則**[*1]では，**人格の尊重**（自律性の担保），**善行**（有益性），**正義**（公正性）の原則が定められた．

　我々が今日享受している豊かで快適な生活は，多くの先人たちが積み重ねてきた科学技術研究の集大成で成り立っている．

　歴史的にはエドワード・ジェンナーの天然痘ワクチン実験により，今の人類は天然痘を駆逐するという多大な恩恵を享受しているが，牛から作った天然痘ワクチンを自分の息子や近所の子どもに投与する実験から得られていることを忘れてはならない．

　華岡青洲[*2]は，チョウセンアサガオの実などを材料にして全身麻酔薬を開発する過程で，自分の母や妻に試し，母は死亡，妻は失明しているが，このことにより世界で初めての全身麻酔術による乳がん手術に成功している．これらの例は，医学の発展に大きく貢献したとして多くの場面で語られてきているが，今日の社会通念からすれば倫理面で問題視される点が多いであろう．研究は社会に内在する課題を解決するために社会や国民から負託されているものであり，人類発展のために成果を社会還元する責務がある一方で，人の生命を脅かすような研究や障害を残す可能性のある研究は例えどんなに利益をもたらすとしても行ってはならない．

　また近年では，降圧剤に関する臨床研究不正（通称，ディオバン事件）など，研究論文におけるデータねつ造による不正行為も社会問題化し，学術コミュニティに対する社会からの不信・疑念が寄せられてきた．患者や研究協力者の人権保護を扱う**研究倫理**（**CRE**[*3]）に加え，今日ではねつ造・改ざん・盗用といった研究不正に対し，公正な科学的活動と社会的責任を担うという**研究の公正性倫理**（**RI**[*4]）の両輪の重要性が提唱されるようになってきている．このように，倫理観は時代・社会の成熟度によって常に変わるものであり，時代が求める研究倫理の実践が求められている．

[*1] ベルモント・レポートの 3 原則
　人格の尊重（自立性）は，哲学者カントの著作を礎として作られている．個人を自律的な人間として扱い，「人それぞれが自ら判断・決定すること」が重要であるとする．インフォームド・コンセント手続きや被験者のプライバシーを尊重する必要性の根拠となっている．善行（有益性）は，危害を加えないこと，そして予想される利益を最大にしリスクを最小にすることである．正義（公正性）は誰が研究から利益を得て，誰に負担がかかるのかという利益とリスクの「分配の公平さ」をさす．

[*2] 華岡青洲
（1760～1835 年）
江戸後期の外科医．

第4章

[*3] CRE
（clinical research ethics）

[*4] RI
（research integrity）

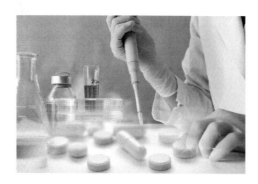

1）「人を対象とする生命科学・医学系研究に関する倫理指針」，倫理審査委員会

　国内においては「医薬品の臨床試験の実施の基準に関する省令（1997年）」，「ヒトゲノム・遺伝子解析研究に関する倫理指針（2001年）」「臨床研究に関する倫理指針（2003年）」，「疫学研究に関する倫理指針（2002年）」などが制定されてきた．

　近年ではディオバン事件を契機として，CRE と RI への対応を進めるべく，「疫学研究に関する倫理指針」と「臨床研究に関する倫理指針」を統合した「人を対象とする医学系研究に関する倫理指針（新倫理指針）」が新たに 2014（平成 26）年 12 月に制定され，翌年 4 月より施行されている．その後，個人情報の保護に関する法律などの改正に伴い，2017（平成 29）年 5 月には「新倫理指針」も同時に改正された．その後，ヒトゲノム・遺伝子解析研究に関する倫理指針と新倫理指針が2021（令和 3）年 3 月に統合され，新たに「**人を対象とする生命科学・医学系研究に関する倫理指針（生命・医学系指針）**」として制定された．また，2018（平成 30）年 4 月には「臨床研究法」が施行され，**特定臨床研究**[*1] 以外の臨床研究についても基準遵守の努力義務が定められている．

（1）生命・医学系指針の適用範囲

　「人を対象とする生命科学・医学系研究に関する倫理指針（生命・医学系指針）」は国内の研究機関により実施され，または日本国内において実施される**人を対象とする生命科学・医学系研究**[*2] を対象としている．定義は複雑だが，要約すれば，研究で扱う要因として（a）疾病の成因の理解や病態の理解を扱うか，（b）予防／診断／治療方法の改善 or 有効性検証のいずれかを扱う研究で，アウトカムとして（c）国民の健康保持増進／疾病からの回復／生活の質向上を扱うもの，すなわち {（a）or（b）} and（c）が成り立つ研究が人を対象とする医学系研究と解釈できる．これに，生命科学研究の定義として「人由来の試料・情報を用いて，ヒトゲノム及び遺伝子の構造又は機能並びに遺伝子の変異又は発現に関する知識を得る研究」が定義として追加された．

（2）研究者・研究責任者・研究機関の長の責務

　これまでの方針から変更され，生命・医学系指針では，研究代表者・研究責任者・研究機関の長の役割が変更となった．研究代表者は，多機

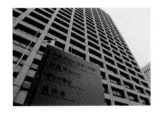

*1　特定臨床研究
　臨床研究とは「医薬品等を人に対して用いることにより，当該医薬品等の有効性又は安全性を明らかにする研究」と定められている．その臨床研究のうち，製薬企業から資金の提供を受けて行われるもの，あるいは国内で未承認または適応外の，医薬品などを用いて行われる臨床研究が該当する．

*2　人を対象とする生命科学・医学系研究
　「人（試料・情報を含む.）を対象として，傷病の成因（健康に関する様々な事象の頻度及び分布並びにそれらに影響を与える要因を含む.）及び病態の理解並びに傷病の予防方法並びに医療における診断方法及び治療方法の改善又は有効性の検証を通じて，国民の健康の保持増進又は患者の傷病からの回復若しくは生活の質の向上に資する知識を得ることを目的として実施される活動をいう.」と定義されている．

関共同研究にかかる研究計画書について，原則として1つの倫理審査委員会による一括した審査を委員会に直接求めることとなった．倫理審査委員会から承認を得たら，研究代表者が研究機関の長に実施許可申請書を提出し，当該研究機関における実施許可を受ける手続きとなった．この変更に伴い，他の共同研究機関に研究責任者を配置し，研究責任者は研究代表者により承認を得た実施許可書を当該機関の長に提出・実施許可を求める．

　このように，倫理審査委員会への審査と研究機関での実施許可の2段階プロセスを，研究代表者・研究責任者自らの責任においてマネジメントすることが求められるように生命・医学系指針では変更されている．

（3）倫理審査委員会の責務・構成

　組織内で計画されている人を対象とした医学系研究の実施に際しては，**倫理審査委員会**（**IRB**[*1]）に研究計画を提出し，倫理的観点から審査を受け，承認を得た後でなければ研究を実施することはできない．2014（平成26）年の新倫理指針以降，IRBの役割と権限が強化され，倫理的観点および科学的観点から，研究機関および研究者などの利益相反に関する情報も含めて中立的かつ公正に審査を行うことが求められており，承認の決定は全会一致が原則となっている（**表4-7**）.

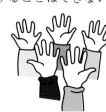

*1　IRB
（institutional review board）

第4章

表4-7　委員会の構成要件

a）医学・医療の専門家など，自然科学の有識者．

b）倫理学・法律学の専門家など，人文・社会科学の有識者．

c）研究対象者の観点も含めて一般の立場から意見を述べることができる者．

d）設置者の所属機関に所属しない者が複数．

e）男女両性で構成．

f）5名以上で構成．

g）a）〜c）は重複不可．

　最近では臨床研究法の施行に伴い，臨床研究法に該当する案件については**認定臨床研究審査委員会**（**CRB**[*2]）での承認が義務化されたことから，CRBによる審査が急速に普及してきている．

*2　CRB
（Certified Review Board）

（4）研究成果の公表

　RCTによる臨床治験・臨床研究を対象に，介入研究については大学病院医療情報ネットワーク研究センター（UMIN）や日本医薬情報センター（JAPIC）などの公開データベースに登録することが義務づけられた．これは**出版バイアス**[*1]が後のメタアナリシスに影響を与えてしまうことを避けるためである．

（5）個人情報の保護

　個人情報の概念は，古くはヒポクラテスの誓いにおいても患者の秘密を保護することが謳われたように，研究に携わる様々な専門職も遵守すべき事項の1つである．個人情報は「**改正個人情報保護法（2017年）**」により，**表4-8**のように定義されている．

　人の生命予後に影響を与える臨床治験などでは，不都合なデータやネガティブデータが公表されないことが生じないようにすることは重要である．公開されないことで，研究資源を不必要に浪費（後進が無駄な研究をすることになる）したり，健康事象に与える効果が過剰に高く評価されるようなバイアスを生じさせてしまう．このような公表されないことにより生じる可能性があるバイアスのことを出版バイアスという．

表4-8　改正個人情報保護法の定義

【個人情報】	生存する個人に関する情報であって，氏名，生年月日その他の記述等により特定の個人を識別することができるもの（他の情報と容易に照合することができ，それにより特定の個人を識別することができることとなるものも含む）又は以下①若しくは②の個人識別符号が含まれるもの ①　特定の個人の身体の一部の特徴を電子計算機のために変換した符号 ②　対象者ごとに異なるものとなるように役務の利用，商品の購入又は書類に付される符号

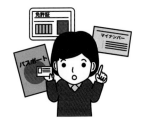

　①および②は個人識別符号と呼ばれ，①は指紋認証・静脈認証データや顔認識データのようなものを，②はパスポート番号やマイナンバー，運転免許証番号のようなものを指す．また，改正個人情報保護法の制定に伴い，**要配慮個人情報**が新たに定義された（**表4-9**）．

表4-9　要配慮個人情報の定義

【要配慮個人情報】	人種，信条，社会的身分，病歴，前科，犯罪被害の事実等，その取扱いによっては差別や偏見を生じるおそれがあるため，特に慎重な取扱いが求められる記述等を含む個人情報

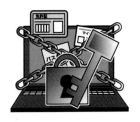

　疫学研究においては，長期間対象者を追跡したり，経時的にデータを収集したりする必要があることから，個人の特定は不可欠である．一般的には個人を特定できる情報は測定したデータセットとは分割させて管理する．匿名化されているデータセットの情報と個人情報はID番号などを付与し対応表として独立して管理することで，特定の個人を識別で

きるようにする．このように，匿名化されている情報として扱うことで，個人情報の適切な管理を行う．

2）インフォームド・コンセントとオプトアウト

研究対象者に生じる負担・リスクを考慮し，侵襲と介入の区分に応じて**インフォームド・コンセント（IC）**の手続きが定められている（**表 4-10**）．

表 4-10　侵襲と介入の定義

侵 襲	研究目的で行われる，穿刺，切開，薬物投与，放射線照射，心的外傷に触れる質問等によって，研究対象者の身体または精神に，傷害または負担が生じること．
介 入	研究目的で，人の健康に関する様々な事象に影響を与える要因（健康の保持増進につながる行動および医療における傷病の予防，診断又は治療のための投薬，検査等を含む．）の有無または程度を制御する行為（通常の診療を超える医療行為であって，研究目的で実施するものを含む）をいう．

講ずべき IC 分類として「A：文書での IC が必要」「B：口頭説明・同意の場合は記録作成」「C：オプトアウト」の分類で整理できる[*1]（**表 4-11**）．

オプトアウトとは，各種利用データの収集と利用について承諾しているものとして扱い，拒否機会を提供する同意取得方式である．

[*1]　なお，インフォームド・コンセントは生命・医学系指針からは，電磁的方法を用いることが可能となった．すなわち，紙媒体ではなくタブレット端末などのデジタルデバイスを用いた説明・同意の取得や，ネットワークを介した説明・同意の取得も認められている．

表 4-11　インフォームド・コンセントの手続きの分類

研究対象者へのリスク・負担			IC の手続き分類	研究例	
侵襲性	介入	試料・情報の種類		糖尿病の患者を対象とした研究	従業員を対象とした生活習慣病に関する研究
侵襲を伴う	—	—	A	採血を行い，血中の HbA1c を測定する．	血液検査を行い，生活習慣病に関する項目を測定する．
侵襲を伴わない	介入を伴う	—	A または B	新規の食事療法を行う．	栄養教育を行い，社員食堂での健康定食 A の売れ筋を調査する．
	介入を伴わない	人体から採取された試料	A または B	採尿を依頼し，尿糖を検査する．	尿検査を行い，生活習慣病に関する項目を測定する．
		人体から採取された試料以外	A または B または C	既往歴や家族歴，菓子類の摂取頻度について質問紙調査を行う．	健康に対する意識について質問紙調査を行う．

（資料：榎原毅，山口知香枝，庄司直人，「人間工学分野における「人を対象とする医学系研究に関する倫理指針」への対応」人間工学，2016，文部科学省，厚生労働省「人を対象とする医学系研究に関する倫理指針ガイダンス」より一部改変）

*1 インフォームド・アセント
　「賛意」のこと．人権保護の観点からヘルシンキ宣言では 2000 年の改訂以降，未成年者に対するアセントが提唱されてきた．「中学校等の課程を未修了であり，且つ 16 歳未満の未成年者」に対してはアセントを取得するよう明示されている．

*2 共有意思決定
　（shared decision making）

*3 利益相反
　（COI：Conflict of Interest）

　その他，新倫理指針以降，**インフォームド・アセント**[*1] についても明示された．例えば，未成年者が研究対象者の場合には，代諾者から IC を受けた場合にあっても，研究対象者の意向を確認できると判断されるときには，アセントを得るように努力義務として明記されている．アセントは一般的には小児を研究対象者とする場合に用いられることが多いが，小児のみならず，障がい者，高齢者などの社会的に弱い立場にある者に対しても，代諾者への適切な IC の実施ならびに研究対象者へのアセントの履行が求められている．

　IC は，患者や研究協力者に医学的知識・情報を正確に伝え，本人の自由意思で同意・不同意を選択してもらうプロセスであるが，近年の行動経済学・行動科学の知見により，人は必ずしも合理的な選択をするとは限らないこと，難しい意思決定になればなるほど判断を後回しにしたり，社会規範に委ねる傾向があることなども分かってきた．患者や研究協力者がよりよい意思決定ができるように，医療従事者や研究者が意思決定を支援する**共有意思決定**[*2] の実践が求められている．

3）利益相反

　利益相反（**COI**[*3]）とは，外部との経済的な利益関係等によって，研究活動において必要とされる公正性・適正性が損なわれる，または，損なわれるのではないかと第三者から懸念される事態のことをいう．得られた研究成果は社会に還元されるべきであるが，その際の透明性の確保，適正な管理について「厚生労働科学研究における利益相反の管理に関する指針」が策定されている．

【第4章　健康状態・疾病の測定と評価　チェック問題】

※　国家試験過去出題問題を正文化したもの（出題回－問題番号）

疫学の概念

① スノーによる実地調査が，　　　　　　　を抑えるきっかけとなった．（31-1）

疫学指標とバイアスの制御

② 疾病Aの　　　　　　　は，疾病Aを発症した人のうち疾病Aが原因で死亡した人の割合である．（31-5）

③ 疾病Bの　　　　　　　は，単位人口当たりの疾病Bの1年間の発症者数である．（31-5）

④ 　　　　　　　は，年齢構成が基準人口と同じと仮定して算出した死亡率である．（31-5）

⑤ 相対危険は　　　　　　　の値はとらない．（29-5）

⑥ 相対危険は　　　　　　　によって得られる．（29-5）　　　　　　⑤　プラスorマイナス

⑦ 相対危険は　　　　　　　が含まれる．（29-5）

⑧ 　　　　　　　は曝露の除去により予防可能な人口割合を示す．（29-5）

⑨ 相対危険は曝露群と非曝露群における　　　　　　　の比として求められる．（29-5）

疫学の方法

⑩ ランダム化比較対照試験は　　　　　　　するためには用いられない．（28-7）

⑪ ランダム化比較対照試験は　　　　　　　との時間的関係が明確である．（28-7）

⑫ ランダム化比較対照試験は　　　　　　　について制御しやすい（28-7）．

⑬ ランダム化比較対照試験は発生頻度の　　　　　　　疾患に適用しにくい．（28-7）　　⑬　高いor低い

⑭ ランダム化比較対照試験は　　　　　　　の問題が生じることがある．（28-7）

スクリーニング

⑮ がんを早期に発見するためのスクリーニング検査に求められる要件は，発見したいがんに対する敏感度・特異度が　　　　　　　ことである．（30-6）　　⑮　高いor低い

⑯ がんを早期に発見するためのスクリーニング検査に求められる要件は，検査を行う者の技量によらず，　　　　　　　がでることである．（30-6）

⑰ がんを早期に発見するためのスクリーニング検査に求められる要件は，実施にかかる費用が　　　　　　　であることである．（30-6）　　⑰　高額or低額

⑱ がんを早期に発見するためのスクリーニング検査に求められる要件は，受検した人の方が，そのがんによる死亡率が　　　　　　　することである．（30-6）　　⑱　上昇or低下

⑲ がんを早期に発見するためのスクリーニング検査の受検の有無と，そのがんへの罹患のしやすさとは直接の関連は　　　　　　　．（30-6）　　⑲　あるorない

⑳ 敏感度は，疾患を有する者のうち，スクリーニング検査で　　　　　　　であった者の割合である．（35-5）　　⑳　陽性or陰性

㉑ 特異度は，疾患のない者のうち，スクリーニング検査で　　　　　　　であった者の割合である．（35-5）　　㉑　陽性or陰性

㉒ 空腹時血糖値による糖尿病のスクリーニングにおいて，[＿＿＿＿＿＿]を高く設定すると，特異度は高くなるが敏感度は低下する．(31-6)

㉓ 陽性反応的中率は，スクリーニング検査で[＿＿＿＿＿＿]であった者のうち，実際に疾病があった者の割合である．(31-6)

㉔ 陽性反応的中率は，スクリーニングを行う集団における当該疾病の有病率の影響を[＿＿＿＿＿]．(31-6)

根拠（エビデンス）に基づいた保健対策（EBM）

㉕ 介入研究では，[＿＿＿＿＿＿]の割付を行う．(29-7)

㉖ 高い or 低い　エビデンスの質は，コホート研究より横断研究の方が[＿＿＿＿＿]．(29-7)

㉗ 保健対策に必要な根拠（エビデンス）の構築・活用に関して，関連文献を収集する際は，偏りを[＿＿＿＿＿]．(29-7)

㉘ メタアナリシスでは，[＿＿＿＿＿]を数的に合成する．(29-7)

㉙ 保健対策の優先順位を決める際には，[＿＿＿＿＿]を考慮する．(29-7)

疫学研究と倫理

㉚ 研究は，[＿＿＿＿＿]に従う．(32-6)

㉛ 参加の同意は，研究対象者から[＿＿＿＿＿]を得る前でなければならない．(32-6)

㉜ 研究対象者は，研究参加を一度同意した後でも[＿＿＿＿＿]．(32-6)

㉝ 研究対象者の[＿＿＿＿＿]は，適切に保護されなければならない．(32-6)

㉞ 研究者は，継続して[＿＿＿＿＿]を受けなければならない．(32-6)

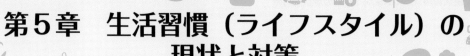

第5章　生活習慣（ライフスタイル）の現状と対策

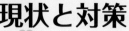

　望ましい生活習慣を維持することは，健康寿命の延伸だけでなく，健康増進や生活習慣病の予防に重要です．本章では，バランスの取れた食生活，適度な運動，禁煙，適度な飲酒，十分な休養，および歯の健康維持などを目指すため，わが国における取り組みやその現状，および課題について学び，理解します．

5.1　健康に関連する行動と社会

1）健康の生物心理社会モデル

　生物心理社会モデル[*1]とは，1977年に**エンゲル**[*2]が提唱した個人の発達や身体的・精神的健康に影響する様々な要因を**生物的要因**，**心理的要因**，および**社会的要因**の3つの側面でまとめ，効果的な介入を行うための患者へのアプローチ方法である（**表5-1**）．WHO憲章の健康の定義と共通性があり，病気のみを診るのではなく，病人を診るという視点が根底にある．救命・疾患治療の医学の考え方をさらに発展させたものであり，対象者のニーズを把握するために有用である．

*1　生物心理社会モデル
　　（biopsychosocial model）

*2　George L. Engel
　　アメリカの精神科医
　　（1913〜1999年）

表5-1　生物心理社会モデル

生物的要因	遺伝・細胞・神経など．
心理的要因	認知・信念・感情・感情・ストレスなど．
社会的要因	家族・地域住民・教育・経済的状況など．

2）生活習慣病，NCDの概念

　生活習慣病は，食生活，運動習慣，休養，喫煙，飲酒などの生活習慣が，その発症・進展に関与する疾患群と定義されており，その発症が成人に限らないことから，1996（平成8）年から成人病より改称された．背景因子として，**遺伝因子**，**環境因子**，および**生活習慣因子**が考えられているが，なかでも生活習慣因子の改善は，生活習慣病の積極的予防に

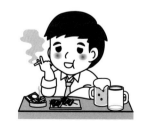

第5章

最も重要であるとされている.

　生活習慣病のなかでも，**がん**（**悪性新生物**），**循環器疾患**，**糖尿病**および**慢性閉塞性肺疾患**（**COPD**[*1]）の 4 疾患は，国際的に重要な**非感染性疾患**（**NCD**[*2]）と捉えられ，その発症や悪化は個人の意識や行動だけでなく，個人を取り巻く社会環境の影響が大きいとされている. そのため，「健康日本 21（第三次）」においても生活環境の改善とともに，社会環境の向上に関する目標が掲げられている（**巻末資料 5 参照**）.

3）健康日本 21

　わが国においては，健康増進に係る取り組みとして，「国民健康づくり対策」が 1978（昭和 53）年から数次にわたって展開されてきている. 2024（令和 6）年度からは，国民の健康の増進の総合的な推進を図るための基本的な方針に基づき，第 5 次国民健康づくり対策である「21 世紀における第三次国民健康づくり運動」である「**健康日本 21（第三次）**」[*3] が開始された（**図 5-1**）.

　少子高齢化や疾病構造の変化が進む中で，生活習慣及び社会環境の改善を通じて，子どもから高齢者まで全ての国民が共に支え合いながら希望や生きがいをもち，ライフステージに応じて，健やかで心豊かに生活できる活力ある社会を実現し，社会保障制度が持続可能なものとなるよ

[*1]　COPD
（Chronic Obstructive Pulmonary Disease）
p.156 参照

[*2]　NCD
（non-communicable diseases）

[*3]　健康づくりを推進し，生活習慣病の予防，社会生活を営むために必要な機能の維持および向上などにより，健康寿命を延伸し，あらゆる世代の健やかな暮らしを支える良好な社会環境を構築することにより，健康格差の縮小を実現することを最終的な目標としている.

個人の行動と健康状態の改善及び社会環境の質の向上の取り組みを進めることで，健康寿命の延伸・健康格差の縮小の実現を目指します.

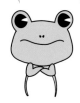

全ての国民が健やかで心豊かに生活できる持続可能な社会の実現のために，以下に示す方向性で健康づくりを進める

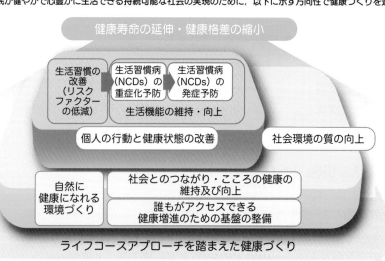

図 5-1　健康日本 21（第三次）の概念図
（資料：厚生労働省「健康日本 21（第三次）推進のための説明資料」より）

う，国民の健康の総合的な推進を図るための基本的な事項を示している．

5.2　身体活動，運動

1）身体活動・運動の現状

　身体活動・運動に関するわが国の現状を示すデータとして，運動習慣の状況，および歩数の状況に関する結果が，「国民健康・栄養調査[*1]」によって報告されている（図5-2）．

*1　国民健康・栄養調査

　国民の健康増進のために必要な情報を得る目的で，健康増進法に基づき厚生労働省が毎年実施する調査．厚生労働大臣により指定された調査地区より，層化無作為抽出した世帯および世帯員を対象とする．主に身体状況，栄養摂取状況，および運動・休養・喫煙・飲酒・歯の健康などの生活習慣を調査し，調査結果を報告している．

*2　1回30分以上の運動を週2回以上実施し，1年以上継続している者．

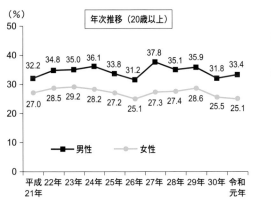

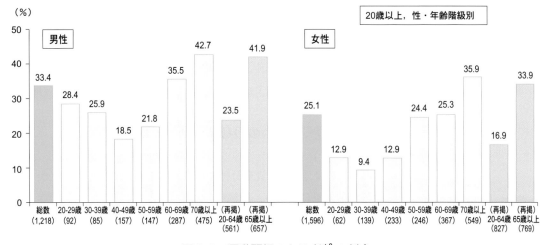

図5-2　運動習慣のある者[*2]の割合

（資料：厚生労働省「令和元年国民健康・栄養調査」より）

第5章

「健康日本21（第三次）」においては，身体活動・運動は，生活習慣病の予防のほか，社会生活機能の維持及び向上並びに生活の質の向上の観点から重要であることから，次世代の健康や高齢者の健康に関する目標を含め，運動習慣の定着や身体活動量の増加などについて，「日常生活における歩数の増加」，「運動習慣者の増加」，「運動やスポーツを習慣的に行っていないこどもの減少」において，それぞれ目標を設定している（**巻末資料5参照**）。

2）身体活動・運動の健康影響

一般に，身体活動量の増加や習慣的な有酸素性運動によりエネルギー消費量が増加し，内臓脂肪と皮下脂肪がエネルギー源として利用され，腹囲や体重が減少するとされている。また，身体活動は骨格筋の**インスリン抵抗性**[*1]を改善し，血糖値を低下させ糖尿病を予防するほか，降圧効果による高血圧の予防，および**HDL－コレステロール**[*2]の増加に伴う脂質異常症の予防などに関与するとされており，身体活動不足によって内臓脂肪が蓄積し，**メタボリックシンドローム**[*3]を引き起こすため，生活習慣病の発症予防・重症化予防の観点から，地域や職域における健診・保健指導を含めた保健事業において身体活動を重視する必要がある。

その他，身体活動の増加によって，虚血性心疾患，脳梗塞，がん（乳がん，大腸がんなど）のリスクを低減できる可能性が示されており，これらの疾病の予防のためには，適切な身体活動を継続することが望ましいとされている。

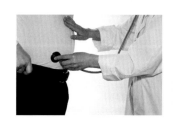

3）健康づくりのための身体活動・運動ガイド

わが国の身体活動・運動分野の取り組みをさらに推進するため，最新の科学的知見に基づき，「健康日本21（第三次）」における目標に資するよう，「**健康づくりのための身体活動・運動ガイド2023**」が策定された。

「身体活動（生活活動＋運動）[*4]」とは，安静にしている状態よりも多くのエネルギーを消費する骨格筋の収縮を伴う全ての活動を指し，身体活動の量が多い者は，少ない者と比較して循環器病，2型糖尿病，がん，**ロコモティブシンドローム**[*5]，うつ病，認知症等の発症・罹患リスクが

*1　インスリン抵抗性
　インスリン作用に組織が抵抗性を示す状態であり，インスリン作用の低下により，肝臓での糖放出抑制の障害と，骨格筋，脂肪組織におけるグルコース取り込み促進の低下を招き，耐糖能異常を呈することをインスリン抵抗性の増大，またはインスリン感受性の低下という。主に肥満，糖尿病，脂質異常症，および高血圧などの生活習慣病でみられる。

*2　HDL－コレステロール
　（High Density Lipoprotein-cholesterol）
　HDLは，肝臓と小腸で合成される血中リポたんぱく質であり，末梢組織からコレステロールを肝臓へ輸送するため，低HDL－コレステロール血症では，動脈硬化性疾患などのリスクが高まる。

*3　メタボリックシンドローム
　p.141参照

*4　生活活動とは日常生活における家事・労働・通勤・通学などに伴う活動を指し，**運動**とはスポーツやフィットネスなどの健康・体力の維持・増進を目的として計画的・定期的に実施されるものを指す。

*5　ロコモティブシンドローム
　p.147参照

低いことが報告されている.

　本ガイドでは，ライフステージ毎（高齢者，成人，子ども[*1]）に身体活動・運動に関する推奨事項をまとめるとともに，身体活動・運動を取り組むに当たっての参考情報をテーマ毎にまとめている．また，座りすぎを避け，今よりも少しでも多く身体を動かすことが基本であることから，座位行動という概念が取り入れられ，立位困難な者においても，じっとしている時間が長くなりすぎないように少しでも身体を動かすことを推奨している（表5-2）.

[*1] 身体を動かす時間が少ない子どもが対象.

表5-2　健康づくりのための身体活動・運動ガイド 2023

全体の方向性	個人差を踏まえ、強度や量を調整し、可能なものから取り組む 今よりも少しでも多く身体を動かす

対象者	身体活動 （＝生活活動＋運動）		座位行動[※2]
高齢者	歩行またはそれと同等以上の （3メッツ以上の強度の） 身体活動を1日40分以上 （1日 約 6,000 歩以上） （＝週 15 メッツ・時以上）	**運動** 有酸素運動・筋力トレーニング・バランス運動・柔軟運動など多要素な運動を週3日以上 【筋力トレーニング[※1]を週2〜3日】	座りっぱなしの時間が長くなりすぎないように注意する （立位困難な人も，じっとしている時間が長くなりすぎないように少しでも身体を動かす）
成　人	歩行またはそれと同等以上の （3メッツ以上の強度の） 身体活動を1日60分以上 （1日 約 8,000 歩以上） （＝週 23 メッツ・時以上）	**運動** 息が弾み汗をかく程度以上の（3メッツ以上の強度の）運動を週60分以上（＝週4メッツ・時以上） 【筋力トレーニングを週2〜3日】	
子ども	（参考） ・中強度以上（3メッツ以上）の身体活動（主に有酸素性身体活動）を1日60分以上行う. ・高強度の有酸素性身体活動や筋肉・骨を強化する身体活動を週3日以上行う. ・身体を動かす時間の長短にかかわらず，座りっぱなしの時間を減らす. 特に余暇のスクリーンタイム[※3]を減らす.		

※1　負荷をかけて筋力を向上させるための運動. 筋トレマシンやダンベルなどを使用するウエイトトレーニングだけでなく，自重で行う腕立て伏せやスクワットなどの運動も含まれる.
※2　座位や臥位の状態で行われる，エネルギー消費が1.5メッツ以下の全ての覚醒中の行動で，例えば，デスクワークをすることや，座ったり寝ころんだ状態でテレビやスマートフォンを見ること.
※3　テレビやDVDを観ることや，テレビゲーム，スマートフォンの利用など，スクリーンの前で過ごす時間のこと.
（資料：厚生労働省「健康づくりのための身体活動・運動ガイド 2023（概要）」より作成）

　本ガイドで示している推奨事項は，科学的根拠となる多くの学術論文や日本人の現状値等を考慮して設定したものであるが，実際に取り組むにあたっては，個人差（健康状態，体力レベルや身体機能等）を踏まえ，強度や量を調整し，可能なものから取り組むことが必要である.

　なお，本ガイドでは，身体活動の強度を表す単位として**メッツ**[*2]を用いて，身体活動量や消費エネルギーの把握などに活用している（表5-3）.

[*2] **メッツ（METs）**
（metabolic equivalent）
　身体活動時の総エネルギー消費量が，安静時の何倍に相当するかを示し，身体活動量（Ex：エクササイズ）は，身体活動強度（METs）に運動時間（h）をかけた値で表され，下記の式により消費エネルギーへの換算が可能である.

エネルギー消費量（kcal）
＝1.05×体重（kg）×Ex（METs×h）

表 5-3　生活活動・運動のメッツ表

メッツ	3 メッツ未満の生活活動の例
1.8	立位（会話，電話，読書），皿洗い
2.0	ゆっくりした歩行（平地，非常に遅い＝53m/分未満，散歩または家の中），料理や食材の準備（立位，座位），洗濯，子どもを抱えながら立つ，洗車・ワックスがけ
2.2	子どもと遊ぶ（座位，軽度）
2.3	ガーデニング（コンテナを使用する），動物の世話，ピアノの演奏
2.5	植物への水やり，子どもの世話，仕立て作業
2.8	ゆっくりした歩行（平地，遅い＝53m/分），子ども・動物と遊ぶ（立位，軽度）

メッツ	3 メッツ以上の生活活動の例
3.0	普通歩行（平地，67m/分，犬を連れて），電動アシスト付き自転車に乗る，家財道具の片づけ，子どもの世話（立位），台所の手伝い，大工仕事，梱包，ギター演奏（立位）
3.3	カーペット掃き，フロア掃き，掃除機，電気関係の仕事：配線工事，身体の動きを伴うスポーツ観戦
3.5	歩行（平地，75〜85m/分，ほどほどの速さ，散歩など），楽に自転車に乗る（8.9km/時），階段を下りる，軽い荷物運び，車の荷物の積み下ろし，荷づくり，モップがけ，床磨き，風呂掃除，庭の草むしり，子どもと遊ぶ（歩く/走る，中強度），車椅子を押す，釣り（全般），スクーター（原付）・オートバイの運転
4.0	自転車に乗る（≒16km/時未満，通勤），階段を上る（ゆっくり），動物と遊ぶ（歩く/走る，中強度），高齢者や障がい者の介護（身支度，風呂，ベッドの乗り降り），屋根の雪下ろし
4.3	やや速歩（平地，やや速めに＝93m/分），苗木の植栽，農作業（家畜に餌を与える）
4.5	耕作，家の修繕
5.0	かなり速歩（平地，速く＝107m/分）），動物と遊ぶ（歩く/走る，活発に）
5.5	シャベルで土や泥をすくう
5.8	子どもと遊ぶ（歩く/走る，活発に），家具・家財道具の移動・運搬
6.0	スコップで雪かきをする
7.8	農作業（干し草をまとめる，納屋の掃除）
8.0	運搬（重い荷物）
8.3	荷物を上の階へ運ぶ
8.8	階段を上る（速く）

メッツ	3 メッツ未満の運動の例
2.3	ストレッチング，全身を使ったテレビゲーム（バランス運動，ヨガ）
2.5	ヨガ，ビリヤード
2.8	座って行うラジオ体操

メッツ	3 メッツ以上の運動の例
3.0	ボウリング，バレーボール，社交ダンス（ワルツ，サンバ，タンゴ），ピラティス，太極拳
3.5	自転車エルゴメーター（30〜50 ワット），自体重を使った軽い筋力トレーニング（軽・中等度），体操（家で，軽・中等度），ゴルフ（手引きカートを使って），カヌー
3.8	全身を使ったテレビゲーム（スポーツ・ダンス）
4.0	卓球，パワーヨガ，ラジオ体操第 1
4.3	やや速歩（平地，やや速めに＝93m/分），ゴルフ（クラブを担いで運ぶ）
4.5	テニス（ダブルス）*，水中歩行（中等度），ラジオ体操第 2
4.8	水泳（ゆっくりとした背泳）
5.0	かなり速歩（平地，速く＝107m/分），野球，ソフトボール，サーフィン，バレエ（モダン，ジャズ）
5.3	水泳（ゆっくりとした平泳ぎ），スキー，アクアビクス
5.5	バドミントン
6.0	ゆっくりとしたジョギング，ウェイトトレーニング（高強度，パワーリフティング，ボディビル），バスケットボール，水泳（のんびり泳ぐ）
6.5	山を登る（0〜4.1kg の荷物を持って）
6.8	自転車エルゴメーター（90〜100 ワット）
7.0	ジョギング，サッカー，スキー，スケート，ハンドボール *
7.3	エアロビクス，テニス（シングルス）*，山を登る（約 4.5〜9.0kg の荷物を持って）
8.0	サイクリング（約 20km/時）
8.3	ランニング（134m/分），水泳（クロール，ふつうの速さ，46m/分未満），ラグビー *
9.0	ランニング（139m/分）
9.8	ランニング（161m/分）
10.0	水泳（クロール，速い，69m/分）
10.3	武道・武術（柔道，柔術，空手，キックボクシング，テコンドー）
11.0	ランニング（188m/分），自転車エルゴメーター（161〜200 ワット）

＊試合の場合

（資料：厚生労働省「健康づくりのための身体活動基準 2013」より）

5.3 喫煙行動

1）喫煙の現状

　喫煙に関するわが国の現状を示すデータが，「国民健康・栄養調査」によって報告されており，近年，習慣的に喫煙をしている者は，男女ともに低下傾向にあるが，特に男性において，諸外国と比較して依然高い水準にある．（**図5-3**）．

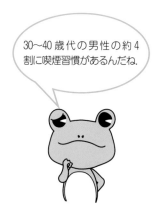

30〜40歳代の男性の約4割に喫煙習慣があるんだね.

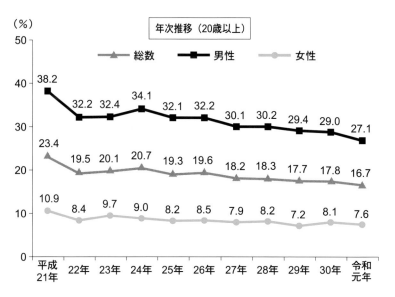

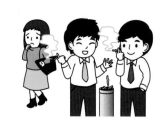

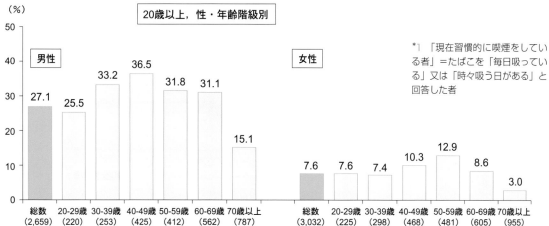

*1 「現在習慣的に喫煙をしている者」＝たばこを「毎日吸っている」又は「時々吸う日がある」と回答した者

図 5-3　現在習慣的に喫煙している者*1の割合

（資料：厚生労働省　「令和元年国民健康・栄養調査」より）

第5章

一方，現在習慣的に喫煙している者におけるたばこをやめたいと思う者の割合は，喫煙者の3割近くを占めており，各世代において，男性よりも女性に多い傾向にある（図5-4）.

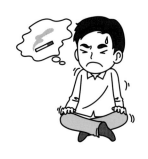

女性は出産・子育てを機に禁煙したいと思う人が多いのかな？

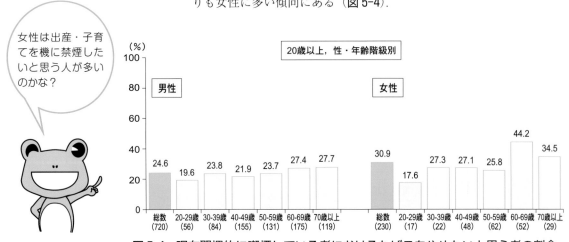

図5-4 現在習慣的に喫煙している者におけるたばこをやめたいと思う者の割合

（厚生労働省：「令和元年国民健康・栄養調査」より）

2）喫煙の健康影響と社会的問題

たばこによる健康被害は，国内外の多数の科学的知見により因果関係が確立しており，主にがん（悪性新生物），循環器疾患，呼吸器疾患（COPDなど），糖尿病，および周産期の異常（早産，低出生体重児，死産，乳児死亡等）などの原因であるとされている（図5-5）.

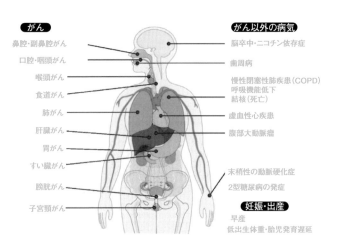

図5-5 たばこによる主な健康障害

（資料：厚生労働省「禁煙支援マニュアル（第二版）増補改訂版」より）

　また，受動喫煙も虚血性心疾患や肺がんに加え，乳幼児の喘息や呼吸器感染症，**乳幼児突然死症候群**[*1]（SIDS）などの原因とされ，「国民健康・栄養調査」によると，受動喫煙の機会を有する場所として，飲食店が最も高いとされている（**図5-6**）．

*1　乳幼児突然死症候群
（SIDS：Sudden Infant Death Syndrome）
　死因が特定できない乳児の突然死をいう．多くは睡眠時に死亡し，原因はいまだ不明であるが，母親の喫煙により発症のリスクが高まることが知られている．

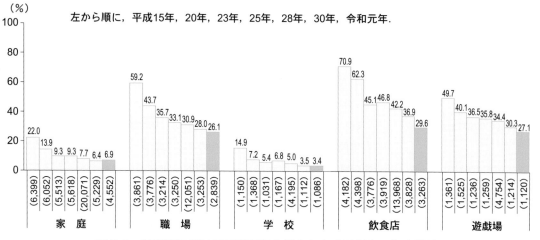

図5-6　各場所における受動喫煙の機会を有する割合の年次推移
（資料：厚生労働省「令和元年国民健康・栄養調査」より抜粋）

　近年，わが国のたばこ消費量は減少傾向にあるが，過去のたばこ消費による長期的な健康影響と急速な高齢化により，たばこ関連疾患による死亡数は年々増加しており，わが国の年間死亡者数のうち，約1割が喫煙者本人の喫煙によるもので，また，1万人を超える死亡者が受動喫煙によるものと推定されていることから，たばこにより，年間約2兆円規模の税収をもたらす一方で，多くの健康被害による超過医療費，労働力損失等の経済損失が生じている．

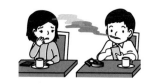

3）禁煙サポートと喫煙防止

　「健康日本21（第三次）」において，喫煙に関する目標のなかに，「喫煙率の減少（喫煙をやめたい者がやめる）」，「20歳未満の者の喫煙をなくす」，「妊娠中の喫煙をなくす」が掲げられている（**巻末資料5参照**）．
　近年，たばこをやめたい人のために設けられた禁煙外来では，カウンセリングや生活指導といった精神面での禁煙サポートや，**禁煙補助剤**[*2]を使用したニコチン置換療法などによる禁煙治療が行われている．禁煙外来は，2006（平成18）年から一定の基準を満たす患者の禁煙治療に

*2　禁煙補助剤
　ニコチンガム・ニコチンパッチ，内服薬など．

第5章

関して診療報酬にニコチン依存症管理料が新設され，保険適用が認められるようになっており，患者の条件を**ニコチン依存度スクリーニングテスト（TDS）**[*1]や**ブリンクマン指数**[*2]などにより定めている．

　また，禁煙を希望する者に対し，喫煙と健康に関する健康教育を行うための必要な基礎知識や実施方法，留意事項等を解説した禁煙支援マニュアルが 2006（平成 18）年に策定され，以来，科学的な進展や社会環境の変化が生じてきたことから，2018（平成 30）年に禁煙支援マニュアル（第 2 版）増補改訂版が作成されている．

4）受動喫煙の防止

　近年，受動喫煙による超過死亡数が，肺がんと虚血性心疾患に限っても年間 7,000 人近くにのぼるため，その影響が大きいこと，また受動喫煙の曝露状況の改善により，短期的に急性心筋梗塞や成人および小児の喘息等の呼吸器疾患による入院を減少させることなど，受動喫煙の機会を低下させることにより，確実な健康改善効果が期待できるとされている（**図 5-7**）．

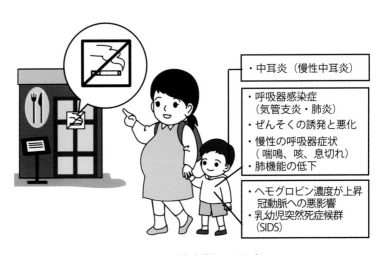

図 5-7　受動喫煙による害

*1　ニコチン依存度スクリーニングテスト

（TDS：Tobacco Dependence Screener）

　禁煙治療の保険診療で用いられ，精神医学的な見地からニコチン依存症を診断することを目的として開発されたもの．10 問の点数の総計で依存度を判定し，5 点以上でニコチン依存症管理料の算定対象となる．

*2　ブリンクマン指数

　健康と喫煙の関係を示す指数で，「1 日あたりの平均喫煙本数×喫煙継続年数」で算出される．この指数が大きいほど，喫煙に関連する疾患の発病率が高いことが知られており，ニコチン依存症管理料の算定対象となる条件の 1 つに「35 歳以上の者については，ブリンクマン指数が 200 以上であるもの」が含まれている．

　以上のことから，受動喫煙防止対策として，「健康日本21（第三次）」では，「望まない受動喫煙の機会を有する者の減少」を目標として掲げ，望まない受動喫煙のない社会の実現を目指している（**巻末資料5参照**）．

5）その他のたばこ対策

　わが国のたばこ対策としては，たばこの消費，および受動喫煙が健康，社会，環境，および経済に及ぼす破壊的な影響から，現在および将来の世代を保護することを目的として，2005（平成17）年に発効した「たばこ規制枠組条約」に基づく取り組みが最も重要であり，今後も推進していく必要がある．

　具体的には，受動喫煙の防止，禁煙支援・治療の普及，およびリスクに関する教育・啓発に加え，たばこ価格・税の引上げ，たばこ包装への警告表示の強化，たばこ広告の包括的禁止，および未成年者への販売防止措置などである．

　また，2003（平成15）年には「健康増進法」が施行され，社会全体で法律的に喫煙対策を行う体制に移行した．

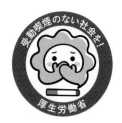

厚生労働省：
　「受動喫煙のない社会
　を目指して」
　ロゴマーク

---

column　環境たばこ煙のリスク－副流煙は主流煙よりも有害？－

　タバコの煙には，たばこ自体やフィルターを通過して口腔内に達する喫煙者が直接吸い込む主流煙と，点火部から立ち上る副流煙がある．

　副流煙は，フィルターを通過していないことや，有害成分が低温の不完全燃焼時に多く発生するため，主流煙よりも多量の有害物質を含むことが知られている．

　また，喫煙者が吸い込んだ後に吐き出す煙を呼出煙と呼び，副流煙と合わせて環境タバコ煙（ETS：Environmental Tobacco Smoke）と呼ぶ．

　このように，受動喫煙により健康被害を受けている人たちへの影響は，極めて深刻であると言える（**図5-8**）．

受動喫煙＝副流煙＋呼出煙（環境タバコ煙）

主流煙と比べた副流煙の有害物質

ニコチン ―――――――― 約　2.8 倍
タール ――――――――― 約　3.4 倍
一酸化炭素（CO）――――― 約　4.7 倍
ベンツピレン ――――――― 約　3.4 倍
アンモニア ―――――――― 約 46.3 倍

受動喫煙　呼出煙　副流煙　主流煙

図5-8　主流煙と副流煙
（資料：厚生労働省：「禁煙支援マニュアル（第2版）増補改訂版」より作成）

第5章

5.4 飲酒行動

1）飲酒の現状

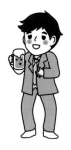

近年，わが国の国民1人当たりの年間平均飲酒量は減少傾向にあり，消費レベルを諸外国と比較すると，多くのヨーロッパ諸国より低い一方，米国やカナダとほぼ同レベルである．また，アジアの新興大国の中国やインドに比べると，はるかに多いとされる．

飲酒に関するわが国の現状を示すデータが，「国民健康・栄養調査」によって報告されており，飲酒習慣がある者の割合は，男性で約3割，女性で1割以下だが過度な飲酒の予防を図るため，生活習慣病のリスクを高める量*1を飲酒している者の割合を国民に周知し，指標として設定している（図5-9）．

*1　1日当たりの純アルコール摂取量が男性40g以上，女性20g以上とされる．

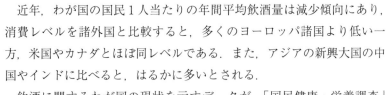

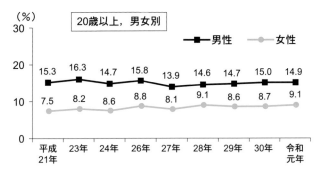

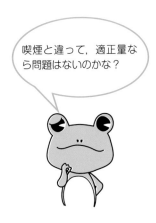

喫煙と違って，適正量なら問題はないのかな？

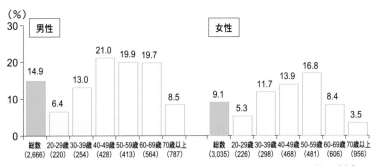

図5-9　生活習慣病のリスクを高める量を飲酒している者の割合

（資料：厚生労働省 「令和元年国民健康・栄養調査」より）

2）飲酒の健康影響と社会的問題

　お酒は食品の一種であると同時に，冠婚葬祭やお祭りでの飲酒やお神酒など社会的役割も担っているが，一方で長期的な大量飲酒は，血清トリグリセリドや血清尿酸値等の上昇につながるほか，がん（口腔がん，食道がん，肝がんなど），高血圧，脳出血，脂質異常症，および骨粗鬆症（p.146 参照）などの多くの健康問題のリスクを上昇させる.

　未成年者の飲酒は成人の飲酒に比べ，アルコール依存症や急性アルコール中毒，および臓器障害を起こしやすく，また，妊娠中の飲酒は，**胎児性アルコール症候群**[*1]や発育障害を引き起こすといわれている.

　さらに，飲酒は飲酒者本人のみならず，家族，職場，知人など広範囲の他者に悪い影響を及ぼすことが多く，この悪影響には，健康問題のみならず社会的問題も含まれる. 健康問題では，家族の心の健康問題や，それにともなう自殺，暴力による外傷などに加えて，子どもの発育障害なども報告されている. また，飲酒による家庭内暴力や虐待，飲酒運転による被害など，今日のわが国における大きな社会問題の原因ともなっている.

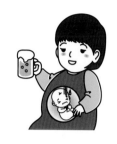

[*1] 胎児性アルコール症候群
　妊娠中の母親の飲酒により，胎児・乳児に対して，低体重，顔面を中心とする奇形，および脳障害などを引き起こすこと. 現時点で治療法はなく，また，少量の飲酒でも妊娠時期に関わらず発症する可能性があることから，妊娠中の女性は，原則禁酒としている.

3）アルコール対策と適正飲酒

　わが国では，1922（大正 11）年に「**20 歳未満の者の飲酒の禁止に関する法律**（旧：未成年者飲酒禁止法）」が制定され，満 20 歳未満の飲酒を禁止しており，親権者や監督者，販売・供与した者への罰則が定められている. アルコール関連問題は，健康問題から社会的問題までその範囲が広いため，その対策は様々な分野で包括的に行われなければならない. その指針となるのが，2010（平成 22）年の WHO によるアルコールの有害な使用を低減するための世界戦略である. この戦略には，アルコール関連問題を低減するための具体的な対策が 10 分野に分類されて示されており，今後，この戦略に示されている政策オプションを踏まえ，わが国の実情に応じた最も適切な対策がなされていく必要がある.

　また，「健康日本 21（第三次）」の飲酒に関連する目標項目として，「生活習慣病（NCDs）のリスクを高める量を飲酒している者の減少」，「20 歳未満の者の飲酒をなくす」を掲げている（巻末資料 5 参照）.

　一方，既存の疫学研究から，飲酒量と健康リスクとの関係は，様々なパターンをとることが示唆されており，総死亡数，虚血性心疾患，脳梗塞，および 2 型糖尿病などは，非飲酒者に比べて少量飲酒者のリスクが

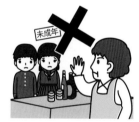

「**20 歳未満の者の飲酒の禁止に関する法律**」は，成人年齢が引き下げられても満 20 歳未満の飲酒は禁止のままです.

第5章

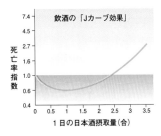

図 5-10　飲酒の J カーブパターン

＊死亡率指数（相対リスク）

　非飲酒者の死亡率を 1 とした場合，摂取量毎に飲酒者の死亡率が何倍にあたるかを示すもの．

むしろ低く，飲酒量が増えればリスクが高くなるという **J カーブパターン**（**図 5-10**）の関係が認められており，飲酒による健康面での利点ともされている．これらの飲酒による健康障害の調査研究結果とともに，実行性のある目標設定という観点も踏まえ，生活習慣病（NCDs）のリスクを高める飲酒量を 1 日当たりの平均純アルコール摂取量で男性 40 g 以上，女性 20 g 以上と定義し，目標を設定している（**表 5-4**）．

表 5-4　主な酒類の純アルコール量換算の目安

お酒の種類	ビール（中瓶 1 本 500ml）	清酒（1 合 180ml）	ウイスキー・ブランデー（ダブル 60ml）	焼酎（25 度）（1 合 180ml）	ワイン（1 杯 120ml）
アルコール度数	5%	15%	43%	25%	12%
純アルコール量	20g	22g	20g	36g	12g

5.5　睡眠，休養，ストレス

1）睡眠と生活リズム

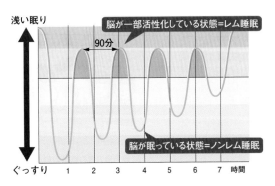

図 5-11　一般的な睡眠のリズム

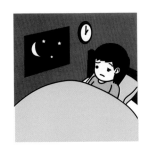

　睡眠には，身体が休息し骨格筋が弛緩しているが，脳がある程度活動している**レム睡眠**と，脳が休息するが，身体がある程度活動性を維持して骨格筋が緊張している**ノンレム睡眠**があり，通常，睡眠中はこれらを交互に繰り返す（**図 5-11**）．

　睡眠には，心身の疲労を回復する働きがあるため，睡眠が量的に不足したり，質的に悪化したりすると，健康上の問題や生活への支障が生じ，睡眠時間の不足や質の悪化は，生活習慣病のリスクにつながることとされている．また，不眠がうつ病のようなこころの病につながることや，睡眠不足や睡眠障害による日中の眠気が，人為的な過失に基づく事故につながることも明らかになっている．

　思春期から青年期にかけては，睡眠の時間帯が遅れやすい時期であり，若年世代では，平日と比べて，休日は起床時刻が 2〜3 時間程度遅くなることが，世界的に示されている．これは平日の睡眠不足を解消する意味がある一方，体内時計のリズムを乱すことから，休日後，登校日の朝の覚醒・起床を困難にさせることになる．

2）睡眠障害と睡眠不足の現状，睡眠指針

　睡眠障害には，寝床に入っても眠れない不眠症，**睡眠時無呼吸症候群**[*1]などの睡眠呼吸障害，日中に過剰な眠気が見られる過眠症，**レストレスレッグス症候群**[*2]などの睡眠中の異常な感覚・運動の障害，**概日リズム**[*3]の障害，および寝ぼけなどの睡眠時随伴症と，多彩な病態が含まれる．

　近年の「国民健康・栄養調査」では，1日の平均睡眠時間は，6時間以上7時間未満が最も多く（**図5-12**），また，睡眠で休養が十分にとれていない者が全体で2割程度いるとされている（**図5-13**）．

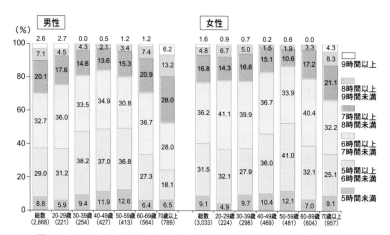

図5-12　1日の平均睡眠時間（20歳以上，性・年齢階級別）
（資料：厚生労働省　「令和元年国民健康・栄養調査」より）

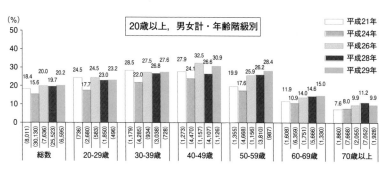

図5-13　睡眠で休養が十分にとれていない者の割合の年次比較
（資料：厚生労働省　「平成29年国民健康・栄養調査」より）

[*1]　**睡眠時無呼吸症候群**
　睡眠時に呼吸停止または低呼吸になる疾患．睡眠中の筋弛緩により，舌根部や軟口蓋が下がり気道を閉塞することによる閉塞型が多く，大きないびき，昼間の眠気，抑うつ，および頻回の中途覚醒などがみられる．原因の1つに肥満があり，2次的な合併症には，高血圧症，虚血性心疾患，脳血管障害などがある．

[*2]　**レストレスレッグス症候群**
　（RLS：restless legs syndrome）
　下肢のむずむずするような異常知覚のために，じっとしていられない衝動が生じる睡眠関連疾患．むずむず脚症候群や下肢静止不能症候群と呼ばれ，重症度は，1か月に数回ぐらい症状があるものから，症状の出現時間帯が昼間まで延長し，毎日・長時間有症状の者など，患者によって様々である．睡眠障害のなかでは，原発性不眠症や睡眠時呼吸障害などに次いで，比較的有病率が高い疾患である．

[*3]　**概日リズム（サーカディアンリズム）**
　24時間周期の生体リズムであり，関与する生体時計は視床下部の視交叉上核に存在し，概日リズムの発振，環境周期への同調，生体機能へのリズム伝達の機能をもつ．概日リズムは，睡眠・覚醒，深部体温，ホルモン（メラトニンなど），血圧，脈拍，および心拍出量などにより形成される．

第5章

一方で，「**健康づくりのための睡眠指針2014**」では，睡眠について正しい知識を身につけ，定期的に自らの睡眠を見直して，適切な量の睡眠の確保，睡眠の質の改善，および睡眠障害への早期からの対応によって，事故の防止とともに，からだとこころの健康づくりを目指し，睡眠12箇条を掲げている．

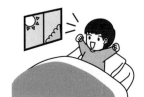
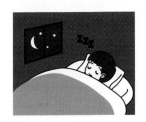

健康づくりのための睡眠指針2014　〜睡眠12箇条〜

1. 良い睡眠で，からだもこころも健康に．
2. 適度な運動，しっかり朝食，ねむりとめざめのメリハリを．
3. 良い睡眠は，生活習慣病予防につながります．
4. 睡眠による休養感は，こころの健康に重要です．
5. 年齢や季節に応じて，ひるまの眠気で困らない程度の睡眠を．
6. 良い睡眠のためには，環境づくりも重要です．
7. 若年世代は夜更かし避けて，体内時計のリズムを保つ．
8. 勤労世代の疲労回復・能率アップに，毎日十分な睡眠を．
9. 熟年世代は朝晩メリハリ，ひるまに適度な運動で良い睡眠．
10. 眠くなってから寝床に入り，起きる時刻は遅らせない．
11. いつもと違う睡眠には，要注意．
12. 眠れない，その苦しみをかかえずに，専門家に相談を．

（資料：厚生労働省　健康づくりのための睡眠指針2014より）

3）休養の概念と休養指針

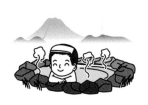

健康づくりのための休養には，休むことと養うことの2つの機能が含まれており，各個人の健康や環境に応じて，これら両者の機能を上手に組み合わせることにより，より一層効果的なものとなる．「休」の要素は，主として労働や活動等によって生じた心身の疲労を安静や睡眠等で解消することにより，疲労からの回復を図り，もとの活力をもった状態に戻し健康の保持を図るものである．「養」の要素は，明日に向かって英気を養うために，主体的に自らの身体的，精神的，社会的な機能を高めることにより，健康の潜在能力を高め，健康増進を図っていくものである．

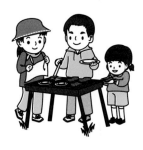

一般に，1人ひとりの実践方法は異なり，自分なりの休養が実現されてこそ生活の質の向上が図られ，健康で豊かな人生の礎が築かれることとなる．

　1994（平成6）年，厚生省（現：厚生労働省）は，「**健康づくりのための休養指針**」を策定し，子どもから高齢者まで，あらゆる人が健康づくりに取り組んでいくためには，栄養，運動面でバランスを取るとともに，休養が日常生活の中に適切に取り入れられた生活習慣を確立することが重要であるとし，休養の普及・啓発を行っている（**表5-5**）．

　また，日常的に質・量ともに十分な睡眠をとり，余暇などでからだやこころを養うことは，心身の健康の観点から重要であることから，「健康日本21（第三次）」において，「睡眠で休養がとれている者の増加」，「睡眠時間が十分に確保できている者の増加」，「週労働時間60時間以上の雇用者の減少」を目標に掲げている（**巻末資料5参照**）．

表5-5　健康づくりのための休養指針

1. 生活にリズムを
   - 早めに気付こう，自分のストレスに
   - 睡眠は気持ちよい目覚めがバロメーター
   - 入浴で，からだもこころもリフレッシュ
   - 旅に出かけて，こころの切り換えを
   - 休養と仕事のバランスで能率アップと過労防止

2. ゆとりの時間でみのりある休養を
   - 一日30分，自分の時間をみつけよう
   - 活かそう休暇を，真の休養に
   - ゆとりの中に，楽しみや生きがいを

3. 生活の中にオアシスを
   - 身近な中にもいこいの大切さ
   - 食事空間にもバラエティを
   - 自然とのふれあいで感じよう，健康の息ぶきを

4. 出会いときずなで豊かな人生を
   - 見出そう，楽しく無理のない社会参加
   - きずなの中ではぐくむ，クリエイティブ・ライフ

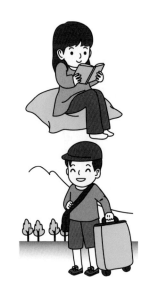

第5章

4）ストレスの概念とストレスマネジメント

　個人をとりまく外界が変化すると，それまでと違ったやり方で新たに対応することが要求される．このような外界の変化はストレスと呼ばれ，様々な面で変動の多い現代は，ストレスの多い時代であるといえる．

　外界に起きた変化に適応しようとして，内部にストレス反応とよばれる緊張状態が誘起される．これは，誰にでも起こることであり，いろいろな障害から身を守るなど，課題に挑戦する際に必要な反応である．ストレスの影響を強く受けるかどうかには個人差があるが，過度なストレ

スが続くと，精神的な健康や身体的な健康に影響を及ぼすことになる．一般に，ストレスを感じる対象としては，男性では仕事があげられ，女性では仕事と共に，出産・育児があげられており，男女とも加齢とともに健康についての悩みが増加している．

ストレスマネジメントとは，ストレス反応の軽減を目的とした自己管理をいい，主なストレス対策としては，ストレスに対する個人の対処能力を高めること，個人を取り巻く周囲のサポートを充実させること，およびストレスの少ない社会をつくることが必要とされる．したがって，健康的な睡眠，運動，食習慣によって心身の健康を維持し，配偶者や家族，友人，知人，職場や地域社会などの周囲の理解と協力を得られる環境を整え，さらには社会経済的環境，職場環境，都市環境，住環境などを，よりストレスの少ないものへと変えていく社会全体の取り組みが重要である（図5-14）．

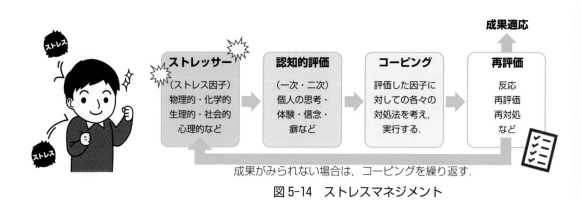

図5-14 ストレスマネジメント

5.6　歯科口腔保健

1）歯・口腔の健康と食生活

近年の「国民健康・栄養調査」の歯・口腔の健康における，何でも噛んで食べることができる者と歯の保有状況や，噛んで食べるときの状態別，低栄養傾向の者の割合の結果より，主に加齢による歯の喪失と口腔機能の低下には，密接な関わりがあることが分かる（図5-15，5-16）．

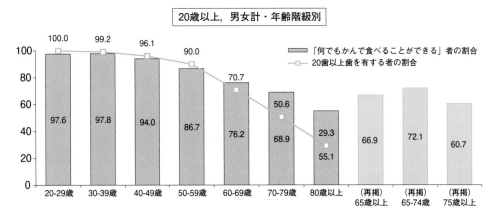

図 5-15　何でも噛んで食べることができる者と歯の保有状況

(資料：厚生労働省「平成 29 年国民健康・栄養調査」より)

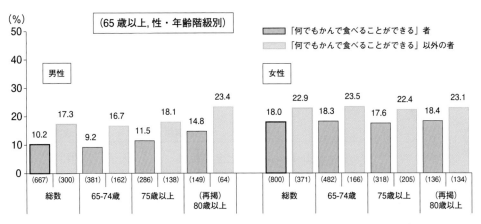

図 5-16　噛んで食べるときの状態別，低栄養傾向の者（BMI ≦ 20kg/m²）の割合

(資料：厚生労働省「平成 29 年国民健康・栄養調査」より)

　口腔機能は，日常生活を営むために不可欠な摂食と構音が密接に関連するものであり，その良否は，寿命の延伸や生活の質の向上に大きく関係している．特に高齢者における咀嚼機能の低下は，野菜摂取量の低下と関連性を示すことが報告されており，摂取できるその他の食品群にも大きな影響を与えることから，虚弱高齢者や要介護高齢者では，低栄養を招くリスク要因の 1 つとなり，生命予後にも大きな影響を与える．

　生涯を通じて健やかな日常生活を送るうえで，咀嚼機能をはじめとする口腔機能は，大きな役割を果たすため，中高年になっても若年期と同程度の機能を維持することが望ましい．そして，高齢期においても口腔機能をできる限り維持することは，重症化予防の観点からも大きな意義を有する．

歯の本数や食べる時の状態が，栄養状態に関連しています．

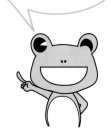

2）歯・口腔と全身の健康

*1　歯周病
　日本人の歯の喪失をもたらす主要な原因疾患であり，主に歯周病関連細菌により歯肉に限局した炎症が起こる歯肉炎，他の歯周組織にまで炎症が起こっている歯周炎に分けられる。
　成人期において未だに有病者率が高いこと，高齢期においても重要な健康課題の１つであること，および全身疾患との関係が注目されていることなどから，より一層，歯周病予防対策の推進が求められている。

　代表的な歯科疾患には，う蝕（虫歯）と**歯周病**[*1]があり，ともに悪化により歯の喪失につながる原因疾患であり，また歯周病は，糖尿病や循環器疾患を始め，その他全身の疾患との関連性について指摘されていることから，近年，歯周病予防が成人期以降の重要な健康課題の１つとされている（図5-17）。

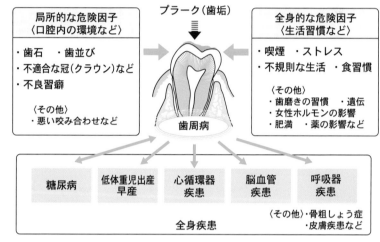

図 5-17　歯周病と全身疾患・リスク因子との関わり

　例として，糖尿病になると歯周病関連細菌に感染しやすくなり，炎症により歯周組織が急激に破壊され，歯周炎が重症化すると考えられ，また反対に，歯周炎の存在により，歯周病関連細菌によってインスリン抵抗性が高まることで，血糖値が上昇し，糖尿病のコントロールが困難になり，同時に歯周炎も進行していくという悪循環に陥るとされている。

3）歯科口腔保健行動

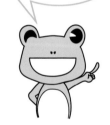

　う蝕（虫歯）や歯周病，および不正咬合を予防し，口腔機能の維持を目的とした歯科保健行動は，歯磨き，フッ素化合物の塗布，および歯間部清掃用用具の使用などの口腔清掃を始め，歯科検診の定期的受診，禁煙指導などの受診受療，および甘味飲食物の制限による摂食に関する行動がある。特に定期的な歯科検診による継続的な口腔管理は，歯・口腔の健康状態に大きく寄与し，成人期の歯周病予防において重要な役割を果たす。

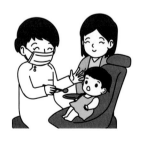

4）歯科口腔保健対策

　従来のわが国の歯科保健対策は，小児期のう蝕予防対策に大きく重点が置かれてきたが，地域格差を含めた健康格差の縮小を目指す必要があり，積極的な健康支援を行うともに，フッ化物応用法や小窩裂溝填塞法（シーラント）などのエビデンスが確立しているう蝕予防法について，地域の現状に応じて実施することが求められる．

　また，1989（平成元）年より始まった**8020運動**によっても，国民の口腔機能の維持・向上を推進してきた．8020運動を達成するには，生涯にわたる歯科保健対策が必要であり，小児期から歯の喪失の二大原因であるう蝕と歯周病の予防を充実させることで，将来の歯の喪失を防ぐことが可能となる．

　なお，「健康日本21（第三次）」における歯・口腔の健康の目標項目には，「歯周病を有する者の減少」，「よく噛んで食べることができる者の増加」，「歯科検診の受診者の増加」が掲げられている（**巻末資料5参照**）．

---

column　8020（ハチマル・ニイマル）運動

　80歳になっても自分の歯を20本以上保つことを目的とした運動で，いずれの年齢層でも自分の歯が20本以上残っている人は，硬い食品でもほぼ満足に噛むことができ，咀嚼状況が良好であることが科学的に明らかになっている．

　近年，その達成者の割合は増加しており，50％を超えている．（厚生労働省歯科疾患実態調査より）

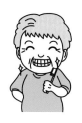

第5章

【第 5 章　章末チェック問題】

※ 国家試験過去出題問題を正文化したもの（出題回−問題番号）

健康に関連する行動と社会

① 「健康日本 21（第三次）」における非感染性疾患（NCDs）には，がん，循環器病，糖尿病に加え，　　　　　　　　　が含まれる．（35-7）

② 数値　　② 生活習慣病の死因別死亡割合は，約　　　　　　　　　割を占めている．（29-12）

身体活動，運動

③ 習慣的な運動は，　　　　　　　　　値を上昇させる．（33-8）

④ 習慣的な運動は，　　　　　　　　　感受性を上昇させる．（33-8）

⑤ 習慣的な運動は，高齢者の　　　　　　　　　を改善する．（33-8）

⑥ がんの種類　　⑥ 習慣的な運動は，　　　　　　　　　のリスクを低減する．（33-8）

喫煙行動

⑦ 副流煙 or 主流煙　　⑦ 　　　　　　　　　は，　　　　　　　　　より有害物質を多く含む．（33-7）

⑧ 禁煙治療は，　　　　　　　　　で認められている．（33-7）

⑨ わが国は，WHO の　　　　　　　　　を批准している．（33-7）

⑩ 受動喫煙の防止は，　　　　　　　　　法で定められている．（33-7）

飲酒行動

⑪ 長期にわたる多量飲酒は，　　　　　　　　　のリスク因子である．（32-8）

⑫ 　　　　　　　　　の発症リスクは，飲酒開始年齢が若いほど高い．（37-8）

⑬ 高い or 低い　　⑬ 総死亡の相対危険は，少量飲酒の時に最も　　　　　　　　　．（32-8）

睡眠，休養，ストレス

⑭ 概日リズムを調節しているホルモンは，　　　　　　　　　である．（33-9）

⑮ 睡眠時無呼吸は，　　　　　　　　　のリスク因子である．（33-9）

歯科保健行動

⑯ 喫煙は　　　　　　　　　のリスク因子である．（31-8）

⑰ う蝕予防として，　　　　　　　　　が行われている．（31-8）

第6章　主要疾患の疫学と予防対策

学習 Point

　がん，循環器疾患，糖尿病および肺疾患といった感染しない病気（非感染性疾患）による死亡数が世界的にも増加している．さらに，高齢者人口の増加に伴い，QOL の維持を阻害する運動器疾患等も問題視されている．本章では，集団の健康に大きく関与する疾患の現状および予防対策について学習し理解する．

6.1　がん（悪性新生物）

1）主要部位のがん

　わが国のがんによる死亡率（人口10万対）は1950年以降上昇し続け，1981年から現在にいたるまで，男女共に死因別死亡数および死亡率1位である（**表6-1**）．部位別死亡率（人口10万対）は，近年，男性では肺がんが最も高く，女性では大腸がん*1が最も高い（**表6-2**）．男性特有の臓器である前立腺のがん，並びに女性で乳がんによる死亡率が上昇傾向である．一方，年齢構成の影響を調整した年齢調整死亡率をみると低下傾向である（65歳以上の人口増加に伴い，死亡者数は実質増加傾向である）．

*1 大腸がん

　結腸（盲腸，上行結腸，横行結腸，下行結腸，S状結腸），直腸（直腸S状部，上部直腸，下部直腸），肛門に生じたがんを指す．日本人ではS状結腸と直腸にがんが生じやすいといわれている．

表6-1　日本人の死因別死亡率

	男性	女性
1位	がん	がん
2位	心疾患	老　衰
3位	脳血管疾患	心疾患
4位	老　衰	脳血管疾患
5位	肺　炎	肺　炎

表6-2　がんの部位別死亡率

	男性	女性
1位	肺がん	大腸がん
2位	大腸がん	肺がん
3位	胃がん	膵臓がん
4位	膵臓がん	乳がん
5位	肝臓がん	胃がん

（資料：厚生労働省「人口動態統計（2022年）」より）

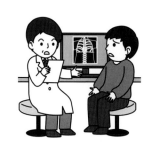

　地域がん登録全国推計による「がん罹患データ」によると，男女ともにがんの罹患数は1985年以降増加している．がんの発生要因に関する研究が世界中で行われ，現在までに喫煙，食事（飲酒を含む）および肥

第6章

満といった生活習慣が，がんの発生に強く関連していることが明らかになっている．その他の発生要因として感染や化学物質の曝露等もあげられる．詳細は以下の通りである．

（1）がんの発生要因

① 喫 煙

たばこの煙には，ベンゾピレンやニトロソアミン類といった発がん性を有する化合物が約60種類含まれており，喫煙が肺がんや咽頭がんをはじめとするがん全体の発生に関連していることが報告されている（**図6-1**）．さらに，**受動喫煙**により肺がんにかかるリスクが約1.3倍上がることも報告されており，喫煙は喫煙者だけではなくその周囲の人々のがんの発生要因にもなっている．

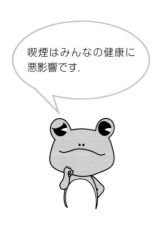

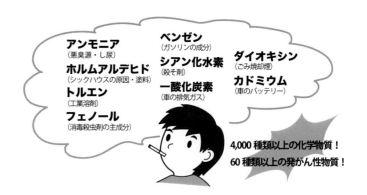

図6-1 たばこに含まれる主な発がん性化合物

② 食 事

ヒトが日常摂取している食物のがん発生への影響について，現在までに，牛や豚などの赤身の肉やその加工食品が大腸がんのリスクを高めることが明らかになっている．また，塩蔵食品（塩辛や練りウニ等）を頻繁に食べることで胃がんのリスクが高まることもよく知られている．

適量の飲酒[*1]には，心身のリラックス効果がある一方で，適量を超えた場合，アルコール依存症や肝障害等の健康障害を引き起こす．さらに酒には，発がん物質であるアセトアルデヒドやカルバミン酸エチル等が含まれており，口腔がんや咽頭がん，肝臓がんのリスクを高めることが明らかになっている．

*1 適量の飲酒
　適量の飲酒には疾病予防効果があり，心臓病，がん，骨粗鬆症，認知症等の発症リスクを低下させるという報告もある．適量は個人によって異なるが，健康日本21では「節度ある適度な飲酒量」を，純アルコールで1日平均約20 gとしている．

③ 肥 満

肥満により生活習慣病だけでなく食道がん，膵臓がん，肝臓がんおよび大腸がんのリスクが確実に上がることも報告されている（**表6-3**）.

表6-3 肥満によるリスク

肥満が原因で起こりやすい病気	肥満によるリスク
が ん	男性では，BMI が 30 以上の場合，発症率は BMI が 23.0〜24.9 のヒトの約 1.2 倍 （日本）.
脂肪肝	肝臓で合成される中性脂肪の量がエネルギーとして使用されるより多い場合に起こる. 肥満によりインスリン抵抗性が高まることで悪化する.
糖尿病	男女ともに，20 歳から体重が 5 kg 以上増加した場合，発症率は 5 kg 未満のヒトの約 2.5 倍（日本）.
虚血性心疾患	男性では，BMI が 30 以上の場合，発症率は BMI が 23.0 〜 24.9 のヒトの約 2 倍 （日本）.
高血圧	肥満者の場合，食事量が多い傾向にあり，その分ナトリウム摂取量が多くなることで高血圧になりやすい.

④ 感 染

世界におけるがんの発生の約 15 ％が感染によるものであると考えられている. がんの発生に関連する感染病原体としてウイルスや細菌，寄生虫があげられる. 現在までに，肝臓がんと B 型および C 型肝炎ウイルス[*1]，胃がんとヘリコバクター・ピロリ[*2]，子宮頸がんとヒトパピローマウイルス[*3] および成人 T 細胞白血病とヒト T 細胞白血病ウイルス I 型[*4] の関係が注目されている.

[*1] B 型・C 型肝炎ウイルス（HBV，HCV）

[*2] ヘリコバクター・ピロリ（H. pylori）

[*3] ヒトパピローマウイルス（HPV）

[*4] ヒト T 細胞白血病ウイルス I 型（HTLV-1）

⑤ 化学物質

就業時に特定の化学物質に長期的に曝露することにより発生するがんを**職業がん**という（**表6-4**）.

表6-4 主ながん原性因子による職業がん

がん原性因子	疾 病
ベンジジン	尿路系腫瘍（膀胱がんなど）
ベンゼン	白血病
石 綿	肺がん又は中皮腫
ヒ 素	肺がん又は皮膚がん
電離放射線	白血病，肺がん，皮膚がん，骨肉腫，甲状腺がん，多発性骨髄腫又は非ホジキンリンパ腫
塩化ビニル	肝血管肉腫又は肝細胞がん

（資料：厚生労働省「労働基準法施行規則（昭和 22 年厚生省令第 23 号）別表 1-2」より）

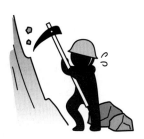

第6章

2）がん対策

（1）がん対策基本法・がん対策推進基本計画

　1981 年にがんがわが国の死因第 1 位になって以降，がん対策は国民の健康における重要な課題の 1 つになっている．2006（平成 18）年には，がん対策の総合的かつ計画的な推進を目的とした，「**がん対策基本法**」が成立した．

　「がん対策基本法」の中には，がん予防と早期発見の推進，がん医療の均てん化[*1]の促進や研究の推進等のがん対策における基本的な施策が定められている．これらの基本的な施策を推進するにあたり「**がん対策推進基本計画**」の中で全体および個別の目標が定められており，時世に合わせて見直しが行われている（**図 6-2**）．

*1　均てん化
　全国どこでも標準的ながん治療が受けられるよう，地域における医療技術の格差等の是正を図ること

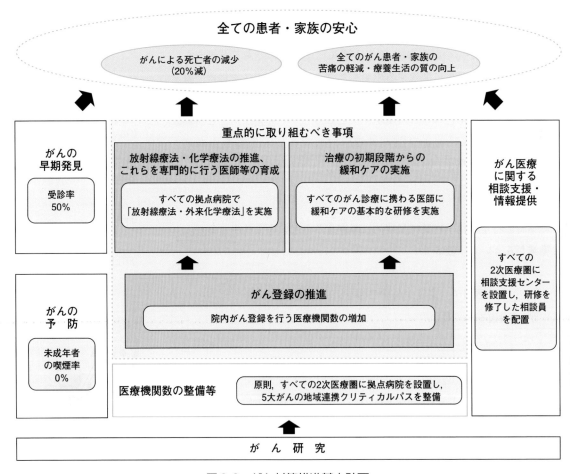

図 6-2　がん対策推進基本計画

（資料：厚生労働省 HP より）

2023（令和5）年3月に閣議決定された「**がん対策推進基本計画（第4期）**」では，がんの早期発見を目的としたがん検診の受診率向上，がん医療の充実等が掲げられている（**図6-3**）．

第1．全体目標と分野別目標／第2．分野別施策と個別目標

全体目標：「誰一人取り残さないがん対策を推進し，全ての国民とがんの克服を目指す。」

「がん予防」分野の分野別目標	「がん医療」分野の分野別目標	「がんとの共生」分野の分野別目標
がんを知り，がんを予防すること，がん検診による早期発見・早期治療を促すことで，がん罹患率・がん死亡率の減少を目指す	適切な医療を受けられる体制を充実させることで，がん生存率の向上・がん死亡率の減少・全てのがん患者及びその家族等の療養生活の質の向上を目指す	がんになっても安心して生活し，尊厳を持って生きることのできる地域共生社会を実現することで，全てのがん患者及びその家族等の療養生活の質の向上を目指す

1．がん予防
(1) がんの1次予防
　① 生活習慣について
　② 感染症対策について
(2) がんの2次予防（がん検診）
　① 受診率向上対策について
　② がん検診の精度管理等について
　③ 科学的根拠に基づくがん検診の実施について

2．がん医療
(1) がん医療提供体制等
　① 医療提供体制の均てん化・集約化について
　② がんゲノム医療について
　③ 手術療法・放射線療法・薬物療法について
　④ チーム医療の推進について
　⑤ がんのリハビリテーションについて
　⑥ 支持療法の推進について
　⑦ がんと診断された時からの緩和ケアの推進について
　⑧ 妊孕性温存療法について
(2) 希少がん及び難治性がん対策
(3) 小児がん及びAYA世代のがん対策
(4) 高齢者のがん対策
(5) 新規医薬品，医療機器及び医療技術の速やかな医療実装

3．がんとの共生
(1) 相談支援及び情報提供
　① 相談支援について
　② 情報提供について
(2) 社会連携に基づく緩和ケア等のがん対策・患者支援
(3) がん患者等の社会的な問題への対策
　（サバイバーシップ支援）
　① 就労支援について
　② アピアランスケアについて
　③ がん診断後の自殺対策について
　④ その他の社会的な問題について
(4) ライフステージに応じた療養環境への支援
　① 小児・AYA世代について
　② 高齢者について

4．これらを支える基盤
(1) 全ゲノム解析等の新たな技術を含む更なるがん研究の推進
(2) 人材育成の強化
(3) がん教育及びがんに関する知識の普及啓発
(4) がん登録の利活用の推進
(5) 患者・市民参画の推進
(6) デジタル化の推進

第3．がん対策を総合的かつ計画的に推進するために必要な事項

1．関係者等の連携協力の更なる強化
2．感染症発生・まん延時や災害時等を見据えた対策
3．都道府県による計画の策定
4．国民の努力
5．必要な財政措置の実施と予算の効率化・重点化
6．目標の達成状況の把握
7．基本計画の見直し

図6-3　がん対策推進基本計画（第4期）
（資料：厚生労働省HPより）

（2）がん登録

　わが国では，2013（平成25）年，がん登録等の推進に関する法律「**がん登録推進法**」が成立し，2016（平成28）年から国が主体となり，全国がん登録が実施されている．これらは，がんの実態を正確に把握し，がん医療の充実化を図るために実施されており，がんの罹患や転帰[*1]等の状況を登録することとなっている．登録された情報は，主にがん対策に係わる調査研究に利用されている．

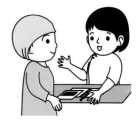

*1 転　帰
病気の治療による症状の最終的な結果．

がん登録の利活用の推進は「がん対策推進基本計画（第4期）」の分野別施策の1つにあげられており，情報の効果的な利活用に向けた現行制度の見直し等が行われている.

（3）がんと就労

「がん対策推進基本計画（第4期）」では，がん対策の柱として，がん予防，がん医療の充実とともに，がんとの共生が掲げられている.

がんとの共生を図る取り組みの1つとして，生きがいや生活の安定のために就職を希望するがん患者に対して，希望や個々の治療の状況に即した就労支援が行われている.

3）がん検診

厚生労働省は，早期発見，治療を目的とした市町村によるがん検診を推進している. 現在，検診において早期発見することが可能で，早期治療により死亡率が低下すると考えられている胃がん，肺がん，乳がん，子宮がん（子宮頸がん），大腸がんの5つについて実施されている（表6-5）.

表6-5 がん検診をうける年齢

種類	対象年齢	検診間隔
子宮頸がん	20歳以上	1回/2年
肺がん	40歳以上	1回/年
大腸がん		1回/年
乳がん		1回/2年
胃がん	原則50歳以上	原則1回/2年

（資料：「健康増進法」より作成）

厚生労働省の「国民生活基礎調査（2022年）」によると，肺がん，大腸がんおよび胃がん検診の3つの中では，男女共に肺がん検診の受診率が最も高く，男性で53.2％，女性で43.5％である. いずれの検診においても受診率は年々上昇している（図6-4）.

TOPIC

がん検診

日本乳癌学会乳癌登録データ（2004〜2009年）によると，乳がん患者は40〜50歳代に多く，平均年齢は57.4歳と算出されている. しかし35歳未満の乳がん患者も全体の2.7％を占めている. 乳がんは他の部位に発生したがんと比べて，治療後の生存率が高く，早期発見・早期治療が重要である. 早期発見の有効な手段として，乳がん検診が挙げられる. 検診では主にマンモグラフィ（乳房X線検査）を行う. また，予防のための活動として，検診受診率の向上や，乳がんに関する正しい知識の普及のためのピンクリボン活動が世界中で実施されている.

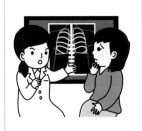

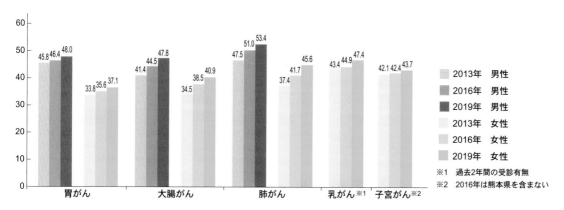

図 6-4 男女別がん検診受診率（40～69 歳）の推移[※2]
（資料：厚生労働省「国民生活基礎調査（2019 年）」より）

循環器疾患とは，脳出血や脳梗塞といった**脳血管疾患**と狭心症や心筋
梗塞等の虚血性心疾患や心不全を含む**心疾患**を指す．

1）高血圧

高血圧[*1]は循環器疾患の最大のリスク因子である．収縮期血圧が 140
mmHg 以上，または拡張期血圧が 90 mmHg 以上の場合，高血圧に該
当する（**図 6-5**）．厚生労働省の「患者調査（2020 年）」によると，高血
圧性疾患の総患者数[*2]は約 1,500 万人にのぼる．

[*1] 血　圧
血液が血管壁を押す力のこと．

[*2] 総患者数
調査日現在において継続的に医療を受けている者の推計数．

第6章

TOPIC

フラミンガム研究
　1948 年，米国のフラミンガムで実施された疫学研究で，心疾患の原因究明のために行われた．この研究により，高血圧，脂質異常や喫煙が心疾患のリスク因子であることが示唆された．

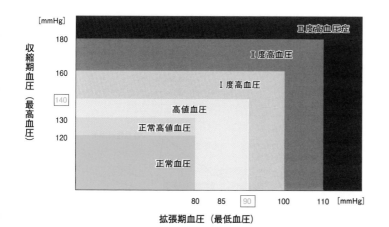

図 6-5 高血圧の診断基準
（資料：日本高血圧学会「高血圧治療ガイドライン 2019」日本高血圧学会発行，2019 より）

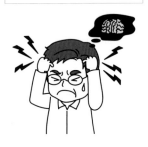

*¹ 脳梗塞

脳梗塞では，詰まった血管の先の脳細胞が壊死，またはそれに近い状態になる．脳梗塞による死亡率が脳出血の死亡率より高いのは，脂質の多い欧米型の食生活により発症するアテローム血栓性脳梗塞が増えたことが起因する．

*² 脳血管疾患（脳卒中）

「脳梗塞」，「脳出血」，「くも膜下出血」の3つのタイプに分けられる．急激に発症し，憎悪する点が特徴である．

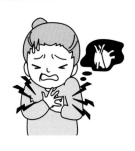

*³ その他の心疾患は，全心疾患から虚血性心疾患，心不全，慢性リウマチ性心疾患を除いたものである．

高血圧による身体への影響は，血管が多く集まる脳や心臓に現れやすい．これは，血管壁を強く押し続けることで血管壁に慢性的に負荷がかかり血管壁の破綻や動脈硬化が進行するためである．現在までに食塩摂取量と血圧の関連性が数多く研究されており，個人差はあるが，食塩を摂取することで血圧があがることが確認されている．そのため食塩を制限（減塩）することは循環器疾患のリスク因子である高血圧の予防において重要である．

2）脳血管疾患

厚生労働省の人口動態統計によると，脳血管疾患は，がん，心疾患，老衰と共に死因の上位を占める．循環器疾患の中では脳出血による死亡率は1960年以降減少傾向であり，現在は**脳梗塞***¹による死亡率の方が高い．脳出血による死亡が減少した理由には，最大のリスク因子である高血圧の治療の普及があげられる．脳血管疾患による死亡率および年齢調整死亡率はともに減少傾向であるが，「国民生活基礎調査（2022）」では，脳血管疾患（脳卒中）*²は高齢者の介護が必要となる原因の疾患第2位（第1位は認知症）であり，高齢者の健康を考える上でも重要である．

3）心疾患

心疾患による死亡者数はがんにつぎ2番目に多く，死亡率は近年上昇傾向である（図6-6）．心疾患の大部分を占める虚血性心疾患のリスク因子は，脳血管疾患と同様に高血圧や脂質異常症（LDL－コレステロール高値等）であり，LDL－コレステロール値の上昇は虚血性心疾患の発

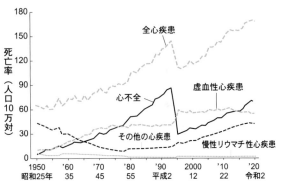

図6-6 心疾患の死亡率（人口10万対）の推移*³（※令和2年は概数）

（資料：厚生労働省「人口動態統計」より）

症と関連することが久山町研究[*1]結果において明らかになっている.

　1990年代後半に一時的に虚血性心疾患による死亡が増加し,心不全による死亡は減少したが,これは死亡診断書の記入方法が変更したことによるもので見かけ上のものである.心疾患の年齢階級別死亡数は50歳代から80歳代で,がんについて2番目に多い(なお,90歳代以降では老衰についで2番目に多い).年齢調整死亡率(**p.53参照**)は減少傾向である.

*1　九州大学医学部が実施している循環器疾患等の生活習慣病の疫学調査.

6.3　代謝疾患

　代謝疾患とは,糖,脂質,たんぱく質等の代謝に異常をきたすことにより発症する疾患である.

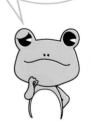

虚血性心疾患は,冠動脈の血流障害により心筋の酸素が不足した状態です.

1)肥　満

　わが国では**BMI**[*2]が30 kg/m² 以上を**肥満**とし,25 kg/m² 以上30 kg/m² 未満を**過体重**としている.肥満のタイプは,大きくわけて**内臓型肥満**[*3]と**皮下脂肪型肥満**[*4]の2種類にわけられる.「国民健康・栄養調査(2019年)」によると肥満者の割合は,男性では33.0 %,女性で22.3 %であり,過去10年において女性では肥満者の割合に有意な増減は見られない.

2)メタボリックシンドローム

　高血圧,脂質異常症や糖尿病に肥満を加えたこれらの4つの症状は動脈硬化のリスク因子であり,2つ以上集積したときに高確率で狭心症,心筋梗塞や脳梗塞等の動脈硬化性疾患を引き起こすことから注意が必要である(**図6-7**).

*2　BMI(Body Mass Index)
　肥満度を表す体格指数で,計算式は,
　BMI=体重(kg)÷身長(m)²
である.

*3　内臓型肥満
　腸間膜周辺に脂肪がたまり,高血糖や脂質代謝異常,高血圧を引き起こす.

*4　皮下脂肪型肥満
　脂肪が皮下にたまった状態.皮下脂肪の増加は,整形外科的疾患のリスクが高まる.

第6章

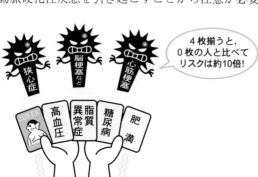

4枚揃うと,0枚の人と比べてリスクは約10倍!

図6-7　危険因子の数と冠動脈疾患発症の危険度

*¹　メタボリックシンドローム
　（Metabolic syndrome）
　耐糖能異常，脂質異常症，および高血圧を合併し，動脈硬化を引き起こすリスクが高い状態にある代謝異常症候群．

*²　「国民健康・栄養調査（2017年）」によると，メタボリックシンドロームが強く疑われる者とメタボリックシンドロームの予備軍と考えられる者を合わせると20歳以上の男性で2人に1人，女性では5人に1人が該当している．

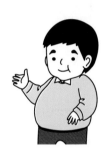

*³　インスリン
　膵島β細胞から分泌されるペプチドホルモンで血液中のブドウ糖を細胞内に摂り込む．

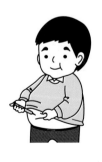

　内臓脂肪の蓄積を基盤とした高血糖，脂質代謝異常，高血圧などの動脈硬化のリスク因子が一個人に集積した状態をメタボリックシンドローム*¹ とよんでいる．

　メタボリックシンドローム診断基準検討委員会（2005年）によるメタボリックシンドロームの診断基準は，ウエスト周囲径が男性85 cm，女性90 cm 以上かつ高血圧，高血糖，脂質代謝異常の3つのうち2つに該当する場合をメタボリックシンドロームとしている*² （図6-8）．

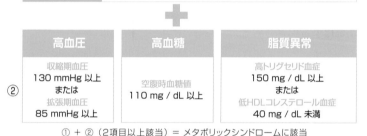

①	内臓脂肪蓄積	ウエスト周囲径 男性 85cm 以上／女性 90cm 以上	

＋

②	高血圧	高血糖	脂質異常
	収縮期血圧 130 mmHg 以上 または 拡張期血圧 85 mmHg 以上	空腹時血糖値 110 mg／dL 以上	高トリグセリド血症 150 mg／dL 以上 または 低HDLコレステロール血症 40 mg／dL 未満

① ＋ ②（2項目以上該当）＝ メタボリックシンドロームに該当

図 6-8　メタボリックシンドローム診断基準

3）糖尿病

　糖尿病は，**インスリン***³ の分泌不足，あるいはインスリン抵抗性の増大により，肝臓や筋肉での糖の摂り込みが減少することで慢性的に高血糖になった状態である．糖尿病はインスリンの絶対的な不足をきたす**Ⅰ型糖尿病**，相対的な不足をきたす**Ⅱ型糖尿病**，**その他の糖尿病**および**妊娠糖尿病**の4つに大別され，糖尿病患者の約95％がⅡ型糖尿病である．

　糖尿病の発症には，肥満，過食，運動不足やストレス等の環境要因と，インスリンの分泌能や感受性に係わる遺伝子の異常が関与している．糖尿病の診断基準は**図6-9**である．

　「国民健康・栄養調査（2019年）」によると，20歳以上の男性で約5人に1人，女性では約10人に1人が糖尿病を強く疑われる者に該当し，その数は加齢に伴い増加している（**図6-10**）．

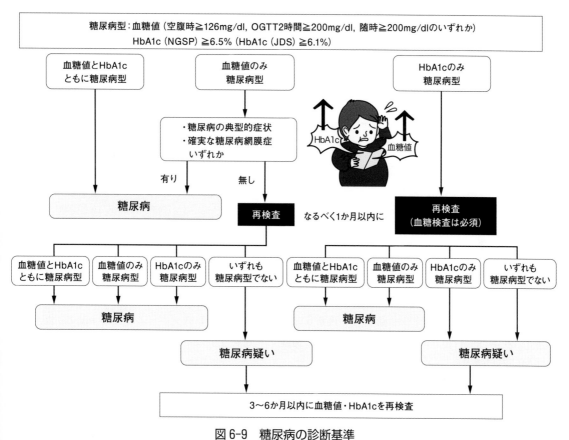

図 6-9　糖尿病の診断基準

（資料：日本糖尿病学会「糖尿病の分類と診断基準に関する委員会報告（国際標準化対応版）」2010.6 より）

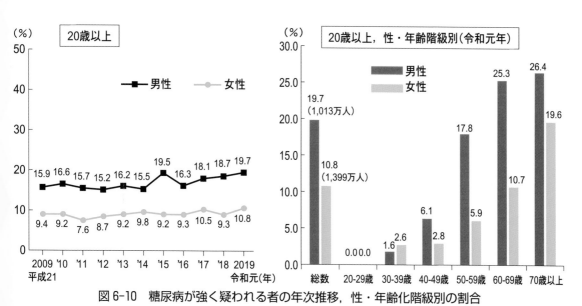

図 6-10　糖尿病が強く疑われる者の年次推移，性・年齢化階級別の割合

（資料：厚生労働省「国民健康・栄養調査（2019 年）」より作図）

第6章

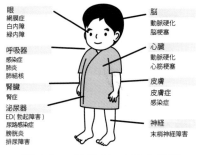

眼
　網膜症
　白内障
　緑内障

呼吸器
　感染症
　肺炎
　肺結核

腎臓
　腎症

泌尿器
　ED（勃起障害）
　尿路感染症
　膀胱炎
　排尿障害

脳
　動脈硬化
　脳梗塞

心臓
　動脈硬化
　心筋梗塞

皮膚
　皮膚症
　感染症

神経
　末梢神経障害

図 6-11　糖尿病による合併症

　糖尿病は，食事療法，運動療法および薬物療法により血糖コントロールを継続して行うことで重症化を予防することが可能である．しかし，治療を行わず，血糖コントロールが不良な状態が続くと，血管がもろくなり，細小血管が集まる網膜や腎臓に障害をきたす．糖尿病による**網膜症**，**腎症**および**神経障害**を**糖尿病の3大合併症**といい，中でも，糖尿病性腎症による腎不全は 1998 年以降，透析導入の原疾患第 1 位となっており，医療費に占める割合も高くなっている．また，持続的な高血糖は動脈硬化を進行させ，脳梗塞や心筋梗塞の原因にもなっている（**図 6-11**）．

4）脂質異常症

　脂質異常症は，肥満により脂肪合成が亢進し，血液中の脂質成分が異常値を示した状態である．日本動脈硬化学会による「脂質異常症の診断基準」を**表 6-6** に示す．LDL－コレステロールが 140 mg/dL 以上を**高コレステロール血症**，トリグリセリドが 150 mg/dL 以上を**高トリグリセリド血症**としている．

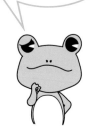

血液中の脂質は小さな粒（リポタンパク質）の形で存在し，比重の違いで VLDL，LDL，HDL と呼ばれます．

スムーズに血液が流れます

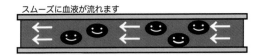

脂質異常症
血管の壁にコレステロールなどが付着して血液の流れが悪くなります．

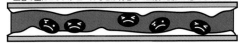

表 6-6　脂質異常症の診断基準

脂質異常症の診断基準（空腹時採血）		
高 LDL－コレステロール血症	LDL－コレステロール	140 mg/dL 以上
低 HDL－コレステロール血症	HDL－コレステロール	40 mg/dL 未満
高トリグリセライド血症	中性脂肪（トリグリセライド）	150 mg/dL 以上

（資料：日本動脈硬化学会「動脈硬化性疾患予防ガイドライン」2007 年版より）

「患者調査（2020年）」によると，脂質異常症の推計患者数[*1]は約15.3万人で年齢階級別では35歳以降で増加している.

脂質異常症は**フラミンガム研究**[*2]をはじめとする多くの疫学研究により，狭心症や心筋梗塞といった動脈硬化性心疾患の発生との関連が確認されており注意が必要である.脂質異常症のリスク因子には，肥満，運動不足や喫煙等があげられており，予防のために，食生活をはじめとする生活習慣に留意する必要がある.脂質異常症の予防のための食生活として，伝統的な日本食を基本とした食事が望ましく，コレステロールおよび飽和脂肪酸を多く含む肉の脂身や乳製品等の食品の過剰摂取を控えると共に，水溶性食物繊維や植物ステロールを多く含む野菜類，海藻および大豆製品の摂取を増やすことが基本である（**図6-12**）.

*1　推計患者数
　p.61 参照

*2　フラミンガム研究
　1948年，米国のフラミンガムで実施された疫学研究で，心疾患の原因究明のために行われた.この研究により，高血圧，脂質異常や喫煙が心疾患のリスク因子であることが示唆された.

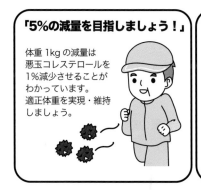

図6-12　脂質異常症予防のための食生活
（資料：日本動脈硬化学会「動脈硬化性疾患予防ガイドライン2017」より作図）

6.4　骨・関節疾患（運動器疾患）

骨や関節は運動器といわれ，各種臓器を支えると同時に，ヒトが身体を自由自在に動かすことを可能にする.高齢者では骨関節疾患患者で歩行障害があると，ないヒトに比べて移動，排泄および精神の自立度が有意に低下することも報告されており，QOLを維持する上でも骨関節疾患の予防は重要である.

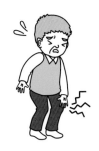

第6章

1）骨粗鬆症，骨折

骨は，カルシウムやリン等のミネラル類やコラーゲン等の有機物からなる．**骨粗鬆症**は骨に含まれるミネラルの量（骨塩量，骨密度）が減少し骨折しやすくなる状態である．骨密度は 20 歳代でピークに達し，加齢とともに低下する（**図 6-13**）．とりわけ，閉経後の女性では急激に低下し，骨粗鬆症が発症しやすくなる．

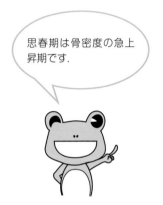

思春期は骨密度の急上昇期です．

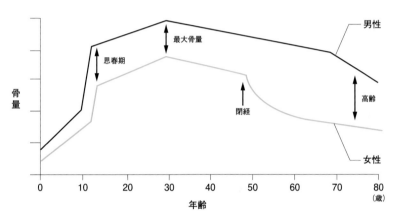

図 6-13　加齢にともなう骨量の経時的変化
（資料：岩本潤「バイオメカニズム学会誌，vol. 27, No.1（2003）」より作図）

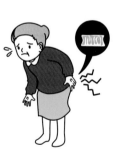

加齢，性別以外の骨粗鬆症の発症に関連する要因として，骨の合成に必要な栄養素であるカルシウムやビタミン D，ビタミン K の摂取不足，運動不足，日照不足および喫煙等が挙げられる．骨粗鬆症により一度骨折すると高い確率で別の部位にも骨折（二次骨折）をおこし，生命予後を悪化させることから，定期的な運動とバランスのよい食生活で骨粗鬆症を予防することが望ましい．

2）変形性関節症

変形性関節症は，関節の変形を引き起こす進行性の疾患であり，加齢とともに増加することから，高齢化が進むわが国では今後患者が著しく増加すると考えられている．主症状は，関節周囲の痛みや違和感等であり，全身どの部位の関節にも起こりえる．老化による関節の痛みと見なされ見過ごされがちであるが進行性の疾患であるため，早期に適切な治療を受けることが望ましい．

3) ロコモティブシンドローム（運動器症候群）

ロコモティブシンドローム[*1]が，進行すると介護が必要になるリスクが高まる．そのため，ロコモティブシンドローム普及啓発活動が全国で行われている．ロコモティブシンドロームになる原因は，運動器疾患の発症以外に加齢による筋力の低下とバランス能力の低下があげられる[*2]．ロコモティブシンドロームにならないために，運動器疾患は早期に適切な治療を受けることと，日頃のトレーニング（ロコトレ，ロコモーショントレーニング）が重要である[*3]（**図6-14**）．

6.5　感染症

感染とは，微生物が宿主に入り込み，悪影響を及ぼすことをいい，それにより引き起こされる病気を**感染症**という（新たに発生した感染症を**新興感染症**といい，従来解決されたと思われていたが再び発生した感染症を**再興感染症**という（**表6-7**））．

表6-7　主な新興感染症・再興感染症

	新興感染症	
	病原体	疾患名
ウイルス	HIV-1, 2	エイズ
	フィロウイルス	エボラ熱
	ハンタウイルス	腎症候性出血熱，肺症候群
	HBV, HCV, HDV, HEV	ウイルス性肝炎
	コロナウイルス	重症呼吸器症候群
細菌	大腸菌 O157H7	出血性大腸炎，溶血性尿毒症症候群
	ビブリオ・コレレ O139	コレラ
	ヘリコバクター・ピロリ	消化性潰瘍
	レジオネラ	レジオネラ肺炎（在郷軍人病）
原虫	クリプトスポリディウム	胃腸炎

	再興感染症	
	病原体	疾患名
ウイルス	デングウイルス	出血熱
リケッチア	ツツガムシ病リケッチア	発疹性熱性疾患（ツツガムシ病）
細菌	結核菌	結核
原虫	マラリア原虫	マラリア

*1　ロコモティブシンドローム
　運動器症候群の通称．日本整形外科学会が2007年に提唱．
　骨粗鬆症や変形性関節症といった運動器疾患等により，歩行や立ったり座ったりといった移動に関する機能が低下した状態を表す．
　働き盛りの若い頃から筋肉・骨を強くする運動習慣・食習慣を身に付けることが重要である．

*2　ロコモティブシンドロームの診断には，立ち上がりテスト，2ステップテストやロコモ25が用いられている．

*3　なお，「健康づくりのための身体活動基準2013」で定められた基準を達成するための，実践的な手立てを示したアクティブガイドでは，今より10分さらに身体を動かすこと（＋10：プラステン）を推奨している．

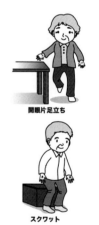

開眼片足立ち

スクワット

図6-14　ロコモーショントレーニング例

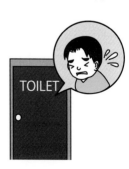

TOILET

感染症はヒトからヒトや動物からヒトへと感染し広がっていく．特定集団に通常の限度を超えて疾病が発生することを流行といい，流行の規模によって，**局地流行（エピデミック）**[*1]や**世界的流行（パンデミック）**[*2]という表現が使われる．感染症の発生要因には，感染源，感染経路，感受性（宿主要因）の 3 つがあり，これらの要因が同時に成立する際に感染が成立する．そのため，感染症の予防にはこの 3 つの要因に対してそれぞれ対策を講ずる必要がある．

1）主要な感染症

感染症の発症や流行の原因として，過度な開発，海外旅行の増加や地球温暖化，抗生剤に対する耐性菌の出現等があげられる．

（1）結 核

結核[*3] は，結核菌の感染により起こる感染症で，「感染症法」では 2 類感染症に分類される．かつては高い罹患率をほこっていたが，1940 年代後半を境に罹患率が減少した．しかし，1997（平成 9）年には新規登録患者数および罹患率が増加傾向に転じ，1999（平成 11）年「結核緊急事態宣言」が厚生省（現厚生労働省）により出された．わが国の罹患率は，先進国中では依然として高い水準だが，低まん延国の水準である 10.0 以下には達している．（**表 6-8**）．

表 6-8　諸外国と日本の結核罹患率（人口 10 万人あたり）

国 名	罹患率（人）	年次	国 名	罹患率（人）	年次
日 本	8.2 人	2022	オランダ	4.4	
スェーデン	3.8		フランス	7.7	
オーストラリア	6.5	2005	英 国	6.3	2021
米 国	2.6		デンマーク	3.8	
イタリア	4.9		ドイツ	5.0	

（資料：厚生労働省，「2022 年結核登録者情報調査年報」集計結果より）

結核菌は従来感染しても免疫の働きによりほとんどは発症しないが，高齢者では加齢に伴う抵抗力の低下により発症するとされている．

わが国の結核対策として，「感染症法」に基づき結核に関する定期健康診断と臨時の健診である接触者健診が行われている．定期健康診断は，学校，施設，事業所等で年に 1 回行われており，実施方法は主に問

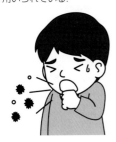

*1　エピデミック
　特定の地域や集団で，感染症等の疾患が広がること．

*2　パンデミック
　エピデミックとなった疾患がさらに世界中に広がった状況をいう．パンデミックが起こる原因の 1 つに飛行機や路線等の交通網の発展があげられる．

*3　結核の症状は，咳や発熱等で風邪の症状と似ている．治療方法は，6 か月以上の抗結核薬の投与である．確実に投薬を実施するために，医療関係者により患者が実際に服薬する所を見て確認する直接監視下短期化学療法（DOTS）が用いられている．

診と胸部 X 線検査である．接触者健診は，結核患者が発見された際に行われる健診で，感染者および発病者の早期発見・早期治療や感染経路の特定を目的としている．

結核の予防接種は「**予防接種法**」[*1] に基づいて生後 12 か月未満の乳児に **BCG 予防接種**[*2] を 1 回実施している．

（2）HIV（ヒト免疫不全ウイルス）・AIDS

AIDS（後天性免疫不全症候群）とは，HIV 感染により**細胞性免疫**[*3]の機能が低下し，指標となる 23 種類の**日和見感染症**[*4]のいずれかを発症した場合をいう．HIV の感染経路は HIV 患者との性行為，HIV に感染した血液，もしくは**血液製剤**[*5]の受注および母子感染である．

厚生労働省のエイズ発生動向年報によると，わが国では 1996 年以降，新規 HIV 感染者の報告数は増加傾向であったが，近年減少傾向で，2022 年末時点で新規 HIV 感染者数は 632 人，新規 AIDS 患者は 252 人である．世界の HIV 感染者数は約 3,700 万人で，特に東部および南部アフリカで約 7 割を占めている．

2）感染症法

わが国では，感染症の予防と流行への円滑な対応を目的として「**感染症法**（感染症の予防および感染症の患者に対する医療に関する法律）」が施行されている．本法律に基づいて，わが国では，感染症を感染力や発症した際の重篤性に基づき 1～5 類感染症，**新型インフルエンザ等感染症**[*6]，新感染症および指定感染症に類型化し，医療体制が整備されている（**表 6-8**）．

また，感染症法に基づき患者の人権に配慮した入院措置がとられており，新感染症と 1 類感染症の患者は原則として入院，2 類感染症と新型インフルエンザ等感染症の患者は状況に応じて入院することとなっている．

---

*1　予防接種法

　この法律は，伝染のおそれがある疾病の発生およびまん延を予防するために公衆衛生の見地から予防接種の実施その他必要な措置を講ずることにより，国民の健康の保持に寄与するとともに，予防接種による健康被害の迅速な救済を図ることを目的とする．（予防接種法第 1 章より）

*2　BCG 予防接種

　BCG は，結核予防のために接種されるワクチンで，牛型結核菌を弱毒化した細菌から作られる．

*3　細胞性免疫

　局所的な免疫反応で，主に T 細胞やマクロファージが直接ウイルス感染細胞やがん細胞を攻撃する．

*4　日和見感染

　通常では病原性を発揮しない微生物による感染症を日和見感染症という．健康なヒトでは感染しても発症しないが，免疫が落ちた状態のヒト（免疫不全を伴う疾病の患者や術後患者，高齢者や乳幼児等）では注意を要する．

*5　血液製剤

　赤血球製剤は血液から血漿，白血球および血小板の大部分を取り除いたもので，慢性貧血，外科手術前・中・後の輸血時に用いられる．

*6　新型インフルエンザ等感染症

　新たに人に伝染する能力を有することとなったインフルエンザであって，国民が免疫を獲得していないことから全国的かつ急速なまん延により国民の生命及び健康に重大な影響を与えるおそれのある疾患．

第6章

表 6-8　感染症法の対象となる感染症と特徴

1 類感染症	感染力，罹患した場合の重篤性等の観点から危険性が極めて高い感染症．（エボラ出血熱，クリミア・コンゴ出血熱，痘そう，ペスト，マールブルグ病，ラッサ熱，南米出血熱）
2 類感染症	感染力，罹患した場合の重篤性等の観点から危険性が高い感染症．（急性灰白髄炎（ポリオ），ジフテリア，結核，鳥インフルエンザ（H5N1），鳥インフルエンザ（H7N9），中東呼吸器症候群（MERS），重症急性呼吸器症候群（SARS））
3 類感染症	危険性は高くないが，飲食業等の特定の職業への就業によって集団発生を起こしうる感染症．（コレラ，細菌性赤痢，腸管出血性大腸菌感染症 /O157 等，腸チフス，パラチフス）
4 類感染症	動物や飲食物から感染し（ヒトからヒトへは感染しない）国民の健康に影響を及ぼす可能性のある感染症．（デング熱，チクングニア熱，マラリア，ジカウイルス感染症など）
5 類感染症	発生，感染拡大防止のために，国が感染症発生動向調査を行い，その結果に基づき必要な情報を国民や医療関係者に提供している．（梅毒，マイコプラズマ肺炎，百日咳，風疹，突発性発しん，手足口病，**新型コロナウイルス感染症**など）
新型インフルエンザ等感染症	（新型インフルエンザ，再興型インフルエンザ，再興型コロナウイルス感染症）

3）検疫と予防接種

（1）検 疫

　わが国では，海外から国内に常在しない感染症がもち込まれることを防ぐために，**検疫法**[*1] に基づき空港や港の検疫所で，旅客や貨物の検査が行われている．検疫法の対象となっている感染症[*2] を**検疫感染症**という．検疫感染症に該当するのは，感染症法における 1 類感染症，新型インフルエンザ等感染症および政令で指定されたその他の感染症である（検疫感染症に感染した恐れのある者に対して，検疫官（医師，看護師）の診断により必要に応じて隔離や停留等の措置がとられている）．

（2）予防接種

　予防接種は，無毒化もしくは弱毒化した病原体や病原体の抗原性を有する部分を生体に接種し，免疫反応を起こさせることで病原体に対する抵抗力（免疫）を獲得するために行う．

　病原体を材料として人工的に作られた抗原物質を**ワクチン**といい，**弱毒化ワクチン**（生ワクチン）と**不活化ワクチン**に大別される．弱毒化ワクチンは感染性を弱めた病原体を接種するため，強力な免疫を獲得できる反面，感染症状を呈することがある．また，光に弱く低温管理も必要であり保存が困難である．その一方，不活化ワクチンは，保存は容易であるが，感染性を完全に失った病原体を接種するため，免疫が弱く追加接種が必要である[*3]．

[*1] 検疫法
　この法律は，国内に常在しない感染症の病原体が船舶又は航空機を介して国内に侵入することを防止するとともに，船舶又は航空機に関してその他の感染症の予防に必要な措置を講ずることを目的とする（検疫法第 1 条）．

[*2] エボラ出血熱，ペスト，ラッサ熱，中東呼吸器症候群（MARS），インフルエンザ（H5N1），ジカウイルス感染症，新型インフルエンザ等感染症などが含まれる．

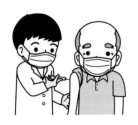

[*3] Ａ類，Ｂ類疾病ともに，予防接種法では定期接種の対象であり，市町村により実施されている．なお，接種費用は自治体および疾病により異なるが，無料または一部自己負担である．近年，病原体の遺伝子を使った遺伝子ワクチンも実用化されている．

　わが国では「予防接種法」に基づいて，予防接種が実施されている．予防接種には，受けるように努めなければならない**勧奨接種**と希望者に対して行う**任意接種**がある．感染性が高いあるいは発症した場合に症状が重篤である 15 種類の疾病を A 類疾病とし，集団予防のために予防接種が勧奨されている．主に冬期に流行するインフルエンザは B 類疾病とされ，高齢者に限られるが予防接種が勧奨されている（**表 6-10**）．

　また，厚生労働省では，海外渡航前にワクチン接種することを推奨している（**表 6-11**）[*1].

*1　必要な予防接種は，渡航先，渡航期間および渡航目的等によって異なるため，渡航者 1 人ひとりが接種するワクチンを決める必要がある．

表 6-10　予防接種の種類

勧奨接種	A 類	ジフテリア
		百日せき
		急性灰白髄炎（ポリオ）
		麻しん
		風しん
		日本脳炎
		B 型肝炎（水平感染予防のため）
		結核
		Hib 感染症
		肺炎球菌感染症（小児）
		水痘
		ヒトパピローマウイルス感染症
		ロタウイルス[*1]

勧奨接種	A 類	破傷風
		痘そう[*2]

勧奨接種	B 類	インフルエンザ
		肺炎球菌感染症（高齢者）

任意接種	B 型肝炎（母子感染予防）
	おたふくかぜ（流行性耳下腺炎）
	インフルエンザ
	A 型肝炎
	黄熱

※1　2020（令和 3）年より変更
※2　現在は実施されていない

表 6-11　渡航の際に予防接種が推奨される疾病

予防接種	対象
黄熱	・感染リスクのある地域に渡航する人 ・入国に際して証明書の提示を求める国へ渡航する人
A 型肝炎	・途上国に長期（1 か月以上）滞在する人，特に 70 歳以下
B 型肝炎	・血液や体液に接触する可能性のある人
破傷風	・冒険旅行などでけがをする可能性の高い人
狂犬病	・イヌやキツネ，コウモリなどの哺乳動物が多い地域へ行く人で，特に近くに医療機関がない地域へ行く人 ・動物研究者など，動物と直接接触する人
ポリオ	・流行地域に渡航する人
日本脳炎	・流行地域に長期滞在する人（主に東南アジアでブタを飼っている農村部）
麻しん風しんインフルエンザ	・海外へ渡航しない人も含めて，すべての人
新型コロナ	・海外へ渡航しない人も含めて，すべての人 ・入国に際して証明書の提示を求める国へ渡航する人
髄膜炎菌	・流行地域に渡航する人，定期接種実施国へ留学する人

（資料：厚生労働省検疫所 HP「海外渡航のためのワクチン（予防接種）」より作成）

第 6 章

6.6 精神疾患

　精神疾患はこころの病気で，目にみえにくいことから，周囲の人々に病状が理解されにくく，偏見をもたれやすい．主な精神疾患には気分障害（うつ病），統合失調症，認知症等がある．

1）主要な精神疾患

（1）うつ病

　うつ病は，気分障害の一種で脳の働きの何らかの不調により起こる．

　主症状は，抑うつ気分[*1]，興味の喪失，身体的・精神的不安等である．WHO はうつ病を 21 世紀の最も危惧される病気になると警鐘を鳴らしている（WHO,5n.d.）．

　欧米人を対象とした疫学研究によると，うつ病の生涯有病率は，男性で 5 ～ 12 %，女性で 10 ～ 25 %と報告されている．

　わが国のうつ病の総患者数は約 172 万人にのぼり，男性は約 67 万人，女性は約 105 万人である（厚生労働省「患者調査（2020 年）」より，図6-15）．

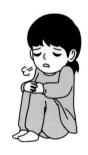

*1 抑うつ気分
　悲しみや寂しさといった感情に重苦しさが加わったような感情をいう．何もする気がおきずに日常生活に支障をきたしてしまう場合もある．

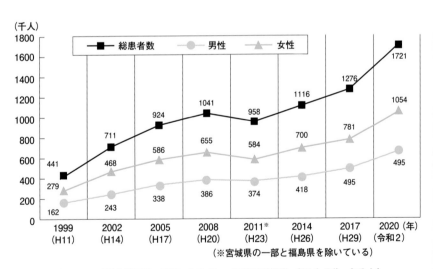

図 6-15　医療機関に受診するうつ病患者推移（男女別）（千人）
（資料：厚生労働省「患者調査」より作図）

　いずれの結果からも，女性は男性より約 2 倍うつ病にかかりやすく，性差があることが推察されるが，その理由は十分に明らかとなっていない．

　うつ病発症の関連要因として性別以外に，パーソナリティも深く関連

し，うつ病に罹りやすい性格として，秩序を重視する，几帳面で生真面目，物事に執着しやすい，他者の評価を過度に気にする等があげられる.

　また，就職や結婚といった生活環境の変化や，過労や睡眠不足といった身体的なストレスもうつ病の発症に関連する.

（2）統合失調症

　統合失調症はかつて精神分裂病ともいわれ，脳の機能的な脆弱性と心理的，社会的なストレスとの相互作用によって発症する病気である．症状は，急性期には幻覚や妄想といった陽性症状がみられ，慢性期には意欲減退，感情の平板化，ひきこもり等の陰性症状がある.

　厚生労働省の「患者調査（2020年）」によると，**図6-16**に示すとおり統合失調症患者の入院受療率は精神および行動の障害の中で最も高いが，現在は治療薬の開発等も進み，早期発見・早期治療により，症状をコントロールしながら，社会生活を送り続けることも可能になってきている.

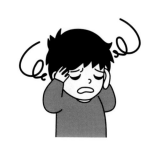

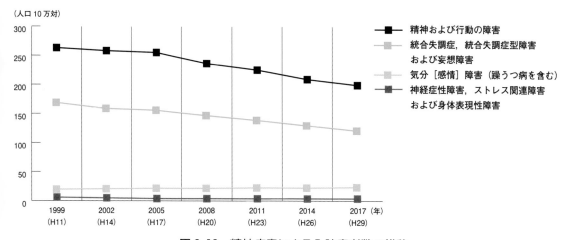

図6-16　精神疾患による入院患者数の推移

（資料：厚生労働省「患者調査」より作図）

２）精神保健対策

　精神疾患はその他の内臓疾患と比較して入院受療率が高い傾向にあり，精神疾患による入院の半数以上が統合失調症による．精神疾患患者（精神障害者）の入院形態は人権に配慮したものとなっており「精神保健福祉法」の中で，任意入院，医療保護入院，応急入院，措置入院および緊急措置入院の５種類の入院形態が定められている．それぞれの特徴

は表6-12に示すとおりである．近年，精神障害者への医療は，入院中心から地域でのケアへとシフトしており，地域における精神障害者へのケアは，保健所と精神保健福祉センターが中心となって行っている．

表6-12 精神保健福祉法に基づく入院形態

	入院条件			備考	入院権限
	患者本人の同意	精神保健指定医※1の診察	その他		
任意入院 (20, 21条)	必要	必要なし	書面による本人意思の確認	・本人の申し出があれば退院可能 ・精神保健指定医が必要と認められれば，72時間以内の退院制限が可能	精神科病院管理者
医療保護入院 (33条)	得られない	1人の診察	家族等※2のうち，いずれかの者の同意	・入院後，退院後ともに10日以内に知事に届け出る	精神科病院管理者
応急入院 (33条の7)	得られない	1人の診察	医療および保護の依頼があるが家族等の同意が得られない	・入院期間は72時間以内 ・入院後直ちに知事に届け出る ・知事指定の病院に限る	精神科病院管理者
措置入院 (29条)	得られない	2人以上の診察	自傷・他害のおそれがある	・国立・都道府県立精神科病院または指定病院に限る	都道府県知事
緊急措置入院 (29条の2)	得られない	1人の診察	自傷・他害のおそれが著しく，急を要する	・入院期間は72時間以内 ・指定医が1人しか確保できず時間的余裕がない場合，暫定的に適用される	都道府県知事

※1 精神保健指定医：厚生労働大臣に指定された専門医で，精神科への入院の要否や行動制限等の判断を行う．
※2 配偶者，親権者，扶養義務者，後見人または保佐人，該当者がいない場合などは市長村長が同意の判断を行う．なお，2023（令和5）年4月から，家族であっても虐待の加害者は除かれる．

3）認知症

*1 2030（令和12）年には高齢者の約5人に1人が認知症になると見込まれている．（厚生労働省HPより）

認知症は高齢者が介護の原因となる疾患第1位であり，高齢化が進展するわが国の公衆衛生を考える上で重要な課題の1つとなっている*1．

認知症は病名ではなく，一旦正常に発達した認知機能（記憶力や判断力等）が何らかの後天的な脳の障害により低下し，日常の生活に支障をきたした状態のことをいう．認知症は，脳の神経細胞の変性により発症する**変性性認知症**と脳卒中や脳梗塞が原因で脳血管障害が起きることにより発症する**脳血管性認知症**に大別される．**アルツハイマー型認知症**は変性性認知症の1つであり，脳にアミロイドβという異常タンパク質が沈着することで，正常な脳の神経細胞が急激に失われてしまう．いくつかの疫学調査により，認知症には性差があり，男性では脳血管型が多

く，女性はアルツハイマー型が多いことが報告されている.

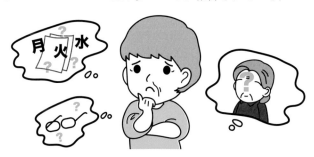

今後さらに患者数が増えることが見込まれていることから，認知症に対する取り組みとして，2015（平成 27）年に「**認知症施策推進総合戦略（新オレンジプラン）**」が策定されている．新オレンジプランには，認知症の人の意思が尊重され，可能な限り住み慣れた地域社会で暮らし続けられるような社会の実現のために 7 つの柱が設定され，これに沿って様々な取り組みが行われている（図 6-17）.

認知症を根本的に治す治療法は確立されていません.
進行を遅らせることを目的とした薬物療法および非薬物療法（学習療法や運動療法など）が行われています.

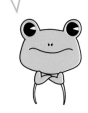

七つの柱	①認知症への理解を深めるための普及・啓発の推進 ②認知症の容態に応じた適時・適切な医療・介護等の提供 ③若年性認知症施策の強化 ④認知症の人の介護者への支援 ⑤認知症の人を含む高齢者にやさしい地域づくりの推進 ⑥認知症の予防法、診断法、治療法、リハビリテーションモデル、 　介護モデル等の研究開発及びその成果の普及の推進 ⑦認知症の人やその家族の視点の重視

図 6-17　新オレンジプランの 7 つの柱

（厚生労働省 HP より）

第6章

6.7　その他の疾患

1）慢性腎臓病（CKD）

慢性腎臓病（CKD[*1]）は，1 つの病名ではなく，腎機能の低下を引き起こし，最終的には腎不全にいたる疾患の総称である．主な腎臓病には，糖尿病性腎症や腎硬化症，慢性糸球体腎炎等がある．CKD は医学的には蛋白尿等の腎障害もしくは，腎機能の低下が 3 か月以上続く状態と定義されている．CKD の発症には糖尿病や高血圧といった生活習慣病も大きく関わっており，重症化すると心筋梗塞や脳卒中等の循環器疾患や末期腎不全等の危険性が高まることがわかっている.

末期腎不全になると，人工透析が必要となる．2021 年末時点の透析

[*1]　CKD
（chronic-kidney-disease）

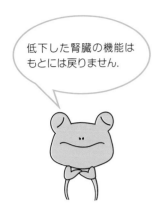

低下した腎臓の機能は
もとには戻りません.

患者数は，約34.9万人でこれをピークに患者数は減少すると予測されている．

人工透析は，腎臓の機能を高めるわけではなく働きを補うものであり，生活習慣病等が原因で腎臓の機能が不全になった場合，一生透析を必要とする場合がほとんどである．これは患者の精神および肉体に大きな負担となる．また，人工透析患者では心血管疾患の死亡率が高まるといわれていることから，CKDひいては原疾患である生活習慣病の予防が大変重要である．

2）慢性閉塞性肺疾患（COPD）

慢性閉塞性肺疾患（COPD[*1]）は生活習慣病の1つであり，長期の喫煙等により気管支に炎症が起こる疾患である．COPDによる年間死亡者数は近年増加傾向であり，死因別死亡数および死亡率は女性より男性の方が高い．これは男性の喫煙率が高いこととも関連している．

2001年に実施されたCOPDに関する大規模疫学研究である「NICEスタディ」によると，COPDの有病率は，非喫煙者に比べて，喫煙者と喫煙の経験のある人の方が高く，加齢と共に増加し40歳以上で8.6％，患者数は530万人と推定されている．ところが厚生労働省の「患者調査（2020年）」では総患者数が約36万人となっており，COPD患者の多くは病院に受診していないことが考えられる．COPD患者の多くが未受診であることの原因として，COPDの認知度の低さがあげられることから，「健康日本21（第二次）」では，COPDの認知度の向上が目標として設定されていた[*2]．

*1 COPD
細気管支の炎症により気道閉塞をきたす疾患の総称．主な症状として，労作時の息切れ，咳，痰などがあげられ，安静時エネルギー消費量の増大による体重減少や低栄養をきたす．喫煙が主要な危険因子であり，喫煙歴が長く，かつ高齢者ほど有病率が高い．

*2 健康日本21（第三次）では10万人あたりの死亡率の減少を目標としている（巻末資料5参照）．

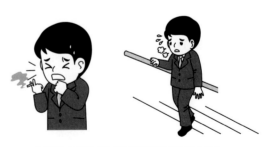

COPDの有病率は非喫煙者に比べて約3倍！

3）肝疾患

　肝臓の働きには，主に「代謝」，「解毒」および「胆汁の生成・分泌」の3つがある．肝臓は，沈黙の臓器とも呼ばれており，症状が現れる頃には，疾患が進行している場合もある．

（1）肝炎ウイルスによる肝疾患
　肝炎を発症するウイルスにはA，B，C，D，E型の5種類がある．A型およびE型肝炎ウイルスは経口感染で，B型およびC型肝炎ウイルスは，血液感染が主体である．なお，D型肝炎ウイルスも非経口的に感染するが，B型肝炎ウイルスの存在下でのみ複製することが可能である．肝炎ウイルスの主な特徴は**表6-13**のとおりである．

表6-13　肝炎ウイルスの主な特徴

種　類	A 型	E 型	B 型	C 型	D 型
主な感染経路	経口 （水，生ガキ等）	経口 （野生の鹿肉，豚レバー等）	血液，性交	血液	血液，性交
潜伏期間	2〜6 週	2〜8 週	1〜6 か月	2 週〜6 か月	1〜6 か月[※1] 2〜8 週[※2]
慢性化	なし	なし	あり	あり	あり
劇症化	あり	あり	あり	まれ	あり
感染症法による分類	4 類	4 類	5 類	5 類	5 類

※1：B 型肝炎ウイルスと同時に感染する場合（同時感染）
※2：B 型肝炎ウイルスに感染したあとに感染する場合（重複感染）

　ウイルス性肝炎は国内最大の感染症ともいわれ，とくに慢性化するB型およびC型肝炎ウイルスの感染者は合計で約300〜350万人と推計されている．B型肝炎の感染経路の1つに母子感染があるが，国の感染防止対策事業として，感染した妊婦から出生した児には，免疫グロブリンやワクチンが接種されている．なお，C型肝炎ウイルスは変異が多いことから，予防対策としてのワクチンの実用化にはいたっていない．

（2）脂肪性肝疾患
　脂肪肝は，肝細胞に脂肪が多く蓄積した状態であり，肥満，糖尿病，多量の飲酒が主な原因である．飲酒の有無によりアルコール性と非アルコール性とに大別される．非アルコール性脂肪肝の主な原因には，食生

第6章

活の乱れ，運動不足や昼夜逆転の仕事等があげられる．

脂肪肝が影響し肝炎の症状が見られる状態を脂肪性肝炎という．脂肪性肝炎の一部は，肝硬変，肝がんに移行する可能性があることから，注意が必要である．

（3）自己免疫性肝疾患

自己免疫性肝炎は，免疫の異常により肝細胞が破壊される疾患である．遺伝的に疾患に対する感受性が高いヒトに，外因性刺激（薬剤や病原体）が加わって発症すると考えられている．患者の男女比は1：6.4であり，女性に多い疾患である．

4）アレルギー疾患

アレルギーは，過剰な免疫反応により全身または局所に障害を引き起こす状態を指す．免疫とは，自己と非自己を識別して，身体を守る生理的な反応であるが，その反応が過剰な場合に，健康障害が生じる．アレルギー反応を引き起こす物質を**アレルゲン**（抗原）といい，食物（牛乳や卵等），花粉やハウスダスト，薬物や金属等がある．

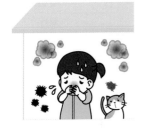

主な**アレルギー疾患**には，アトピー性皮膚炎や気管支喘息，花粉症等がある．近年，わが国の約2人に1人は何らかのアレルギー疾患に罹患していることが報告されている．「アトピー性皮膚炎診療ガイドライン2021」によると，アトピー性皮膚炎の小児から思春期の有症率は，年代により僅かに異なるが，約8〜13 %，成人期では約2〜10 %である．アレルギー疾患の予防対策としては，アレルゲンへの対処が重要であり，アレルゲンが同定されている場合には，接触を避ける等の工夫が必要である．なお，疲労やストレスもアレルギー反応を増強させるため，心身の健康管理がアレルギー疾患の予防に繋がる．

5）難病法と難病対策

難病とは，発症の機序が明らかでなく，治療方法が確立されていない希少な疾病で，長期療養を必要とするものを指す．

2015（平成27）年に施行された難病の患者に対する医療等の法律「難病法」において，338の難病が**指定難病**[*1]に指定されている（2021年11月現在）．

「**難病法**」では，指定難病患者の医療費の負担軽減を図るために医療

*1 指定難病
難病のうち，患者の置かれている状況からみて良質かつ適切な医療の確保をはかる必要性の高い疾病で，厚生労働省が定める要件を満たし，厚生労働大臣が指定した疾病．

費の助成に関する方針が定められており，新たに医療費の助成を受けようとするものは，**難病指定医**[*1]により作成された診断書（臨床検査個人票）を都道府県に提出することになっている．その他には，難病の医療に関する調査および研究の推進や難病患者が住み慣れた地域社会で安心して療養しながら生活できるよう，療養生活の環境整備や，福祉サービス，就労支援に関する取り組みの基本的な方針が定められている．

*1 難病指定医
難病を診断又は治療に5年以上従事した経験があり，申請時点において，関係学会の専門医の資格を有しているもの，もしくは診断又は治療に5年以上従事した経験があり，一定の研修を修了しているもの．

6.8 自殺，不慮の事故，虐待・暴力

わが国では，日本国憲法第25条において，すべての国民の「生存権」が認められており，自殺や虐待等により「生存権」が侵害されることのない社会の実現が望ましい．

1）自 殺

わが国の自殺者数は，2010年以降連続で減少傾向であったが，2020年以降は増加傾向である．自殺には性差があり，自殺による死亡者数は男性が女性の約2倍である．また年齢階級別死亡者数は50歳代が最も多い[*2]．30歳代以降では自殺死亡率は近年低下傾向であるが，19歳以下および20歳代では大きな変化はなく，こどもおよび若年層の自殺が問題となっている（図6-18）．

自殺の原因や背景は多様かつ複合的で，様々な要因が関連する．中でも健康問題および経済や生活の変化が自殺の原因となっているケースが多い（図6-19）．2020年7月以降，自殺者が増加に転じた背景には，女性の自殺が増えたことがあげられ，これは雇用環境の悪化や家庭内の問題が関連する．

*2 なお，19歳以下の子どもの死亡数も増加しており，厚生労働省やこども家庭庁で対策が講じられている．

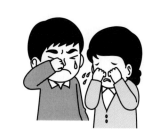

第6章

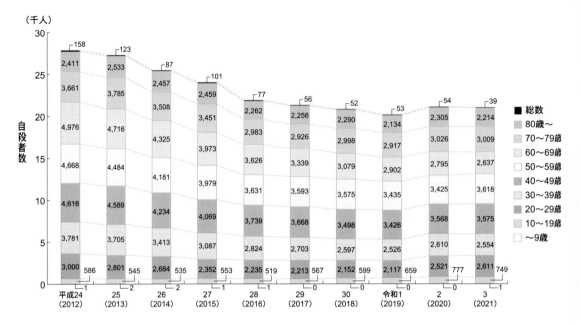

図 6-18　年齢階級別自殺死亡率の年次推移

（資料：警察庁「自殺統計原票データ」，総務省「人口推計」及び「国勢調査」より厚生労働省作成より）

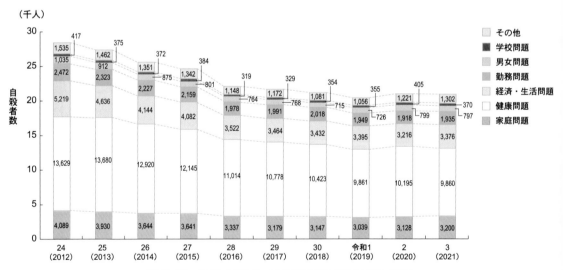

図 6-19　自殺の原因・動機別自殺者数の年次推移

（資料：警察庁「自殺統計原票データ」より厚生労働省作成より）

　2006（平成 18）年には自殺の防止と自殺者の親族の支援を目的とした「**自殺対策基本法**」が施行され，この法律に基づく自殺対策の基本的な指針として「**自殺総合対策大綱**」が策定された．自殺総合対策大綱では，誰も自殺に追い込まれることのない社会の実現を目指し，2026 年までに自殺死亡率を 2015 年と比べて 30％以上減少させることを目標値として設定している．

2）不慮の事故

　不慮の事故とは，交通事故や窒息，溺死等の思いがけない事故のことをいい，「人口動態統計（2022 年）」によると，わが国の死因別死亡数および死亡率は第 7 位である．不慮の事故の種類別死亡者数は転倒・転落や窒息によるものが多く，交通事故による死亡は近年減少傾向である．

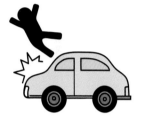

3）虐待・暴力

　児童虐待とは，身体的虐待，**ネグレクト***1，心理的虐待および性的虐待を児童に対して行うことを指し，いずれの行為も児童の心身の正常な発育，発達を妨げる行為である．それにも係わらず，児童虐待の相談対応件数は近年著しく増加し，2019 年には約 19 万件にのぼっていることから，国をあげて取り組むべき重要な課題となっている．

　取り組みの法的基盤の 1 つとして，児童への虐待の予防および早期発見を目的とした「**児童虐待防止法**（児童虐待の防止等に関する法律）」*2 が施行されている．

*1　ネグレクト
　育児放棄ともいう．子どもが生きていく上で必要不可欠な衣食住を整えない，病気の際に医療機関に受診させない，家に閉じ込める，食事を与えない，ひどく不潔にする，自動車の中に放置する等の行為が該当する．

*2　学校，児童福祉施設の教職員や医師等，児童福祉に業務上携わる者は児童虐待の早期発見に努めることおよび虐待の疑いがある児童を発見した者は市町村，福祉事務所または児童相談所に速やかに通告することが義務づけられている．

第6章

【第6章　主要疾患の疫学と予防対策　チェック問題】
※　国試過去問を正文化したもの（出題回－問題番号）

がん

① がんの種類

① ウイルス対策が重要とされているがんは [　　　　　] と [　　　　　] である. (32-9)

② 肝がんの年齢調整死亡率は, 近年 [　　　　　]. (30-9)

③ 加工肉摂取は, [　　　　　] のリスク因子である. (30-9)

④ 法に基づく市町村事業としての乳がん検診では, [　　　　　] が推奨されている. (35-9)

⑤ 都道府県 or 市町村

⑤ [　　　　　] は, がん対策推進計画を策定しなければならない. (36-9)

循環器疾患

⑥ LDL－コレステロール高値は, [　　　　　] のリスク因子である. (31-10)

⑦ 多量飲酒は, [　　　　　] のリスク因子である. (31-10)

⑧ 喫煙は, [　　　　　] のリスク因子である. (33-10)

⑨ 増加 or 減少

⑨ 脳血管疾患の年齢調整死亡率は, [　　　　　] 傾向である. (31-10)

⑩ 増加 or 減少

⑩ 心疾患の年齢調整死亡率は, [　　　　　] 傾向である. (31-10)

⑪ 虚血性心疾患のリスク因子として [　　　　　] の低値がある. (37-9)

骨・関節疾患

⑫ ロコモティブシンドロームは [　　　　　] が最初に提唱した概念である. (32-10)

⑬ ロコモティブシンドロームの診断に用いられるテストは [　　　　　] である. (32-10)

⑭ 「健康づくりのための身体活動指針（アクティブガイド）」でロコモティブシンドロームの予防には [　　　　　] 運動が勧められている. (32-10)

⑮ 男性 or 女性

⑮ 変形性膝関節症は, [　　　　　] に多い疾患である. (36-11)

感染症

⑯ 腸管出血性大腸菌感染症は感染症法における [　　　　　] 類感染症である. (29-11)

⑰ 1～3類感染症, および新型インフルエンザ等感染症は感染症法により [　　　　　] が課せられる. (31-11)

⑱ 感染症において原則, [　　　　　] 類・[　　　　　] 類感染症は入院措置の対象となる. (32-11)

⑲ 検疫感染症は, 感染症法の [　　　　　], [　　　　　], その他の感染症が該当する. (35-10)

⑳ 予防接種法による定期予防接種は [　　　　　] が実質主体として行う. (32-12)

㉑ 風しんの初回接種は, [　　　　　] に相当する年齢児に行う. (32-12)

㉒ 結核のワクチン（BCG）は [　　　　　] ワクチンである. (32-12)

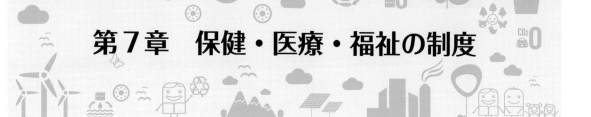

第7章　保健・医療・福祉の制度

国は，国民の健やかで安定な生活を保障しなければならない．そのため，法律を整備し，保健，医療，福祉の分野で様々なサービスを提供するしくみが整えられている．本章では，各種制度の現状と課題について理解を深める．

7.1　社会保障の概念

1）社会保障の定義と歴史

　社会保障とは，疾病，失業，老齢，障害など，生活上の安定が損なわれるような事態に遭遇した場合，公的責任で給付を行い，健やかで安定した生活を保障するためのしくみである．社会保障は，所得再分配，リスク分散，社会の安定と経済の安定という3つの機能を相互に機能させながら生活上のリスクに対して国民生活を守るのためのセーフティネットであるといわれている．

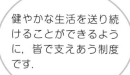

健やかな生活を送り続けることができるように，皆で支えあう制度です．

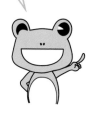

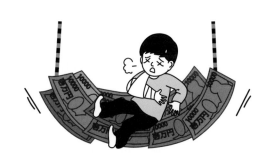

　1947（昭和22）年に施行された日本国憲法第25条において，「すべて国民は，健康で文化的な最低限度の生活を営む権利を有する」，「国は，すべての生活部面について，社会福祉，社会保障および公衆衛生の向上および増進に努めなければならない」という，いわゆる「生存権」が規定され，これを国民に対して保障するため，**社会保障制度**が整備されてきた．1950年，社会保障制度審議会による「**社会保障制度に関す**

*1 社会保険
　医療保険，介護保険，雇用保険，労働者災害補償（労災）保険など

*2 公的扶助
　生活保護費など

る勧告」によれば，わが国の社会保障制度は，「疾病，負傷，分娩，廃疾，死亡，老齢，失業，多子，その他困窮の原因に対し，保険的方法又は直接公の負担において経済保障の途を講じ，生活困窮に陥った者に対しては，国家扶助によって最低限度の生活を保障するとともに，公衆衛生および社会福祉の向上を図り，もってすべての国民が文化的社会の成員たるに値する生活を営むことができるようにすることをいう」と述べられている．このようにわが国の社会保障制度は大きく，**社会保険***1，**公的扶助***2，**社会福祉**，**公衆衛生**の 4 本の柱で成り立っているとされている（**表 7-1**）．

表 7-1　社会保障制度の 4 本の柱

社会保険	あらかじめ保険料を支払い，病気や障害を有したときに給付を受ける．
公的扶助	社会的な困窮者に一定水準の生活を保障する．生活・教育・住宅・医療・介護・出産・生業・葬祭の 8 項目のうち，必要な項目の必要な金額を合算して生活保護費として支給される．
社会福祉	高齢者や障害者など社会的な保護や援助を必要とする人々が安心して社会生活を営めるよう，必要なサービスや施設などを提供する．
公衆衛生	感染症，生活習慣病などの疾病予防，健康増進をはかる．人々が健康に生活できるよう様々な事項についての予防，衛生のための制度である．地方自治体の保健所や保健センターなどが中心になっている．

column　社会保障制度の歴史

　社会保障の歴史を世界的にみると，15 世紀以降にイギリスで始まった貧困層への救貧を起源としている．当時の産業発展による都市部への人口の急速な流入が多くの貧困者を生み，税を財源とする救済活動へと発展していった．

　その後の産業革命による急速な産業発展により，労働者人口が急激に増加し，これまでの救貧活動に加え，生活保障の観点が重視されなかで，ドイツを中心に，労働者から一定の保険料を徴収し，給付に充てる社会保険のしくみがつくられてきた．このように，社会保障のしくみは，産業発展とともに，時々の社会的な要請に対応する形で，複雑かつ高度に進化して現在に至っている．

　わが国における，社会保障のはじまりは，生活困窮者の公的救済を目的として明治 7 年につくられた恤救規則である．恤救規則は，障がい，傷病，加齢などによって自力で生活することが困難となった者（児童も含む）への救済を目的とするものであったが，一方で，治安維持などの取り締まりを目的とする側面も有し，実際に救済を受けることができた者はわずかであったとされている．

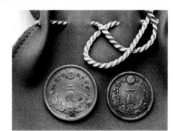

　その後の世界恐慌による経済不況が続く中で，労働者の貧困が社会問題化し，恤救規則を発展させた救護法が制定された．救護法は，医療，助産，生業扶助が加わり，当時としては画期的な法律であったが，被救済者への選挙権剥奪など，人権保護の観点から課題の多い法律であった．

2）公衆衛生と社会保障

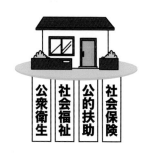

　公衆衛生は，社会保障の4本の柱の1つとして重要な役割を果たしている．前述した「社会保障制度に関する勧告」の中で，公衆衛生とは，健康増進と疾病予防のための保健活動および医療を含む概念として，公衆衛生の重要性が述べられている．当時は，結核，寄生虫病，性病などの対策が大きな課題であり，保健所の整備に重点が置かれていたが，現在では，感染症対策に加え，環境対策，労働衛生対策，医療体制の整備など，国民の健康増進と疾病予防のための幅広い活動を含む概念として用いられている．

7.2　保健・医療・福祉における行政のしくみ

1）国の役割と法律

　保健・医療・福祉における国の役割は，生存権（日本国憲法第25条）に定められている．憲法は国民の権利と自由を守るために国民が定めた根本規範であり，国はこれを遂行するために，法律を定め，さらに地方自治体により条例などが整備され，行政のしくみが成り立っている．
　わが国の保健・医療・福祉を担当する機関は，国と地方自治体の連携した体系のなかで組織され，それぞれが連携しながら重要な役割を果たしている．一般衛生行政組織における国の管轄および関連機関（地方組織・機関）は，各分野で異なる（図7-1）.

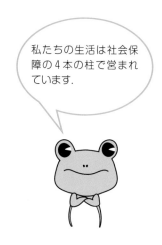

私たちの生活は社会保障の4本の柱で営まれています.

厚生労働省本省	内部部局		地方厚生局	都道府県	市町村
厚生労働大臣	大臣官房		北海道厚生局	衛生主管部局	衛生主管課係
副大臣（2名）	人材開発統括官		東北厚生局	保健所	
大臣政務官（2名）	政策統括官		関東信越厚生局		
大臣補佐官	医政局		東海北陸厚生局		
事務次官	健康局	地域保健，生活習慣病対策	近畿厚生局		
厚生労働審議官	医薬・生活衛生局	食品安全部：食品衛生	中国四国厚生局		
医務技監	職業安定局	雇用開発部	四国厚生支局		
	雇用環境・均等局		九州厚生局		
	子ども家庭局	母子保健			
	社会・援護局	障害保健福祉部：障害者福祉			
	老健局	母子保健			
	保険局	医療保険			
	労働基準局	安全衛生部：労働衛生			
	年金局				

労働基準監督署（全国321か所）
労働時間，賃金，労働災害防止，健診等について監督・指導

図7-1　一般衛生行政の体系

労働衛生行政では，厚生労働省労働基準局安全衛生部が行っており，地方の出先機関として，厚生労働省直轄の**労働基準監督署**がある．

労働基準監督署は，労働基準行政の第一線機関として，全国に321ヶ所設置されている．労働時間，賃金，労働災害防止，健診等について監督・指導を行っている[*1]．

学校保健行政では，国（文部科学省）－都道府県－市町村－学校という系列で行われており，国は文部科学省の**初等中等教育局，健康教育・食育課**が所管している．

環境保健行政および，地球環境保全，公害防止，自然環境の保護等の環境保全に関わる国の行政機関は**環境省**である．内部部局には大臣官房のほか，環境保健部，地球環境局，水・大気環境局，自然環境局，環境再生・資源循環局，総合循環政策統括官から成り立っている（**表7-2**）．

*1 全国に321署，および4支署が設置されている（令和3年3月31日現在）.

表7-2 保健・医療・福祉に関わる行政組織

種 別	国	内 容	地方組織・機関
一般衛生行政	厚生労働省	地域住民の健康増進など	市町村保健センター 保健所
		母子の健康増進など	
		精神障害の予防 精神障害者への支援など	保健所
社会福祉行政		貧困者の援助，障害者への福祉サービス	福祉事務所 児童相談所
労働衛生行政		職域の安全，労働者の健康対策	労働基準監督署
学校保健行政	文部科学省	児童生徒，教職員の健康対策など	教育委員会
環境保健行政	環境省	環境の保全，公害被害の防止	都道府県

2）衛生法規の定義とその内容

人間が秩序を維持しながら生活するためには，各人が守らなければならない社会的規範が必要である．社会的規範には，法，道徳，宗教，慣習などがあるが，このうち，国民に遵守することを求めるため成文化したものを**法規**（法令と同義）と呼んでいる．法規には，**憲法，法律，政令，省令，条例**などがある（**表7-3**）．

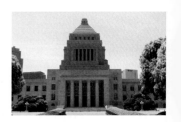

表7-3 主な法規の種類

憲　法	国民の権利や国家の統治に関する基本的事項を定めた根本法・国の最高法規.
法　律	憲法の理念に基づき，国会の議決を経て制定される.
政　令	法律の規定に基づき，内閣によって制定される. 名称は法律名の後に「施行令」が付く.
省　令	法律・政令を具体的に施行するために各省大臣により制定される. 名称は法律名の後に「施行規則」が付く.
条　例	地方公共団体が，法律の範囲内で，議会の議決を経て制定される.

衛生法規とは，憲法第25条に定められた「生存権」に基づき，国民の健康増進と疾病予防のための衛生行政を行うための法規の総称である．衛生法規には，大きく分類すると，公衆衛生法規，医務衛生法規，薬務衛生法規に分けることができる．このうち，公衆衛生法規には，栄養や食品行政に関わる栄養関連法規，保健・介護・福祉，および労働衛生，学校保健に関わる保健衛生法規，感染症の予防に関わる予防衛生法規，環境衛生に関わる環境衛生法規など，多くの重要な法規が含まれている（**表7-4**）.

表7-4 公衆衛生法規

1. 公衆衛生法規
1) 栄養関連法規 　健康増進法，栄養士法，調理師法，食品衛生法，食品安全基本法など.
2) 保健衛生法規 　地域保健法，母子保健法，学校保健安全法， 　労働安全衛生法，介護保険法，高齢者の医療の確保に関する法律， 　精神保健及び精神障害者福祉に関する法律，老人福祉法など.
3) 予防衛生法規 　感染症の予防及び感染症の患者に対する医療に関する法律， 　予防接種法，検疫法.
4) 環境衛生法規 　環境基本法，大気汚染防止法，水質汚濁防止法， 　廃棄物の処理及び清掃に関する法律など.
2. 医務衛生法規
医療法，医師法，歯科医師法など.
3. 薬務衛生法規
医薬品医療機器等法，薬剤師法，毒物及び劇物取締法.

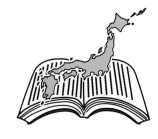

第7章

3）地方自治のしくみ

地方自治とは，住民が国から独立して，一定の居住区域の政治を自主的に行うことであり，地方自治を行う団体を**地方公共団体**という．地方自治のしくみおよび役割については，「**地方自治法**」に規定されている．地方公共団体には，都道府県，市町村，特別区[*1]などがあり，それぞれ議決機関としての地方議会や，執行機関として首長とその補助機関などがある．

地方公共団体は，住民の福祉の増進を図ることを目的に，地域のおける行政を自主的かつ総合的に行う権限をもち，さらに住民の意思を地方自治に反映させるために，住民には地方議会議員と首長の直接選挙と議会の解散請求，議長や首長の解職請求，条例の制定，監査請求などの権利が認められている．

*1 特別区
地方自治法に「都の区は，これを特別区という」とあり，現在，東京都のみであるため，特別区は東京都にある23の区のことをいう．

4）都道府県の役割

都道府県は，市町村を包括する広域の地方公共団体として，

① 広域にわたるもの．
② 市町村に関する連絡調整に関するもの．
③ その規模又は性質において一般の市町村が処理することが適当ではないと認められる事務を処理すること．

とされている．

各都道府県で組織，名称など若干異なるが，一般的な組織として，保健，医療，福祉行政を主管する部局（衛生部，保健福祉部，健康福祉部など），環境を主管する部局（環境部，環境生活部など），そして各部局の下にそれぞれ課が置かれている．

都道府県における衛生行政関連機関として保健所，地方衛生研究所，精神保健福祉センター，福祉事務所，児童相談所などがある．

*2 p.190 参照

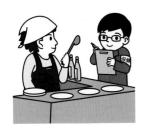

（1）保健所

疾病予防，健康増進，環境衛生など，公衆衛生活動の中心機関であり，地域住民の健康を担う公的機関として重要な役割をもっている（**図7-2**）．1994（平成6）年の「地域保健法」の改正によって，その役割が明確化され，広域的・専門的・技術的拠点として機能が強化された[*2]．

《対人保健分野》

＜感染症等対策＞

健康診断，患者発生の報告等
結核の定期外健康診断，予防接種，訪問指導，管理検診等
（感染症法）

＜エイズ・難病対策＞

HIV・エイズに関する検査・相談
（エイズ予防指針）
難病医療相談等
（難病の患者に対する医療等に関する法律）

＜精神保健対策＞

精神保健に関する現状把握，精神保健福祉相談，精神保健訪問指導，医療・保護に関する事務等
（精神保健福祉法）

＜母子保健対策＞

未熟児に対する訪問指導，養育医療の給付等
（母子保健法）

《対物保健分野》

＜食品衛生関係＞

飲食店等営業の許可，営業施設等の監視，指導等
（食品衛生法）

＜生活衛生関係＞

営業の許可，届出，立入検査等
（生活衛生関係営業の運営の適正化に関する法律，興行場法，公衆浴場法，旅館業法，理容師法，美容師法，クリーニング業法）

**保健所運営協議会
保健所長（医師）**

- 健康危機管理
- 市町村への技術的援助・助言
- 市町村相互間の調整
- 地域保健医療計画の作成・推進

保健所468か所
都道府県352　政令市・中核市など93　特別区23
（令和4年4月現在）

医師	理学療法士
歯科医師	作業療法士
薬剤師	保健士
獣医師	助産師
診療放射線技師	看護師
医療社会事業員	精神保健福祉士
臨床検査技師	衛生検査技師
食品衛生監視員	環境衛生監視員
管理栄養士	栄養士
歯科衛生士	と畜検査員

＜医療監視等関係＞

病院，診療所，医療法人，歯科技工所，衛生検査所等への立入検査等
（医療法，歯科技工士法，臨床検査技師等に関する法律）

《企画調整等》

- 広報
- 普及啓発
- 衛生統計
- 健康相談

※これら業務の他に，保健所においては，薬局の開設の許可等（医薬品医療機器等法），狂犬病まん延防止のための犬の拘留等（狂犬病予防法），あんま・マッサージ業等の施術所開設届の受理等（あん摩マッサージ指圧師等に関する法律）の業務を行っている.

図7-2　保健所の主な役割

（資料：厚生労働省「令和4年版 厚生労働白書」より）

（2）地方衛生研究所

　地方衛生研究所は，地域における科学的かつ技術的に中核となる機関として，都道府県，政令市，中核市，特別区の一部に設置されている.

　主な業務は，保健に関する調査研究のほか，試験検査，研修指導，公衆衛生情報などの収集・解析・提供に大別される.

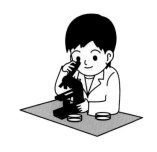

第7章

*1　福祉六法
① 生活保護法
② 児童福祉法
③ 母子及び父子並びに寡婦福祉法
④ 老人福祉法
⑤ 身体障害者福祉法
⑥ 知的障害者福祉法

*2　2023（令和5）年4月現在で全国に232か所設置

*3　**主な相談内容**
① 障害相談（障がい児に関すること）
② 育成相談（しつけ，不登校等に関すること）
③ 養護相談（保護者の病気，養育困難児，虐待などに関すること）
④ 非行相談（窃盗，障害等の問題行動に関すること）
⑤ その他の相談

（3）福祉事務所

　都道府県および特別区に設置が義務づけられ，市町村の設置は任意となっている．2024（令和6）年1月現在，全国で1,247か所設置（このうち都道府県205か所，市町村・特別区1,042か所）されている．福祉事務所は社会福祉の第一線機関として，**福祉六法**[*1]に定める援護，育成，更正の措置を担当している．

（4）児童相談所

　児童福祉の第一線機関として，各都道府県，指定都市に設置[*2]されている．児童相談所には，ソーシャルワーカー（児童福祉司，相談員），児童心理司，医師（精神科医，小児科医）その他の専門職員がおり，各種相談[*3]に対応している．近年，養護相談に関する件数が漸増している．このうち虐待に関する相談件数は，2020（令和2）年度で20万5,044件となっており，児童虐待防止法制定直前の1999（平成11）年度の1万1,631件と比べ，15倍以上増加している（**図7-3**）．

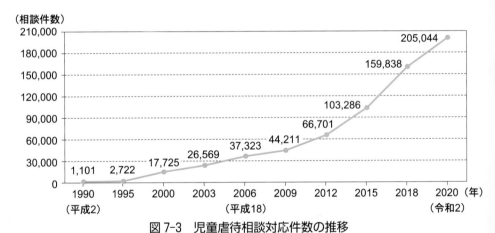

（相談件数）

図7-3　児童虐待相談対応件数の推移
（資料：厚生労働省HP「児童虐待防止対策」より作図）

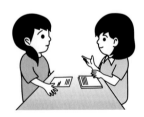

5）市町村の役割

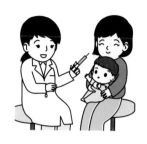

市町村には，保健衛生行政に関連する部と課が置かれ，予防接種，健康診断，環境衛生，母子保健サービスなどが行われている．

市町村保健センターは1978（昭和53）年から整備が進み，1994（平成6）年の「地域保健法」の改正により，地域保健活動においては，地域生活に密着したサービスを行う拠点として中心的な役割を担っている．

なお，保健所の設置は，前述のように都道府県が行うことになっているが，政令指定都市[*1]，中核市[*2]，特別区（東京23区），地域保健法施行令第1条第3号に定められた市（第三号都市[*3]）が直轄の保健所を設置している．

6）他職種の役割と連携

近年の国民のニーズの変化や保健・医療・介護に係る様々な課題に対して，的確に対応するためにそれぞれの施策間での人的および制度的な連携の構築が重要になっている．

とりわけ，地域包括ケアの構築，自然災害などの健康危機管理体制の強化，外来および新型インフルエンザなどの感染症予防，食の安全，児童虐待防止，自殺予防などの近々の重要な課題に対応するため，各行政機関の機能の強化とともに，それぞれの職種間との連携体制の構築も図られている．

[*1] 政令指定都市
　政令で指定する人口50万以上の市（名古屋市，福岡市，広島市など）．

[*2] 中核市
　政令による指定を受けた人口20万人以上の市（岐阜市，奈良市，大分市など）．

[*3] 第三号都市
　工業都市などで公害，労働災害が深刻化し，市単位できめ細かな対応が必要とされた市．小樽市，町田市，藤沢市，茅ヶ崎市，四日市市など．

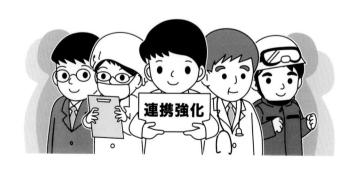

連携強化

第7章

7.3 医療制度

1）医療保障制度

　わが国では，国民の傷病に対し，必要な医療を受けられることを保障する制度が整備されている（**図 7-4**）．医療保障制度は，医療保険，後期高齢者医療，公費負担医療などに大別される（**表 7-5**）．

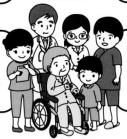

社会保険方式
保険料を財源に充てる制度
イギリス、北欧では税を
財源に充てる税方式を採用

国民皆保険制度
1961 年（昭和 36）
4 月に実現

医療給付は現物給付
自己負担額以外の医療に
かかった費用は保険者が
支払う

医療機関の自由選択制
どこの医療機関でも
自由に受診できる

図 7-4　日本の医療制度の特徴

表 7-5　主な医療保障制度

医療保障制度	医療保険	疾病や負傷などに際し，被保険者に医療費などを保障する保険．
	後期高齢者医療	75 歳以上の高齢者について、上記の医療保険から独立して創設された制度．
	公費負担医療	戦傷者、障がい者、感染症患者など．国家補償、社会防衛、社会福祉的な配慮から税を財源として医療を給付．

　このうち，医療保険は，すべての国民が健康保険や国民健康保険など，公的な**医療保険制度**に加入し，傷病，負傷などに際し，いつでも安心して必要な医療が受けられる**国民皆保険制度**[*1]となっている．

*1　国民皆保険制度の意義
・わが国は，国民皆保険制度を通じて世界最高レベルの平均寿命と保健医療水準を実現．
・国民の安全，安心な暮らしを保障していくためには，今後とも現行の社会保険方式による国民皆保険を堅持していくことが重要であるといわれている．（厚生労働省HP より）

（1）医療保険制度

　医療保険は，傷病，負傷などに対し，保険の運営主体である保険者が医療給付を行う制度である．

　被保険者は，加入している保険の保険者に所得に応じた保険料を支払う．被扶養者も含め，傷病の際，医療の給付を受ける．

　医療給付は，診察，薬剤，治療材料，処置・手術，在宅療養・看護，入院・看護，食事療養，訪問看護などに対して行われる．給付は被保険者に対し，金銭ではなく医療サービス（現物）で給付されるため，**現物給付**とよばれる（**図7-5**）.

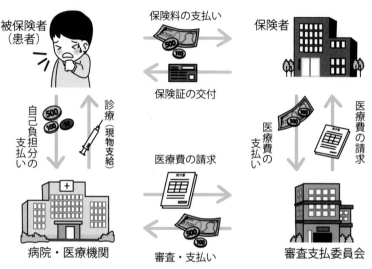

図7-5　医療保険制度のしくみ
（資料：健康保険組合連合会 HP を参考に作図）

　医療保険制度は**被用者保険**，**国民健康保険**，**後期高齢者医療**に大別される（**表7-6**）.

　被用者保険は事業所に使用される者を被保険者とするもので，主として中小企業の労働者とその家族が加入する全国健康保険協会管掌健康保険，大企業の労働者とその家族が加入する組合管掌健康保険，公務員や私立学校教職員が加入する共済組合，船員が加入する船員保険がある．

　国民健康保険は，自営業者や，雇用されていない一般地域居住者を被保険者とするもので，居住地域によって加入する保険者が決まるため，地域保険とも呼ばれる．

第7章

表7-6　医療制度の概要

保険名		被保険者	保険者	根拠法	給付の割合
被用者保険	全国健康保険協会管掌健康保険	中小企業の被用者	全国健康保険協会	健康保険法	被保険者 被扶養者ともに7割給付（3割自己負担） （小学校就学前までは8割給付）
	組合管掌健康保険	大企業の被用者	健康保険組合		
	共済組合	公務員，私立学校教職員	共済組合	各共済組合法	
	船員保険	一定の船舶船員	全国健康保険協会	船員保険法	
国民健康保険		非雇用者	市町村，特別区	国民健康保険法	
		特定業種の自営業者	国民健康保険組合		
後期高齢者医療		75歳以上の者と65〜74歳で一定の障害状態にあると認定された者	後期高齢者医療広域連合	高齢者の医療の確保に関する法律	9割給付（1割自己負担）（現役並み所得者は7割給付）

後期高齢者医療保険者証（例）

2008（平成20）年4月から「**後期高齢者医療制度**」（長寿医療制度）として，後期高齢者（75歳以上）に対する医療について，「**高齢者の医療の確保に関する法律（高齢者医療確保法）**」に基づいて提供されている（p.205参照）．

被保険者は75歳以上の者と65歳以上75歳未満で一定の障害状態にあると認定された者であり，運営主体は，都道府県単位ですべての市町村が加入する後期高齢者医療広域連合である．後期高齢者医療では9割給付（ただし，現役並みの所得者は7割給付）となっている．医療給付の財源は後期高齢者の保険料が1割，現役世代からの支援金が4割，公費負担部分が5割となっている（**図7-6**）．

医療保険適用者の内訳は，被用者保険が61.8％，国民健康保険が22.9％，後期高齢者医療が14.4％であり，被用者保険の適用者数が最も多い（2020年，**表7-7**）．

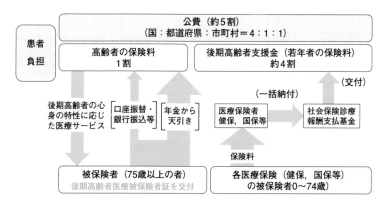

図7-6　後期高齢者医療制度の運営のしくみ

表7-7　医療保険適用人口の推移（各年度末現在）

	総人口（千人）	医療保険適用者総数	医療保険				
			被用者保険			国民健康保険	後期高齢者医療制度
			総数	被保険者	被扶養者		
医療保険適用者数（千人）							
1980（昭和55）	117,415	117,035	72,499	31,752	40,747	44,536	—
1985	121,315	120,742	75,448	33,630	41,819	45,294	—
1990（平成2）	123,840	124,260	81,191	37,927	43,265	43,069	—
1995	125,637	125,307	82,066	40,347	41,719	43,240	—
2000	127,040	126,351	78,723	39,242	39,481	47,628	—
2005（平成17）	127,723	127,176	75,549	38,715	36,834	51,627	—
2010	127,708	126,907	73,979	39,749	34,048	38,769	14,341
2015	126,975	126,141	75,217	41,964	33,254	34,687	16,237
2020（令和2）	125,855	124,752	77,788	46,082	31,705	28,904	18,060
構成割合（%）							
1980（昭和55）	—	100.0	61.9	27.1	34.8	38.1	—
1985	—	100.0	62.5	27.9	34.6	37.5	—
1990（平成2）	—	100.0	65.3	30.5	34.8	34.7	—
1995	—	100.0	65.5	32.2	33.3	34.5	—
2000	—	100.0	62.3	31.1	31.2	37.7	—
2005（平成17）	—	100.0	59.4	30.4	29.0	40.6	—
2010	—	100.0	58.2	31.3	26.8	30.5	11.3
2015	—	100.0	59.6	33.3	26.4	27.5	12.9
2020（令和2）	—	100.0	61.8	36.6	25.2	22.9	14.4

＊　総人口：総務省統計局「人口累計月報」による翌年度4月1日現在の総人口である．
＊　平成19年以前は，75歳以上の者等は，被用者保険，国保のいずれかに加入していたが，20年度以降は後期高齢者医療制度に属している．

（資料：厚生労働省「医療保険に関する基礎資料」より）

第7章

（2）医療費の患者負担

医療にかかった費用のうち，医療保険が負担する割合は被用者保険，国民健康保険ともに 7 割（3 割自己負担)[*1]である，また，療養に要した費用が著しく高額になり，一定の自己負担額を超えた場合に自己負担一定額を超えた部分が払い戻される高額療養費制度が用意されている（図7-7）．なお，平成 19 年 4 月から入院の場合は医療機関が直接保険者に請求するため，窓口負担は自己負担限度額のみとなった．

[*1] ただし小学校就学前までは自己負担割合は 2 割負担，70〜74 歳以上は 2 割（一定の所得以上は 3 割）負担，75 歳以上は 1 割（一定の所得以上は 3 割）負担である．

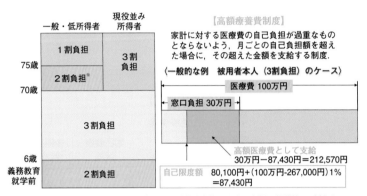

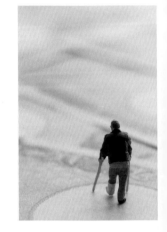

※ 平成 26 年 4 月以降，新たに 70 歳になる被保険者等から窓口負担は段階的に 2 割となる．
注）自己負担限度額は，被保険者の所得に応じ，一般・上位所得者・低所得者に別れる．

図 7-7　医療費の患者負担

（3）公費医療制度

国や自治体が税を財源として費用を給付する医療を**公費医療**[*2]（表7-8）という．公費医療は社会保障の一環として，社会福祉，社会防衛，国家賠償といった特定の目的をもって発展してきた．

[*2] 公費医療
現在，公費医療制度には法律によるものと予算措置によるものとがある．

表 7-8　公費医療制度概要

目　的	法　律	医 療 給 付
社会福祉	生活保護法	医療扶助
	障害者総合支援法	自立支援給付
	児童福祉法	小児慢性特定疾病医療費助成・結核児童療養給付
	母子保健法	養育医療（未熟児医療）
社会防衛	感染症法	結核患者の医療・入院，1 類感染症などの患者の入院など
	精神保健福祉法	措置入院医療
	麻薬取締法	措置入院医療
国家賠償	戦傷病者特別援護法	療養の給付，更生医療
	被爆者援護法	認定疾病医療，一般疾病医療

2) 医療施設と医療従事者

(1) 医療提供施設 の種類

　医療施設には病院[*1]，診療所，介護老人保健施設，助産所，調剤薬局などがある．医療法で病院は 20 人以上の患者を入院させるための施設，診療所は患者を入院させるための施設を有しないものまたは 19 人以下の患者を入院させるための施設を有するものとそれぞれ定義されている（**表 7-9**）．

*1　2021（令和 3）年 10 月現在の病院は 1,500,057 床で，前年に比べ 7,469 床減少しており，一般診療所は 83,668 床で 2,378 床減少，歯科診療所は 58 床で 3 床減少している．「一般病床」は 886,056 床（病院の全病床数の 59.1%）で，前年に比べ 1,864 床減少，「精神病床」は 323,502 床（同 21.6%）で 979 床減少，「療養病床」は 284,662 床（同 19.0%）で 4,452 床減少している．一般診療所の「療養病床」は 6,310 床で，前年に比べ 626 床減少している．

表 7-9　主な医療施設の特徴と役割

医療施設	特徴と役割など
病　院	20 人以上の患者を入院させることができる施設．
診療所	入院させる施設を有しない，または 19 人以下の患者を入院させることができる施設．
助産所	助産師が正常な状態にある母子を対象に，妊娠時の健診，分娩，産後から育児に至るまでの継続的なケアを行う施設．
地域医療支援病院	他の病院や診療所から紹介された患者に対し医療を提供し，かつ医療設備，器械又は器具を，当該病院に勤務しない医療従事者の診療，研究又は研修のために利用させることができる病院．
特定機能病院	高度の医療を提供し，医療技術の開発および評価および研修を行わせる能力を有する病院．
臨床研究中核病院	厚生労働省令で定める基準に従て行う臨床研究（特定臨床研究）に関する計画を立案し実施する能力や実施に関する相談に応じ，必要な情報の提供，助言その他の援助を行う能力を有する病院．

　現在，病床は細分化が進み，一般病床，療養病床，精神病床，感染症病床，結核病床に分類されている（**表 7-10**）．

表 7-10　病床の種類と病床数（2021（令和 3）10 月 1 日現在）

種　類	病床数	定　義
一般病床	886,056	精神病床，結核病床，感染症病床，療養病床以外の病床（歯科診療所の病床数含む）
療養病床	284,662	主として長期にわたり療養を必要とする患者を入院させるための病床
精神病床	323,502	精神疾患を有する者を入院させるための病床
感染症病床	1,893	感染症法に規定する 1 類，2 類感染症および新感染症の入院患者を入院させるための病床
結核病床	3,944	結核の患者を入院させるための病床

（資料：厚生労働省「令和 3（2021）年医療施設（動態）調査・病院報告の概況」より）

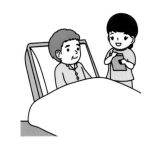

（2）医療従事者

　医師，歯科医師，薬剤師など，医療に従事する職種は，法律に基づいて養成機関の要件と免許交付要件が規定され，国が実施する試験（国家試験）の結果から，当該資格が与えられる国家資格を有している．国家資格には，無資格者がその業務を行うことを禁止する**業務独占**と，無資格者が資格の名人称，または紛らわしい名称を使用することを禁止する**名称独占**とがある（**表7-11**）．

　また，国家資格でない職種としては，介護支援専門員（ケアマネジャー），訪問介護員（ホームヘルパー），臨床心理士，医療ソーシャルワーカーなどがある．

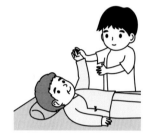

表7-11　医療従事者の国家資格

種　別	国　家　資　格
業務独占	医師・歯科医師・薬剤師・助産師・看護師・放射線技師・臨床検査技師・臨床工学士・義肢装具士・歯科衛生士・歯科技工士・あん摩マッサージ師・はり師きゅう師・柔道整復師
名称独占	保健師・理学療法士・作業療法士・言語療法士・介護福祉士・社会福祉士・精神保健福祉士・管理栄養士

3）医療費

（1）国民医療費

　国民医療費は，医療機関等で傷病の治療に要する費用を推計したもので，医療保険，公費医療，後期高齢者医療制度などによる公的な医療を提供する医療機関に支払われた総額である（**図7-8**）．

国民医療費に含まれる	国民医療費に含まれない
● 診療費 ● 調剤費 ● 入院時食事療養費 ● 訪問看護療養費など	● 正常な妊娠や分娩などに要する費用 ● 健康の維持・増進を目的とした健康診断・予防接種などに要する費用 ● 固定した身体障害のために必要とする義眼や義肢など

図 7-8　国民医療費

国民医療費の動向をみると，昭和36年の国民皆保険達成後の増加は著しく，過去20年間で約2倍に増加している[*1]（**図7-9**）．医療費増加の主な要因は，人口の高齢化，医療技術の高度化，医療供給体制の充実，長期入院などが挙げられる．今後は医療費の抑制を図るために，疾病の一次予防の充実，医療の効率化を推進していくことが重要である．

[*1] 2020（令和2）年度の国民医療費は42兆9,665億円で，前年比3.2％の現象となっている．国民1人当たりの国民医療費は34万600円である．

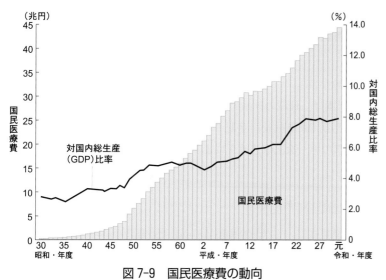

図7-9　国民医療費の動向

（資料：厚生労働省「2020（令和2）年度 国民医療費の概況」より）

4）医療法と医療計画

（1）医療法

「**医療法**」は，わが国の医療体制の基本的な事項を規定する法律であり，1948（昭和23）年に施行されて以来，医療を取り巻く社会情勢の変化に対応して改正されてきた（**表7-12**）．

表7-12　医療法の改正

第一次改正 1985（昭和60）年	医療圏の設定など． 地域医療計画策定の義務化．
第二次改正 1992（平成4）年	特定機能病院，療養型病床群の制度化． 医療に関する適正な情報提供など．
第三次改正 1997（平成9）年	地域医療支援病院の創設． 療養型病床群制度の診療所への拡大など．
第四次改正 2000（平成12）年	病院の病床を療養病床と一般病床に区分． 医療計画制度の見直し． 医療等に関して広告できる事項の追加．

第7章

表 7-12　つづき

第五次改正 2006（平成 18）年	医療計画制度の見直しと医療機能の分化・連携の推進. 医療安全支援センターの法制化による医療安全の確保など.
第六次改正 2014（平成 26）年	医療の効率化と機能分化の推進のため，在宅医療の推進，特定機能病院の承認の更新制度の導入など.
第七次改正 2015（平成 27）年	医療機関相互の機能分化と業務連携の推進. 地域医療，地域包括ケアの充実を図るための地域医療連携推進法人認定制度の導入.
第八次改正 2017（平成 29）年	特定機能病院におけるガバナンス体制の強化. 医療に関する広告規制の見直し.

（2）医療計画

　医療計画は，地域の体系的な医療提供体制の整備の促進，医療資源の効率的活用，医療施設相互間の機能連携の確保などを目的に 1985（昭和 60）年の第一次医療法改正により法制化された.

医療計画制度の趣旨

● 各都道府県が，地域の実情に応じて，当該都道府県における医療提供体制の確保を図るために策定.
● 医療提供の量（病床数）を管理するとともに，質（医療連携・医療安全）を評価.
● 医療機能の分化・連携（医療連携）を推進することにより，急性期から回復期，在宅療養に至るまで，地域全体で切れ目なく必要な医療が提供される「地域完結型医療」を推進.

（資料：厚生労働省「厚生労働白書（平成 28 年度）」より）

　医療計画は下記の記載事項について各都道府県が地域の実情に応じて策定し，少なくとも 5 年毎に検討を加えることになっている.

① 　がん・脳卒中・急性心筋梗塞・糖尿病・精神疾患（5 疾病）に関する治療または予防に係る事業に関する事項
② 　次に掲げる医療の確保に必要な事業（6 事業）[*1] に関する事項
③ 　①および②の事業の目標に関する事項
④ 　①および②の事業に係る医療連携体制（医療提供施設相互間の機能分担および業務連携を確保するための体制）に関する事項
⑤ 　④の医療連携体制における医療機能に関する情報提供の推進に関する事項
⑥ 　居宅等における医療の確保

[*1]
・救急医療
・災害時における医療
・新興感染症等の感染拡大時における医療
・へき地の医療
・周産期医療
・小児医療（小児救急医療も含む）
・その他，疾病の発生状況等に照らして都道府県知事が特に必要と認める医療

⑦　次に掲げる医療構想に関する事項

● 構想区域*1における病床の機能区分ごとの将来の病床数の必要量

● 構想区域における将来の在宅医療等の必要量

⑧　地域医療構想の達成に向けた病床の機能分化および連携の推進に関する事項

⑨　病床の機能に関する情報の提供の推進に関する事項

⑩　外来医療に係る医療提供体制の確保に関する事項

⑪　医師の確保に関する次に掲げる事項

ア　二次医療圏および三次医療圏における医師の確保の方針

イ　二次医療圏において確保すべき医師の数の目標

ウ　三次医療圏において確保すべき医師の数の目標

エ　イおよびウに掲げる目標達成に向けた医師の派遣その他の医師の確保に関する施策

⑫　医療従事者（医師を除く）の確保に関する事項

⑬　医療の安全の確保に関する事項

⑭　地域医療支援病院の整備目標等，医療機能を考慮した医療提供施設の整備目標に関する事項

⑮　二次医療圏の設定に関する事項

⑯　三次医療圏の設定に関する事項

⑰　基準病床数に関する事項

⑱　その他医療を提供する体制の確保に関して必要な事項

*1　構想区域
　地域医療構想を実現するために設定される区域．二次医療圏を原則としつつ，人口規模，患者の受療動向などを勘案し設定される．

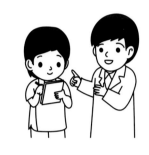

（3）医療圏

医療圏は病床等を整備するために設定する地域的単位のことである．医療圏には地理的な規模により，一次医療圏，二次医療圏，三次医療圏が設定されている（**表 7-13**）．

第7章

表 7-13　医療圏の定義と内容

医療圏	定　義	医療の内容
一次医療圏	規定はない（市町村）	通常の傷病の外来診断・治療・健康管理など．
二次医療圏	広域市町村	入院を含む一般医療の提供の確保．病院の病床整備．
三次医療圏	都道府県（北海道と長野県は複数圏）	先進的・高度専門医療を提供の体制を整備．病院の病床整備．

医療計画では地理的条件，交通事情等を考慮して定められる二次医療圏単位で一般病床，療養病床の基準病床数を定めている．一方，結核病床，精神病床，感染症病床は各都道府県単位で基準病床数が算定されている．過剰医療圏では新規に病院を開設することを制限することによって，適正な医療供給体制を整備している．

5）保険者の役割とデータヘルス計画

2000（平成12）年に始まった「健康日本21」，さらには2008（平成20）年に施行された高齢者医療確保法にもとづく特定保健指導の実施を保険者に義務づけされるなど，保険者の疾病予防，健康増進への関与が一層強化された．これにより，保険者は，健診結果・生活習慣と医療費との関連について，直接に把握できるようになり，健診結果を集計することで当該事業所の生活習慣病リスクの状況も容易に把握できるようになった．そこで，国が医療保険に対して，これらの健康および医療情報を活用し，PDCAサイクルに沿った効果的かつ効率的な保健事業を計画，立案，実施することを求める，保健事業の実施計画（データヘルス計画）が2014（平成26）年度から行われている．

7.4 福祉制度

1）社会福祉

社会福祉[*1]とは，国家扶助の適用を置けている者，障がい者，児童，高齢者，その他援護を必要とする者が，自立してその能力を発揮できるよう，必要な支援を行うことを意味する．

*1 日本国憲法第25条に社会保障，公衆衛生と並んで社会福祉の向上が述べられており，国民の生存権を保障する重要な制度として捉えられている．

2）社会福祉施設

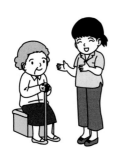

社会福祉施設は障がい者，児童，高齢者などの要支援者に対して，福祉サービスを提供し，自立してその能力を発揮できるように，必要な日常生活の支援，技術指導などを行う施設である．社会福祉施設は，各種社会福祉関連法に基づいて設置されており，第1種社会福祉事業と，第2種社会福祉事業に大別される（**表7-14**）．

第1種社会福祉事業は，利用者への影響が大きいため，経営安定を通じた利用者の保護の必要性が高い事業（主として入所施設サービス）と

して，その経営主体は行政および社会福祉法人が原則で，かつ設置の際
は，都道府県知事等への届出が必要になるなどの制約がある．

　一方の第2種社会福祉事業は，比較的利用者への影響が小さいため，
公的規制の必要性が低い事業（主として在宅サービス）として運用され
ている．

表7-14　社会福祉施設

施設の種類	第1種社会福祉事業	第2種社会福祉事業
保護施設 （生活保護法第38条）	救護施設・更生施設 授産施設・宿所提供施設	医療保護施設
老人福祉施設 （老人福祉法第20条）	養護老人ホーム 特別養護老人ホーム*1 軽費老人ホーム	老人福祉センター
障害者支援施設等 （障害者総合支援法第5条）	障害者支援施設	地域活動支援センター 福祉ホーム
身体障害者社会参加支援施設 （身体障害者福祉法第31〜34条）		身体障害者福祉センター 補装具制作施設 盲導犬訓練施設 視聴覚障害者情報提供施設
婦人保護施設 （売春防止法第36条， DV防止法第5条）	婦人保護施設	
児童福祉施設 （児童福祉法第36〜44条）	乳児院・母子生活支援施設 児童養護施設 障害児入所施設 児童心理治療施設 児童自立支援施設	助産施設・保育所 児童厚生施設 児童発達支援センター 児童家庭支援センター
母子・父子福祉施設 （母子父子寡婦福祉法第39条）		母子・父子福祉センター 母子・父子休養ホーム

*1　特別養護老人ホーム　低所得者向けの養護老人ホームとは異なり、経済的な理由を入所要件とせず，要介護の状況が合致すれば入所できる施設．

3）障害者福祉

　障害者福祉は，身体，知的，発達，精神に障がいをもつ人々に対し
て，自立した生活を支援するための社会的サービスの総称である．

　戦後，障害者福祉に関する法律が整備され，「**身体障害者福祉法**[*1]」，
「**知的障害者福祉法**[*1]」，「精神保健福祉法（精神保健および精神障害者
福祉に関する法律）」といった障害種別に定められた法制度によって
サービスの拡充が図られてきた．

[*1]　p.188参照

　1993（平成5）年にはノーマライゼーションの理念[*2]の社会的な広が
りとあいまって，障害者施策の基本となる「障害者基本法」が制定さ
れ，その後，障害者プラン〜ノーマライゼーション7か年戦略，障害者
基本計画の策定など，障害者施策が展開されてきた．

[*2]　ノーマライゼーション
　障がいのある人が，障がいのない人と同等に生活し，ともにいきいきと活動できる社会を目指す（厚生労働省）という理念．

第7章

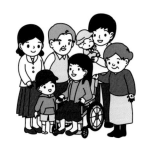

*1 障がい者の日常生活および社会生活を総合的に支援するための法律

一方，障がい者への福祉サービスは，障害の種別により法律が整備されてきたため，縦割りによる弊害も生み出していた．そこで各種サービスの一元化と利用者本位のサービスの供給体制の確立などを目的に2005（平成17）年には「障害者自立支援法」が成立した．しかし，従来の所得に応じた応能負担から，利用に応じた定率負担である応益負担へ変更したことによる批判などから，廃止を含めて検討された結果，2012（平成24）年に同法を一部改正し，法律名も「**障害者総合支援法**[*1]」に変更し，2013（平成25）年から施行され現在に至っている（**表7-15**）．

この改正では，サービスの対象者として，従来の身体障害，知的障害，精神障害（発達障害も含む）から，難病患者も加えられ，症状が一定しない患者に対してサービスが受けられることとなった（**図7-10**）．

表7-15 障害者総合支援法の概要

基本理念	法に基づく日常生活・社会生活の支援が，共生社会を実現するため，社会参加の機会の確保及び地域社会における共生，社会的障壁の除去に資するよう，総合的かつ計画的に行われることを法律の基本理念として新たに掲げる．
障害者（児）の範囲	「制度の谷間」を埋めるべく，障害者の範囲に難病等を加える．

（資料：厚生労働省HPより）

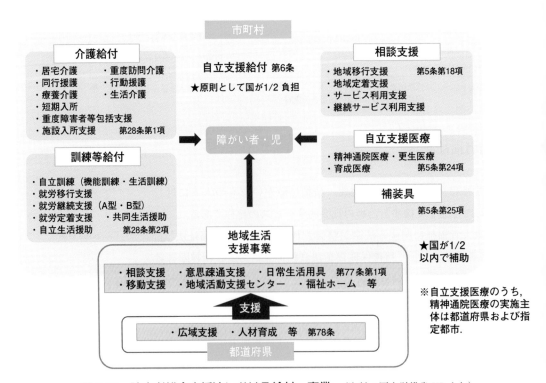

図7-10 障害者総合支援法における給付・事業 （資料：厚生労働省HPより）

4）障害者福祉施設

　障害者福祉施設とは，「障害者総合支援法」に基づく施設（**表 7-16**）と「身体障害福祉法」に基づく施設などがある．「障害者総合支援法」では，障害者福祉サービスのなかで，短期入所，施設入所支援，就労移行支援，就労継続支援，就労定着支援などが各施設で行われている．

表 7-16　障害者総合支援法に基づく事業所・施設等

施設等	特徴
就労移行支援事業所	就労を希望する 65 歳未満の障がい者で，通常の事業所に雇用されることが可能と見込まれる者に対して，①生産活動，職場体験等の活動の機会の提供その他の就労に必要な知識および能力の向上のために必要な訓練，②求職活動に関する支援，③その適性に応じた職場の開拓，④就職後における職場への定着のために必要な相談等の支援を行う．（利用期間 2 年）
就労継続支援事業所（A 型）	通常の事業所に雇用されることが困難であり，**雇用契約に基づく就労が可能である者**に対して，雇用契約の締結等による就労の機会の提供および生産活動の機会の提供その他の就労に必要な知識および能力の向上のために必要な訓練等の支援を行う．（利用期間：制限なし）
就労継続支援事業所（B 型）	通常の事業所に雇用されることが困難であり，**雇用契約に基づく就労が困難である者**に対して，就労の機会の提供および生産活動の機会の提供その他の就労に必要な知識および能力の向上のために必要な訓練その他の必要な支援を行う．（利用期間：制限なし）
生活介護事業所	常時介護を必要とする障がい者を対象に，通所により，昼間に入浴や排泄，食事などの介護，調理，洗濯，掃除などの家事，生活などに関する相談，および助言や創作的活動，生産活動の機会の提供などを行う施設．
地域活動支援センター	障がい者などが通い，創作的活動または生産活動の機会の提供，社会との交流の促進等の便宜供与を行う施設．

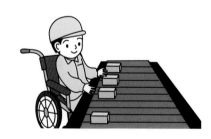
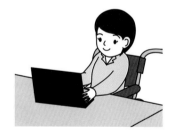

5）在宅ケア，訪問看護

（1）在宅ケア

　在宅ケアとは，在宅療養者の医学的な処置，介護等を医師，看護師，保健師，ケアマネジャーなどが連携してサービスの提供を行うものである．在宅医療とは，在宅ケアのうち，医師による訪問診療および看護師による訪問看護を意味し，在宅で療養者の QOL の向上を念頭に継続的な援助を中心とする医療をいう．2023（令和 5）年に厚生労働省が行った意識調査[*1] によると，自宅での療養希望者（一般国民）は 43.8 ％となっており，人生の終末期を自宅で過ごしたいと考えている人々が多いことがわかる[*2]．

　一方，国民の意識とは反対に，自宅で死を迎える国民の割合は 2 割に満たない状況にある．人口の高齢化が急速に進む中で，在宅医療と介護の需要は，今後益々増加することが見込まれる．

　2014（平成 26 年）に「医療介護総合確保推進法」が制定され，医療，介護サービスを一体的に提供するための整備が進められている．また，2014（平成 26 年）の診療報酬改定に合わせて，在宅療養後方支援病院の評価，在宅医療の質の強化，在宅医療を担う医療機関の量的確保などを通した在宅医療の充実が図られている．さらに，2018（平成 30）年の診療報酬改定では，地域包括ケアシステム[*3] の構築と推進を図るため，複数の医療機関が行う訪問診療の評価，地域支援機能を有する訪問看護ステーションの評価などが進められている．

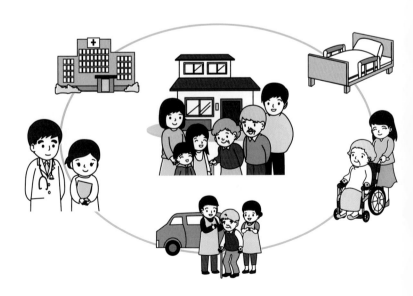

[*1]　令和 5 年度 人生の最終段階における医療に関する意識調査

[*2]　他に医療機関 41.6 ％，介護施設 10.0 ％

[*3]　地域包括ケアシステム　p.217 参照

（2）訪問看護

　在宅医療の推進には，訪問看護の充実も不可欠である．1992（平成4）年に老人保健法が改正され，在宅の寝たきり老人に対して，指定訪問看護事業所（訪問看護ステーション）から看護サービスが提供できる老人**訪問看護制度**が創設された．さらに1994（平成6）年には健康保険法等の改正により，老人以外の難病，障がい者を対象にした訪問看護制度も創設された．

　「**介護保険法**[*1]」が施行されてからは，訪問看護は居宅サービスの1つとして位置づけられ，介護保険給付として行われるようになった．こうした，医療，福祉，介護の連携強化が図られるなか，地域の実情に合った質の高いサービスが提供できるよう，訪問看護に従事する看護師の資質の向上のための訪問看護推進事業が，都道府県または市町村の計画として位置づけられ実施されている．

　このように在宅医療における訪問看護の重要性はいうまでもないが，この他，理学療法士，作業療法士，言語聴覚士による日常の動作に関わる機能訓練など行う訪問リハビリテーションや，介護老人保健施設や医療機関に定期的に通い，心身の機能維持を図る通所リハビリテーション（デイケア）との連携も極めて重要である（**図7-11**）．

[*1]　介護保険法
　要介護者に対して介護サービスを提供するための保険給付などを定めた法律．2000（平成12）年4月に施行された．

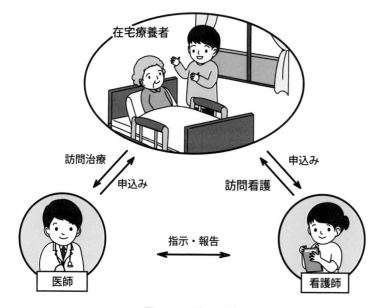

図7-11　訪問看護

第7章

6）福祉関連法規

福祉に関する主な関連法規を**表 7-17** に示す.

表 7-17　主な福祉関連法規

児童福祉法 1947（昭 22）年 12 月 12 日 法律第 164 号	次世代を担う，児童の健全育成を目的とした法律である．児童の権利の保障，国および地方公共団体の責務などを基本理念としている．
身体障害者福祉法 1949（昭 24）年 12 月 26 日 法律第 283 号	障がい者の日常生活および社会生活を総合的に支援するための法律である．身体障がい者の自立と社会経済活動への参加を促進するため，身体障がい者を援助し，および必要に応じて保護し，もつて身体障がい者の福祉の増進を図ることを目的としている．
知的障害者福祉法 1960（昭 35）年 3 月 31 日 法律第 37 号	障がい者の日常生活および社会生活を総合的に支援するための法律である．知的障がい者の自立と社会経済活動への参加を促進するため，知的障がい者を援助するとともに必要な保護を行い，もつて知的障がい者の福祉を図ることを目的としている．
障害者総合支援法 2005（平 17）年 11 月 7 日 法律第 123 号	障がい者基本法に則り，障がい者および障害児が基本的人権を享受しながら尊厳をもって日常生活および社会生活を営むことができるよう，必要な障害福祉サービスに係る給付，地域生活支援事業その他の支援を総合的に行い，障害の有無にかかわらず国民が相互に人格と個性を尊重し安心して暮らすことのできる地域社会の実現に寄与することを目的としている．
老人福祉法 1963（昭 38）年 7 月 11 日 法律第 133 号	老人の心身の健康保持や生活の安定のために必要な措置について定める法律である．老人が生きがいを持ちながら，健全で安らかな生活ができるよう，国および地方公共団体の責務，必要な措置，各種事業が定められている．
生活保護法 1950（昭 25）年 5 月 4 日 法律第 144 号	生活に困窮するすべての国民に対し，その困窮の程度に応じ，必要な保護を行い，その最低限度の生活を保障するとともに，その自立を助長するための法律である．
母子および父子並びに寡婦福祉法 1964（昭 39）年 7 月 1 日 法律第 129 号	母子および父子家庭等および寡婦に対し，その生活の安定と向上のために必要な措置を講じ，健康で文化的な生活が保障するための法律である．

7.5 地域保健

1）地域保健活動の概要

地域保健は地域の住民の健康の保持・増進を多様化する地域の特性を考慮し，地域資源を活用することを通して実現していく科学技術である．

地域保健が重要となる理由は，地域によって自然環境，人口構造，自治体の財政，交通手段，住民の文化，意識などで様々な特性があり，これらの特性が健康問題の発生に密接な関連をもっており，一律のシステムを構築したとしても，地域によっては機能しない場合も生じうるからである．職域保健や学校保健と連携をとることによって，住民の健康の保持・増進をより充実させていくことができる．

地域保健は住民の生活に密接に結びついているだけに，地域保健法を中心に，保健，医療，福祉等，図のように様々な法律や施策によって実施されている（**図7-12**）.

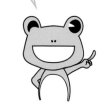

地域保健活動は，住んでいる人たちの健康のために幅広い活動をしています.

保健
- 職務保健
  - 労働者の健康管理
- 医療保険者による保険
  - 特定健康診査
- 学校保健
- 環境保健
- 広域保健
  - 検疫
  - 医療従事者の身分法など

対人保健
- 健康増進法
- 感染症法，予防接種法
- 母子保健法
- 精神保健福祉法
- その他
  - 難病医療法，がん対策基本法，肝炎対策基本法など

地域保健
- 地域保健法
  - 基本指針
  - 保健所等の設置
  - 人材確保

対物保健
- 食品衛生法
- 興行場方などの業法
- 水道法
- 墓地埋葬法
- その他
  - 狂犬病予防法，医薬品医療機器等法、ビル管法，生衛法など

医療
- 医療従事者の身分法
- 医療法
- 高齢者医療確保法
  - 病院の開設許可
  - 医療計画
  - 医薬品医療機器等法
- がん対策基本法
- 医療観察法　など

福祉
- 身体障害者福祉法
- 知的障害者福祉法
- 児童福祉法
- 児童虐待防止法
- 障害者総合支援法
- 介護保険法
- 発達障害者支援法
- 精神保健福祉法
- 老人福祉法など

図7-12　地域保健活動の概要

第7章

地域保健活動の中心は保健所と市町村保健センターがあたる（**図 7-13**）.

① 生活者としての個人が満足できる視点を重視する.
② 住民の多様なニーズに対応できること.
③ 地域の特性をいかした保健・福祉サービスの実施.
④ 国民の健康づくりの推進.
⑤ 高齢者対策および介護保険制度の円滑な実施.
⑥ 快適で安心できる生活環境の確保.
⑦ 健康危機管理体制の確保.
⑧ 科学的根拠に基づいた地域保健の推進.

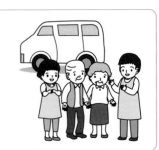

図 7-13 地域保健活動の基本

2000（平成 12）年には第 3 次国民健康づくり運動として「健康日本 21[*1]」が開始され，2002（平成 14）年に「健康増進法」の制定，2005（平成 17）年に「健康フロンティア戦略[*2]」，2007（平成 19）年には「**新健康フロンティア戦略**」が発足した.

*1 健康日本 21
9 分野で設定された目標値を達成することを目指した 2000 年から開始された健康づくり運動（p.112 参照）.

*2 健康フロンティア戦略
健康寿命の延伸を目的として 2005 年から開始された 10 年計画戦略プラン

2）地域保健法

1937（昭 12）年に制定された保健所法（旧）は，結核，伝染病，母子保健などを中心とした施策を行ってきたが，1947（昭和 22）年に全面改正され保健所が公衆衛生の第一線機関として強化された. しかし，少子高齢化，伝染病から非感染性疾患への疾病構造の変化，単身赴任や共働き世帯の増加など生活スタルの変化，それに伴う住民ニーズの多様化などにより，地域保健もそれぞれの地域により密着した対策が必要となり従来の保健所法が改正され，1994（平成 6）年に「**地域保健法**」が制定された. 地域保健対策の推進に関する基本指針も 2012（平成 7）年に改正され，①**ソーシャル・キャピタル**（図 7-14）を活用した自助および共助の支援の推進，②地域の特性を活かした保健と福祉の健康なまちづくりの推進，③医療，介護，福祉などの関連施策との連携強化などがうたわれている.

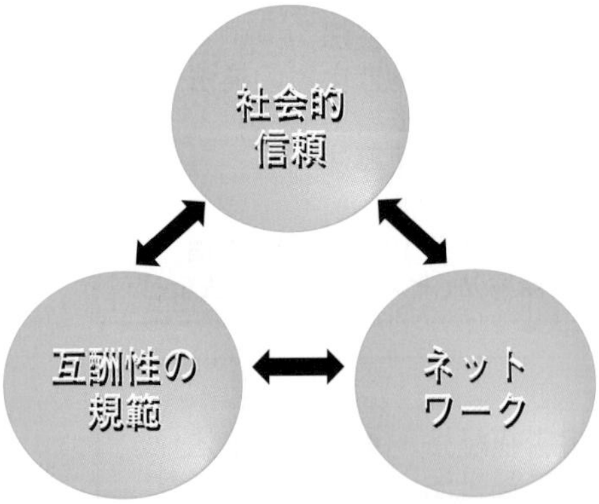

「信頼」「社会規範」「ネットワーク」といった人々の強調行動の活発化により，社会の効率性を高めることができる社会組織に特徴的な資本を意味し，物的な資本に対して人的な資本という概念を表す.

図 7-14 ソーシャル・キャピタル

3）保健所と従事者

（1）保健所の業務

　保健所は，地域の公衆衛生の向上および増進のために地域保健法によって，基本的に二次医療圏を基に設置される行政機関である（p.168参照）．都道府県，指定都市，政令市，中核市，特別区（東京23区）が設置する（2023（令和5）年現在468か所）．<u>保健所は広域的，専門的なサービス，監督的機能をもち，必要に応じ市町村保健センターに対し技術的援助などを行う．</u>保健所の業務は**図7-15**の事項について企画，調整，指導および必要な事業を行うとされている．

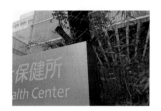

① 地域保健に関する思想の普及および向上に関する事項
② 人口動態統計その他の地域保健に係る統計に関する事項
③ 栄養の改善，食品衛生に関する事項
④ 住宅，水道，下水道，廃棄物の処理，清掃，その他の環境の
　衛生に関する事項
⑤ 医事および薬事に関する事項
⑥ 保健師に関する事項
⑦ 公共医療事業の向上および増進に関する事項
⑧ 母性および乳幼児並びに老人の保健に関する事項
⑨ 歯科保健に関する事項
⑩ 精神保健に関する事項
⑪ 治療方法が確立していない疾病その他の特殊の疾病により
　長期に療養を必要とする者の保健に関する事項
⑫ エイズ，結核，性病，伝染病，その他の疾病の予防に関する事項
⑬ 衛生上の試験および検査に関する事項
⑭ その他地域住民の健康の保持および増進に関する事項

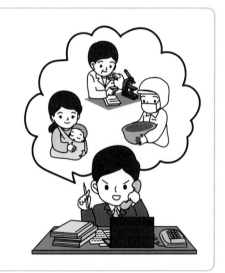

図7-15　保健所の業務

（2）従事者

　従事者としては，医師，歯科医師，薬剤師，獣医師，保健師，助産師，診療放射線技師，臨床検査技師，管理栄養士，栄養士，歯科衛生士，統計技術者[*1]などが置かれている．

　<u>所長は医師（ただし，医師を置くことが著しく困難な場合に限り例外として，一定の要件を満たせば所長とすることができる）</u>であり，下記の①〜③のいずれかに該当しなければならない．

① 3年以上，公衆衛生の実務の従事した者
② 国立保健医療科学院[*2]の行う養成訓練の過程を経た者
③ 厚生労働大臣が，①・②と同等以上の技術または経験
　を有すると認めた者

*1　統計技術者
　収集された保健衛生に関するデータを分析し，保健活動に活かす専門家．

*2　国立保健医療科学院
　厚生労働省が所管しており，公衆衛生に携わる人材の育成や，公衆衛生に関する調査研究を行っている

第7章

4）市町村保健センターと従事者

*1 2023（令和5）年4月1日現在2,419か所設置.

　市町村保健センターは，全国に設置[*1]されており，地域住民の生活に密着した保健サービスを提供することを目的とし，乳児検診，がん検診，予防接種，介護事業，家庭訪問，健康相談，保健指導などの事業を行う（**図7-16**）．保健師を中心に活動しており，所長は医師である必要はない.

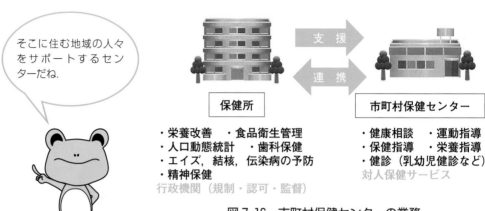

そこに住む地域の人々をサポートするセンターだね.

保健所	市町村保健センター
・栄養改善　・食品衛生管理 ・人口動態統計　・歯科保健 ・エイズ，結核，伝染病の予防 ・精神保健	・健康相談　・運動指導 ・保健指導　・栄養指導 ・健診（乳幼児健診など）
行政機関（規制・認可・監督）	対人保健サービス

支援　連携

図7-16　市町村保健センターの業務

5）地域における資源と連携

*2 民生委員
　民生委員法に規定され，市町村に配置されている．住民の住民の生活状況を把握し，生活に関する相談に応じている.

*3 保健委員
　地域の健康づくりを推進するために，行政と地域住民をつなぐ役割を果たす．市町村長から委嘱される.

　地域における資源には保健所，保健センターの他に医療機関，福祉施設，学校，自治会，NPO法人，その他に民生委員[*2]や，保健委員[*3]など人的な要素も含まれる．地域保健を取り巻く環境の変化から，地域保健対策検討会報告書では，住民ニーズの多様化・高度化に対応するためソーシャル・キャピタルに立脚した健康づくり，健康な町づくりの展開が提唱された．ソーシャル・キャピタルが豊かになれば，様々な市民活動が活発になり，健康寿命や合計特殊出生率の改善が期待される．具体的には，自治会，老人クラブ，こども会などがあげられる．保健所や市町村保健センターは，これらのソーシャル・キャピタルと連携し，核となる人材を育成しながら，持続可能な健康づくりのためにその機能を発揮することが求められている.

6）地域における健康危機管理

　1994（平成6）年に保健所法が地域保健法に改正された後，阪神・淡路大震災，有珠山の噴火，サリン事件や毒物混入カレー事件など大きな健康被害に係わる災害や事件が起き，健康危機に対する地域の保健衛生体制が問われる状況となった．そこで厚生労働省は地域保健対策の推進に関する基本的な指針を2000（平成12）年に改正し，地域における健康危機管理等[*1]の基本的な方針を示した．その中で保健所は中核的な役割を果たす機関であることが定められている．

　保健所は地域の健康危機管理の拠点として，平常時から健康危機の発生を防止するとともに発生時には総合的な対策を実施していく役割を担っている．

　健康危機管理には大きく分けて**平常時の備え**および，**発生時の対応**がある（**表7-18**）．最も重要なことは健康危機発生を未然に防止することであり，仮に発生した際にどのような行動をとったらよいかを準備しておくことである．そのためには警察，消防，医療機関等地域の資源や関係機関との連絡を密にし，非常時に備えた体制を整備しておくことが重要である．また，危機が発生した際には，対策本部を設置するなど素早く責任の所在，指揮命令系統を明確にし，原因の究明，情報の収集管理，体制の確定，風評被害拡大を阻止するための情報提供，普及啓発活動等が大切である．

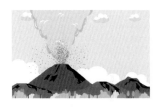

*1　健康危機管理
　2001（平成13）年に定められた「厚生労働省健康危機管理基本指針」によれば，「医薬品，食中毒，感染症，飲料水その他何らかの原因により生じる国民の生命，健康安全を脅かす事態に対して行われる健康被害の発生予防，拡大防止，治療等に関する業務であって，厚生労働省の所管に属するものをいう」とされている．

表7-18　保健所における健康危機への対応の概要

平時対応（日常業務）	有害対応（緊急時業務）	事後対応
○情報収集・分析 ・感染症発生動向調査 ・健康危機情報の収集・整理・分析 ・過去の事例の集積 ・相談窓口（保健所通報電話の設置） ・公衆衛生上問題のあると考えられる 　死体の死因調査 ○非常時に備えた体制整備 ・計画，対応マニュアルの整備 ・模擬的な訓練の実施 ・人材確保および資質向上・機器等整備 ・関係機関とのネットワーク整備 ○予防教育・指導・監督 ・予防教育活動，監視，指導，監督	○緊急行政介入の判断 ○連絡調整 ・情報の一元管理・分析・提供 ・経過記録 ・専門相談窓口 ○原因究明 ・積極的疫学検査 ・情報の収集・分析・評価 ○具体的対策 ・被害拡大の防止 ・安全の確保 ・医療提供体制の確保 　（心のケアを含む）	○事後対応の評価 ○対応体制の再構築 ○追跡調査 ○健康相談窓口 ○ PTSD 対策

（資料：国立感染症研究所，感染症情報センター HP より）

第7章

　近年は地震や気象の激甚化などの大きな災害に加えて，認知症患者の徘徊，虐待問題など地域住民の協力体制がさらに求められる時代となってきた．価値観の多様化等で地域コミュニティは弱体化が進んでいる中で，保健所は住民に直接サービスを提供するというより，地域の関係機関と調整し，住民が共同体制をとりやすくなるようなしくみを作っていく，いわゆる行政主導から住民主導への橋渡しの役割が期待されている．

災害時などに備えて住民の連携のしくみを整えよう．

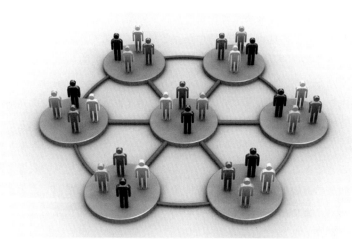

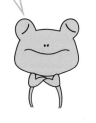

（1）自然災害

　自然災害時の健康危機管理については，地域における「健康危機管理のあり方検討会」によってまとめられた地域健康危機ガイドラインが示されている．この中で，保健所は地域保健の中心的な役割を担うことが定められている．

　予想を超える大きな自然災害は，広域におよび行政機関自体の機能が損なわれることが多い．そのため，様々な事態を想定して平常時から連携体制をとっておくことが重要になる．

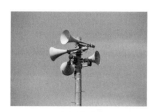

防災無線

　医療活動としては，トリアージ，治療，搬送などが的確に行われることが必要であるが，自然災害の場合，直接の被害にあわなくても，かかりつけの医療機関の機能不全，電気，水道，ガスなどの途絶などから長期にわたって大きなストレスを抱えることになるため，心のケアを含めた生活衛生，保健活動の体制を構築することが大切である．

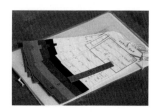

トリアージタッグ

（2）感染症

　感染症の発生時には「感染症の予防および感染症の患者に対する医療に関する法律」を中心に行われることになる．厚生労働省内の対応については「**感染症健康危機管理実施要領**（厚生労働省健康局，2013（平成25）年10月）」が示されている．

　具体的な対策としては，感染源対策，感染経路対策，感受性者対策が基本であるが，健康危機管理としては初動体制が最も重要である．保健所として感染症発生の第一報を受けた際に，疫学調査により発生の規模，症状，推定される原因などできる限り迅速に把握し，的確な体制をとることが重要である．また，住民のパニックを防ぐためにもリスクアナリシス[*1]の手法によりリスクアセスメント，リスクマネジメント，リスクコミュニケーション[*2]を行い，関係機関と協力しながら情報を共有していくことが大切である．

（3）食中毒

　食品衛生法，食品安全基本法を中心に対策がとられることとなる．また危機管理については「**食中毒健康危機管理実施要領**（厚生労働省医薬・生活衛生局，2019（平成31）年3月）」が示されている．

　食中毒が生じた時は，被害の拡大防止，再発防止の観点から，原因施設の営業停止，原因食品の販売禁止などの処置と同時に，住民への情報提供も迅速に行われなければならない．特に大規模化する食中毒は広域におよび，時に生命にも影響を及ぼすため大きな社会問題になる．食品衛生法に定める広域連絡協議会の開催を視野にいれた連携体制をとっていくことが重要である．

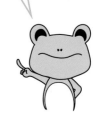

感染症も食中毒も，発生からの迅速な対応と，関係機関との連携が大切です．

[*1]　リスクアナリシス
　　p.9 参照

[*2]　リスクコミュニケーション
　　p.10 参照

7.6　母子保健

1）母子保健の概要

　わが国では，健康な次世代を育むことを目的として，様々な母子保健事業が行われている．これらは，単に妊娠中および育児中の女性のみを対象としたものではなく，母親と子ども（いずれ母親になるであろう）へのライフステージに応じて一貫した施策となっている．母子保健の主な取り組みとして，妊産婦および乳幼児の健康診査や母子健康手帳の交付などの**保健事業**，妊産婦および乳幼児への**医療対策**や療養援護等が挙げられる（**図 7-17**）.

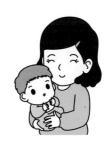

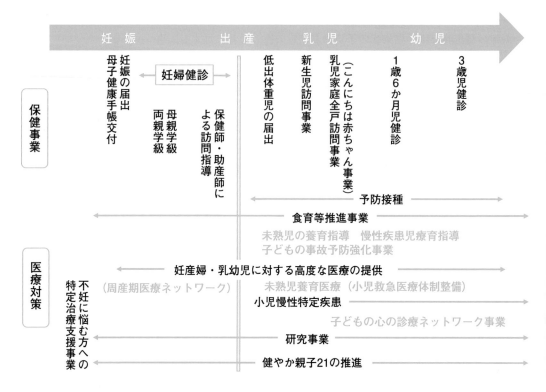

図 7-17　母子保健関連施策の体系
(資料：厚生労働省,「母子保健関連施策, 2015（平 27）年」より)

2）母子保健法

　「**母子保健法**」は，母性並びに乳児および幼児の健康保持，増進を目的とした法律である．母子保健法には，母性の尊重，乳幼児の健康の保持増進ならびに母親や家族が自ら健康の保持・増進に努めることを前提とした国および地方公共団体の責務等が定められている．

- 妊娠の届出…速やかに<u>市町村長に届け出をする</u>
- 母子健康手帳の交付…<u>市町村</u>により交付
- 健康診査（妊産婦，乳児，幼児）
- 新生児訪問指導・未熟児の訪問指導[*1]…子どもの発育，発達の評価・育児者のサポート
- 養育医療…<u>体重 2,000g 以下</u>，低体温，強い黄疸などの高リスクの未熟児を対象（一部公費負担）
- 保健指導…家族計画指導，母子保健教育
- 子育て世代包括支援センターの設置…母子への継続した支援活動

3）母子健康手帳

母子健康手帳とは，妊娠期からの母親の健康状態や，出産時の状況，乳幼児の発育状況等の情報を記録し管理するためのもので，妊娠した者が，市町村（市町村保健センター）に妊娠の届け出を行った際に交付される．母子健康手帳は，必須記載事項（省令事項）と任意記載事項（通知事項）からなる．記録以外に情報提供という側面ももち，日常生活や育児上の注意点，予防接種の種類等が記載されている（表7-19）．

転居による再交付の必要はなく，妊娠の届け出の際に交付された手帳で全国のどこへ行っても継続的に一貫性のあるケアをうけることが可能となっている．

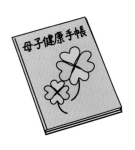

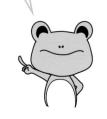
母子健康手帳は新米お父さん，お母さんにとって最初の育児書でもあります．

表7-19 母子健康手帳に必ず記載しなければならない事項 **Point**

● 子の保護者・出生届出済証明	● 出産後の母体の経過・母体自身の記録
● 妊婦の健康状態等	● 早期新生児期の経過・後期新生児期の経過・検査の記録
● 妊婦の職業と環境	
● 妊婦自身の記録	● 保護者の記録
● 妊娠中の経過	● うんちの色に注意しましょう
● 検査の記録	● 健康診査等（新生児〜6歳）
● 母親（両親）学級受講	● 乳幼児身体発育曲線
● 妊娠中と産後の歯の状態	● 幼児の身長体重曲線
● 出産の状態	● 予防接種の記録（1）
（妊娠期間，娩出日時，分娩の経過，分娩所要時間等）	● 予防接種の記録（2）

4）健康診査

「母子保健法」に基づき，乳幼児および妊産婦の健康管理を目的とし，市町村により各種健康診査が実施されている．市町村が実施する健康診査は，乳児健康診査，1歳6か月児健康診査，3歳児健康診査および妊産婦健康診査である．

1歳6か月児健康診査および3歳児健康診査は「母子保健法」により実施が義務づけられている．

- 1歳6か月児健康診査…むし歯の予防や栄養状態の評価，精神や運動の発達障害の早期発見を主な目的として実施されている．
- 3歳児健康診査…身体および精神の発達の遅延だけでなく，視聴覚の障害の早期発見も目的としている．

一方，上記以外の乳幼児健康診査および妊産婦健康診査は「母子保健法」で実施が義務づけられておらず，必要に応じて実施または勧奨する

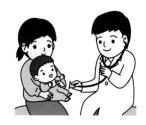

こととなっている．乳児健康診査は 3〜6 か月の間に前期健診，9〜11 か月の間に後期健診が行われ，乳児の身体計測や栄養状態を検査している．

　近年の出産年齢の高齢化により，妊娠期の健康管理に注意を要する妊婦が増加傾向であり，妊産婦の死亡や流産および早産の予防を目的として妊産婦健康診査が実施されている[*1]．

5）新生児マススクリーニング

　新生児マススクリーニングは，放置すると知的障害等の重篤な障害を引き起こす可能性のある疾患を見つけ出す検査であり，早期発見・早期治療による障害発生の予防を目的としている．すべての新生児を対象に都道府県および指定都市が実施している．新生児マススクリーニングの

表 7-20　新生児マススクリーニングの対象となっている主な疾患

主な疾患	特　徴
先天性甲状腺機能低下症（クレチン症）	内分泌疾患，検出される数が最も多い ELIZA 法
先天性副腎皮質過形成症	内分泌疾患 ELIZA 法
ガラクトース血症	糖代謝異常 Beutler 法，Paigen 法
フェニルケトン尿症	アミノ酸代謝異常 タンデムマス法
メープルシロップ尿症（楓糖尿症）	
ホモシスチン尿症	
シトルリン血症 1 型	
アルギニノコハク酸尿症	
メチルマロン酸血症	有機酸代謝異常 タンデムマス法
プロピオン酸血症	
イソ吉草酸血症	
メチルクロトニルグリシン尿症	
ヒドロキシメチルグルタル酸血症（HMG 血症）	
複合カルボキシラーゼ欠損症	
グルタル酸血症 1 型	
中鎖アシル CoA 脱水素酵素欠損症（MCAD 欠損症）	脂肪酸代謝異常 タンデムマス法
極長鎖アシル CoA 脱水素酵素欠損症（VLCAD 欠損症）	
三頭酵素 / 長鎖 3- ヒドロキシアシル CoA 脱水素酵素欠損症（TFP/LCHAD 欠損症）	
CPT1（カルニチンパルミトイルトランスフェラーゼ -1）欠損症	
CPT2（カルニチンパルミトイルトランスフェラーゼ -2）欠損症	

対象疾患は現在 20 種類である．(**表 7-20**)．

　かつて，新生児マススクリーニングは，**ガスリー法**により実施されていたが，現在は一部の疾患を除き，**タンデムマス法**によって行われている[*1]．

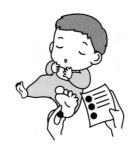

*1　どちらの検査方法も新生児の足の裏から採取した血液を濾紙に染みこませ，血液中の特定のアミノ酸を測定するのだが，タンデムマス法の方が検出できる疾患数が多い点が特徴である．

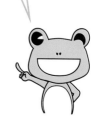

「すべての子どもが健やかに育つ社会」の実現を目指し，関係するすべての人々，関連機関・団体が一体となって取り組む国民運動です．

6）健やか親子 21

　「健やか親子 21」は，21 世紀の母子保健の主要な取り組みを提示し，関係者，関係機関および団体が一体となって推進する国民運動計画である．2001（平成 13）年に策定され，2004 年までを第 1 次期間とし，2005 年および 2009 年の 2 回の中間評価と 2013 年の最終評価を得て 2015（平成 27）年より「**健やか親子 21（第 2 次）**」がスタートしている（2024 年まで）．

　「健やか親子 21（第 2 次）」は，健やか親子 21 の性格を踏襲すると共に健康日本 21 の一翼を担うという意義があり，開始から 10 年後には「すべての子どもが健やかに育つ社会」の実現をめざしている．そのために 3 つの基盤課題と 2 つの重点課題が設定されている（**図 7-18**）．

すべての子どもが健やかに育つ社会

子育て・健康支援

重点課題①
育てにくさを感じる親に寄り添う支援

重点課題②
妊娠期からの児童虐待防止対策

基盤課題A
切れ目ない妊産婦・乳幼児への保健対策

基盤課題B
学童期・思春期から成人期みむけた保健対策

基盤課題C
子どもの健やかな成長を見守り育む地域づくり

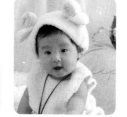

図 7-18　健やか親子 21（第 2 次）イメージ図

（資料：厚生労働省 HP より作成）

第7章

7）少子化対策

　近年わが国では出生数が減少傾向であり，少子高齢化が加速の一途をたどっている．出生数減少の原因として女性の社会進出等による晩婚化や未婚率の上昇も挙げられる．少子化は，わが国の保険制度や経済状況に与える影響も大きいことから，少子化対策を総合的に推進することを目的として「**少子化対策基本法**」が制定された．この法律を基にして様々な取り組みが行われており，2015 年からは，「**子ども・子育て支援新制度**」が開始し，地域のこども・子育て支援の総合的な推進をはかることで，少子化対策を行っている（**巻末資料 6 参照**）．

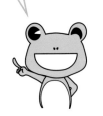

若い世代の人達が安心して，子どもを産み育てられるような社会の構築が重要です．

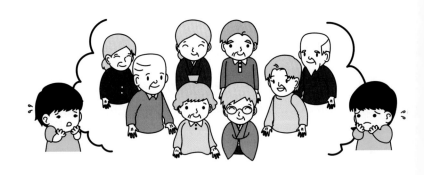

8）児童虐待防止

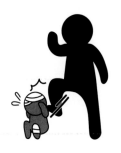

　母子保健事業は児童虐待防止と密接に関連しており，妊産婦や乳幼児への健診・保健指導は児童虐待の発生予防，早期発見に資するものであることが，「母子保健法」の中で明確化されている．さらに，母子保健法では，妊娠期だけでなく，子育て期までの切れ目のない支援を行う**子育て世代包括支援センター**（法律上の名称は「母子健康包括支援センター」）の設置勧奨も掲げられており，育児に不安を抱える妊産婦等を地域で支えることで児童虐待の防止を図っている．

7.7　成人保健

1）生活習慣病の発症予防と重症化予防

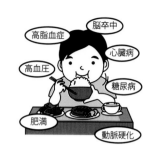

　国は，生活習慣を改善し，健康を増進し，生活習慣病の発症を予防する一次予防対策を推進している．「健康日本21」では，壮年期死亡の減少，健康寿命の延伸と生活の質の向上を目的に，がん，心臓病・脳卒中・糖尿病などの生活習慣病に関する目標値を設定した．「健康日本21（第二次）」では，がん，循環器疾患，糖尿病およびCOPD（p.156参照）の一次予防対策を推進するとともに，合併症の発症や症状の進展など重症化予防に重点を置いた目標を設定した．目標の概要を表7-21に示す．

　また2018年に中間評価で新たな目標が設定され，2022年10月には最終評価が公表された．（巻末資料5参照）．

表7-21　生活習慣病予防の目標設定の概要

◆ が　ん	がんの年齢調整罹患率，年齢調整死亡率の減少． がん検診の受診率向上．
◆ 循環器疾患	脳血管疾患・心疾患の年齢調整死亡率の減少． 高血圧の改善，脂質（ＬＤＬ－コレステロール）高値の者の減少． メタボリックシンドロームの該当者および予備群の減少． 特定健康診査，特定保健指導の実施率の向上．
◆ 糖尿病	糖尿病の合併症（糖尿病腎症），血糖コントロール不良者の減少． 治療継続者の増加，糖尿病有病者の増加の抑制． メタボリックシンドロームの該当者および予備群の減少． 特定健康診査，特定保健指導の実施率の向上．
◆ COPD	ＣＯＰＤの死亡率，ロコモティブシンドロームの減少． 骨粗鬆症検診受診率の向上． 心理的苦痛を感じている者の減少．

（資料：厚生労働省「健康日本21（第三次）の推進のための説明資料」より）

第7章

2）特定健康診査・特定保健指導とその評価

特定健康診査（特定健診）とは，生活習慣病予防のため 40 歳から 74 歳までを対象に実施されるメタボリックシンドロームに着目した健診である.

特定保健指導では，特定健康診査の結果より，生活習慣病の発症リスクが高く，生活習慣の改善により生活習慣病予防の効果が期待できる者に対して，専門スタッフ（保健師，管理栄養士など）が生活習慣を見直すサポートが実施される.

「特定健康診査・特定保健指導」は，高齢者の医療の確保に関する法律（高齢者医療確保法：p.205 参照）に基づき，医療保険者が 40 歳から 74 歳の被保険者，被扶養者に実施する. 医療保険者は特定健診等基本指針に即して 5 年ごとに（5 年を 1 期として）特定健康診査等の実施に関する計画を定め[*1]，計画に基づき 40 歳以上の加入者に対して特定健康診査を行い[*2]，特定保健指導を行うこと[*3]が義務づけられている.

特定健康診査は身体計測や血液検査などの「基本的な項目」と心電図，貧血検査などの「詳細な健診の項目」が設定された（**表 7-22**）.

[*1] 高齢者医療確保法第 19 条

[*2] 高齢者医療確保法第 20 条

[*3] 高齢者医療確保法第 21 条

表 7-22　特定健康診査の概要

基本的な項目	● 質問票（服薬歴，喫煙歴等） ● 身体計測（身 長，体 重，BMI，腹 囲） ● 血圧測定　● 理学的検査（身体診察）　● 検 尿（尿 糖，尿蛋白） ● 血液検査 ・脂質検査（中性脂肪，HDL-コレステロール，LDL-コレステロール，中性脂肪が 400 mg/dL 以上または食後採血の場合，LDL-コレステロールに代えて Non-HDL コレステロールの測定でも可） ・血糖検査（空腹時血糖または HbA1c，やむを得ない場合は随時血糖） ・肝機能検査（GOT，GPT，γ-GTP）
詳細な健診の項目	※一定の基準の下，医師が必要と認めた場合に実施 ● 心電図　● 眼底検査 ● 貧血検査（赤血球，血色素量，ヘマトクリット値） ● 血清クレアチニン検査

（資料：厚生労働省「特定健康診査の検査項目」より）

そして特定健康診査結果に基づき特定保健指導対象者の選定と階層化が 4 ステップで実施される（**図 7-19**）.

STEP 1

内臓脂肪蓄積に着目してリスクを判定
・腹囲　男≧85cm，女≧90cm　…（1）
・腹囲　男＜85cm，女＜90cm　…（2）
　　　　（かつBMI≧25）

ステップ1は肥満リスクの判定で，身体計測で腹囲が男性85cm以上，女性90cm以上，またはBMIが25以上の者が選定される．

STEP2

① 血　　圧　ⓐ収縮期血圧130mmHg以上またはⓑ拡張期血圧85mmHg以上
② 脂　　質　ⓐ中性脂肪150mg/dL以上またはⓑHDLコレステロール40mg/dL未満
③ 血　　糖　ⓐ空腹時血糖*1,100mg/dL以上またはⓑHbA1c（NGSP）の場合5.6％以上
④ 質問票　喫煙歴あり（①から③のリスクが1つ以上の場合のみカウント）
⑤ 質問票　①，②または③の治療に係る薬剤を服用している
　　　　　　　　　　*1　やむをえない場合は随時血糖

ステップ2では健診結果と質問票に基づき追加リスクをカウントする．追加リスク項目は，血糖，脂質，血圧，喫煙歴の4つだが，喫煙歴のある者は他の項目のカウントが1つ以上あるときにカウントが追加される

STEP3

STEP1，2から保健指導対象者をグループ分け
（1）の場合　①～④のリスクのうち追加リスクが
　　2以上の対象者は　　…積極的支援レベル
　　1の対象者は　　　　…動機づけ支援レベル
　　0の対象者は　　　　…情報提供レベル　とする
（2）の場合　①～④のリスクのうち追加リスクが
　　3以上の対象者は　　…積極的支援レベル
　　1または2の対象者は　…動機づけ支援レベル
　　0の対象者は　　　　…情報提供レベル　とする

ステップ3では，追加リスクの数に応じ「積極的支援」または「動機づけ支援」または「情報提供」のグループに分けられる．

STEP4

・服薬中の者については，医療保険者による特定保健指導の対象としない．
・前期高齢者（65歳以上75歳未満）については，積極的支援の対象となった場合でも動機づけ支援とする．

ステップ4では服薬中の者，65歳以上であるかを確認する．服の薬中は保健指導の対象者とはしないこと，また，65歳以上の者は積極的支援と判定されても動機づけ支援をおこなうこととなっている．

図7-19　保健指導対象者の選定と階層化

（資料：厚生労働省HPより作成）

第7章

特定健診・特定保健指導の第 4 期（2024 年度〜）から特定保健指導の評価方法にアウトカム評価が導入され，個人の受診者の行動変容につながり成果が出たことを重視する評価体系に変更される．そして，特定保健指導の見える化の推進，ICT 活用の推進についても見直しがされた．

その他，第 4 期の見直しにおいては，特定健診における喫煙に関する質問項目について，「過去喫煙していたが，現在は喫煙しない者」を区別するための回答選択肢を追加，飲酒に関する質問項目について，「生活習慣病のリスクを高める量を飲酒している者」をより詳細に把握できるように，飲酒頻度と飲酒量の回答選択肢を細分化するとなどの修正が行われた．

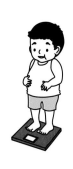

メタボリックシンドロームの該当者および予備群は 2008 年度に対して 13.8 %（2021 年度）減少し，前年の 2020 年度より 2.9 ポイント向上した．「健康日本 21（第三次）」では特定健診・特定保健指導の実施率を 2029 年度までに 70 % 以上・45 % 以上，メタボリックシンドロームの該当者および予備群の人数を 2029 年度までに 2008 年度と比べて 25 % 以上減少することを目標としている．

3）高齢者の医療の確保に関する法律

2006（平 18）年医療制度改革に伴い老人保健法が「**高齢者の医療の確保に関する法律（高齢者医療確保法）**」に改正，2008（平成 20）年 4 月より施行された.

この法律において，国民の高齢期における適切な医療の確保を図るために医療費の適正化を推進するための計画を作成すること[*1]，保険者は 40 歳から 74 歳までの加入者に対し特定健康診査を行い[*2]，その結果をもとに特定保健指導を行う[*3]ことが定められた．また，この法律に基づき，75 歳以上の後期高齢者について独立した「**後期高齢者医療制度**」が創設された[*4].

後期高齢者医療の事務運営は各市町村が加入する**後期高齢者医療広域連合**が主体となり[*5]，費用負担は公費で約 50 %（国：都道府県：市町村＝4：1：1），後期高齢者支援金として現役世代の加入する被用者保険，国民健康保険から約 40 %，高齢者の保険料（年金から源泉徴収）から約 10 %を財源としている[*6]（**図7-20**）.

[*1] 医療費適正化計画；
第 8〜9 条

[*2] 第 20 条

[*3] 第 22 条

[*4] 第 47 条〜

[*5] 第 48 条

[*6] 第 93 条〜

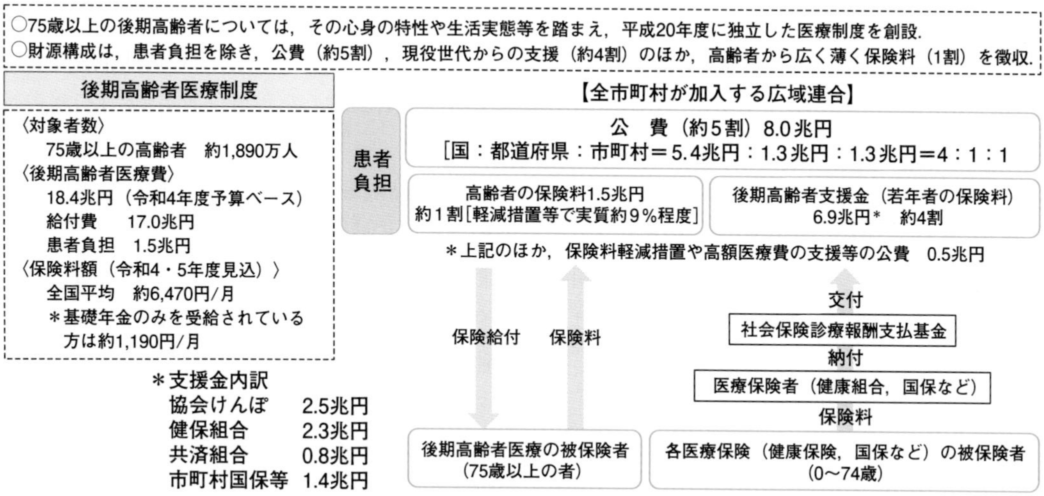

○75歳以上の後期高齢者については，その心身の特性や生活実態等を踏まえ，平成20年度に独立した医療制度を創設.
○財源構成は，患者負担を除き，公費（約5割），現役世代からの支援（約4割）のほか，高齢者から広く薄く保険料（1割）を徴収.

後期高齢者医療制度

〈対象者数〉
　75歳以上の高齢者　約1,890万人
〈後期高齢者医療費〉
　18.4兆円（令和4年度予算ベース）
　給付費　17.0兆円
　患者負担　1.5兆円
〈保険料額（令和4・5年度見込み）〉
　全国平均　約6,470円/月
　＊基礎年金のみを受給されている
　　方は約1,190円/月

＊支援金内訳
　協会けんぽ　2.5兆円
　健保組合　2.3兆円
　共済組合　0.8兆円
　市町村国保等　1.4兆円

患者負担

【全市町村が加入する広域連合】

公　費（約5割）8.0兆円
［国：都道府県：市町村＝5.4兆円：1.3兆円：1.3兆円＝4：1：1

高齢者の保険料1.5兆円
約1割［軽減措置等で実質約9％程度］

後期高齢者支援金（若年者の保険料）
6.9兆円[*]　約4割

＊上記のほか，保険料軽減措置や高額医療費の支援等の公費　0.5兆円

交付
社会保険診療報酬支払基金
納付
医療保険者（健康組合，国保など）
保険料

保険給付　保険料

後期高齢者医療の被保険者
（75歳以上の者）

各医療保険（健康保険，国保など）の被保険者
（0〜74歳）

図 7-20　後期高齢者医療制度の運営のしくみ（令和 4 年度）

（資料：厚生労働省「後期高齢者医療制度等の仕組み」より）

第7章

7.8 高齢者保健・介護

1）高齢者保健・介護の概要

日本の平均寿命は世界最高水準だが，健康で長生きできるよう健康寿命を延ばすことが重要である[*1]．加齢に伴い身体的な機能低下，複数の慢性疾患をもつ高齢者は多い．さらに認知機能の低下や，コミュニティからの孤立，孤独といった様々な心身の問題や不安をもつ高齢者も多い．

第3章（p.60）で示したとおり，わが国の平均寿命と健康寿命の差は男性が約9年，女性は約12年となっている．2019（令和元）年に厚生労働省は2040年までに男女ともに3年以上延伸することを目標としている．この目標が達成されると，健康寿命は男女ともに75歳以上となる．

2018（平成30）年6月政府は「経済財政運営と改革の基本方針2018」（閣議決定）において，「高齢者の通いの場を中心とした介護予防・**フレイル[*2]対策**や生活習慣病等の疾病予防・重症化予防，就労・社会参加支援を都道府県等と連携しつつ市町村が一体的に実施するしくみを検討するとともに，インセンティブを活用することにより，健康寿命の地域間格差を解消することを目指す」ことを示し「高齢者の保健事業と介護予防の一体的な実施に関する有識者会議」を設置，同年12月に報告書を公表した[*3]．

2018年以降，75歳以上の後期高齢者に対しては，後期高齢者医療制度で保険者である後期高齢者医療広域連合が保健事業を実施しており，健康教育，健康相談，健康診査その他の必要な事業を行っている．

後期高齢者には，フレイルのリスクを考慮した疾病予防・重症化予防に取り組むため，運動習慣，口腔機能の維持改善，栄養管理，社会参加等のプロモーションを行うことが重要である．2018（平30）年4月には高齢者の特性を踏まえた**保健事業ガイドライン**が策定され，体重や筋肉量の減少を主因とした低栄養等のフレイルに着目した対策が必要であること，発症予防よりも重症化予防等の取り組みが相対的に重要といったポイントが示された．このような取り組みは後期高齢者医療広域連合と市町村の連携の下に推進されることが重要である．

介護予防とは「要介護状態の発生をできる限り防ぐ（遅らせる）こと，そして要介護状態にあってもその悪化をできる限り防ぐこと，さらには軽減を目指すこと」で，2005（平17）年の介護保険法改正により，高齢者全般を対象とした一次予防事業（介護予防一般高齢者施策）と要

[*1] 急激な高齢化により全人口に占める65歳以上人口（高齢化率）は28.9％，うち75歳以上は14.9％（2021.10.1現在）だが，今後，団塊の世代が後期高齢者になる2022年以降，75歳以上人口の占める割合はさらに増加する（参考：令和4年版高齢社会白書より）．

[*2] フレイル
　日本老年医学会が2014（平成26）年に提唱．
　運動機能や口腔機能といった心身の機能の低下と生活習慣病等の重症化や健康状態の悪化（負傷など含む）が相互に強く影響し合っている状態をいい，心身の活力が低下，衰えた状態のことである．
　なお「加齢に伴って生じる骨格筋量と骨格筋力の低下」のことを**サルコペニア**という．

[*3] 報告書では「健康無関心層も含めた予防・健康づくりの推進を図るとともに，地域間で広がる健康寿命の格差を地域ぐるみの取り組みによって解消していく必要がある」と述べている．

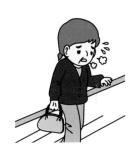

支援・要介護に陥るリスクの高い高齢者を対象とした二次予防事業（介護予防特定高齢者施策）で構成される介護予防事業が創設された.

2014（平成26）年の改正では市町村が行う介護予防事業は，要支援認定に相当する者等を対象にした介護予防・生活支援サービス事業と，第1号被保険者のすべての者等を対象にした一般介護予防事業に区分し，これらを総合事業として地域の実情に応じた効果的・効率的な介護予防の取り組みを推進することとした.

また，高齢者個人へのアプローチだけではなく，地域づくりなどの高齢者本人を取り巻く環境へのアプローチも重要であるという考え方に基づき，高齢者の社会参加と地域における支え合いの体制づくり，いわゆる「地域づくり」の推進も行われている[*1].

2）介護保険法

「**介護保険法**」は1997（平成22）年に成立，2000（平成19）年に施行，社会全体で高齢者介護を支えるしくみとして介護保険制度が創設された.要介護認定，または要支援認定を受けることで区分に応じ保険給付（サービス）を受けることができる.介護保険制度のしくみを**図7-21**に示す.

*1 2021（令和3）年3月時点の介護予防・日常生活支援総合事業（地域支援事業）の実施状況調査（厚生労働省）では，サービス実施事業所（団体）数は訪問型で42,907か所，通所型で49,889か所あり，利用者は訪問型で395,490人，通所型で609,257人，その他生活支援では37,495人である.

*2 一定以上所得者については，費用の2割負担（2015年8月施行），または3割負担（2018年8月施行）.

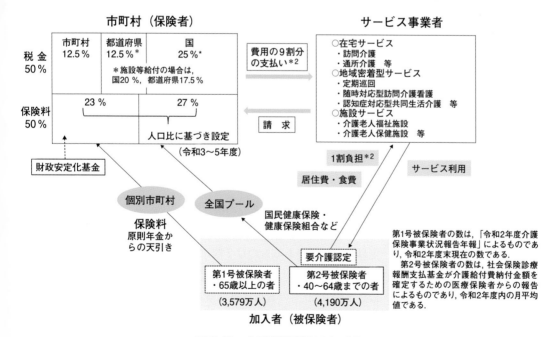

図7-21 介護保険制度のしくみ

（資料：厚生労働省「介護保険制度の概要」より作成）

介護保険の保険者は市町村（特別区を含む）である．保険加入者（＝被保険者）は 40 歳以上のすべての国民で，65 歳以上の第 1 号被保険者と 40 歳以上 65 歳未満の第 2 号被保険者に区分されている（**表 7-24**）．

表 7-24　介護保険制度における被保険者・受給権者等

	第 1 号被保険者	第 2 号被保険者
対象者	65 歳以上の者	40 歳以上 65 歳未満の医療保険加入者
受給権者	・要介護者（寝たきりや認知症で介護が必要な者） ・要支援者（要介護状態となるおそれがあり日常生活に支援が必要な者）	左のうち，初老期における認知症，脳血管疾患などの老化に起因する疾病（特定疾病）によるもの（**表 7-25**）
保険料負担	所得段階別定額保険料 （低所得者の負担軽減）	・健保：標準報酬×介護保険料率（事業主負担あり） ・国保：所得割，均等割等に按分（国庫負担あり）
賦課・徴収方法	年金額一定以上は年金からの支払い（特別徴収），それ以外は普通徴収．	医療保険者が医療保険料として徴収し，納付金として一括して納付

（資料：厚生労働統計協会「国民衛生の動向」，2021/2022 より）

表 7-25　介護保険法で定める特定疾病（介護保険法施行令第二条）

① がん（医師が一般に認められている医学的知見に基づき回復の見込みがない状態に至ったと判断したものに限る．）＊ ② 関節リウマチ＊ ③ 筋萎縮性側索硬化症 ④ 後縦靱帯骨化症 ⑤ 骨折を伴う骨粗鬆症 ⑥ 初老期における認知症 ⑦ 進行性核上性麻痺，大脳皮質基底核変性症およびパーキンソン病＊ ⑧ 脊髄小脳変性症	⑨ 脊柱管狭窄症 ⑩ 早老症 ⑪ 多系統萎縮症＊ ⑫ 糖尿病性神経障害，糖尿病性腎症および糖尿病性網膜症 ⑬ 脳血管疾患 ⑭ 閉塞性動脈硬化症 ⑮ 慢性閉塞性肺疾患 ⑯ 両側の膝関節又は股関節に著しい変形を伴う変形性関節症 ＊印は平成 18 年 4 月に追加，または見直しがなされたもの

（資料：厚生労働統計協会「国民衛生の動向」，2021/2022 より）

保険財政の安定化を図るため国，都道府県，医療保険者，年金保険者が財源を支えている．介護給付に必要な費用は利用者負担（原則 1 割，一定以上の所得があるものは 2 割）を除く給付費の 50 ％が公費で賄われる[*1]．

公費を除く 50 ％の費用は被保険者の保険料で 1 号被保険者が 23 ％，2 号被保険者が 27 ％の負担割合となっている．この割合は 2021～2024 年度における割合で，全国ベースの人口比率をもとに 3 年ごとに見直しがされる．

*1　公費の内訳
　施設等給付費では国が 20 ％，都道府県が 17.5 ％，市町村が 12.5 ％を賄い，居宅給付費および地域密着型サービスでは国が 25 ％，都道府県が 12.5 ％，市町村が 12.5 ％を賄う．

3）介護予防

（1）介護予防サービス

　要介護（要支援）認定者数は2023（令和5）年11月末現在で約707万人，うち1号被保険者は約694万人（男性約219万人，女性約476万人），うち65歳以上，75歳未満は約70万人（1号被保険者の10.1 %），75歳以上は624万人（同89.9 %）で増加傾向が続いている[*1]．2005年の介護保険法改正では，要支援および要介護1の軽度の要介護認定者が著しく増加したことから，できる限り要支援・要介護状態にならない，あるいは重度化しないよう介護予防重視システムへの転換が図られ，地域支援事業が創設された．

　介護予防の概念は一予防，二次予防，三次予防に分けることができる（表7-26）．

表7-26　介護予防の概念

一次予防	高齢者の生活機能・精神・身体・社会における活動性を維持・向上させる取り組み．
二次予防	要支援・要介護状態になるリスクの高い高齢者を早期発見し，早期対応することで状態を改善し，要支援・要介護状態となることを遅らせる取り組み．
三次予防	要支援・要介護状態にある高齢者を対象に，要介護状態の改善や重度化を予防する取り組み．

　2011（平成23）年の「介護保険法」の改正では介護予防・日常生活支援総合事業が創設され，市町村の判断により，要支援者・介護予防対象者向けに，介護予防・日常生活支援サービスが総合的に実施できるようになった．市町村および地域包括支援センターが，利用者の状態や意向に応じて，予防給付でサービスを利用するか，介護予防・日常生活支援総合事業を利用するのかを判断，一次予防対象者から要支援・要介護者である三次予防対象者まで，総合的に介護予防サービスが受給できるようになった．

　2014（平成26）年の「介護保険法」改正では65歳以上のすべての高齢者を対象に生活機能の維持・向上を目的にしたポピュレーションアプローチ[*2]の考え方が導入され，地域づくりなど本人を取り巻く環境へのアプローチを含めた一般介護予防事業が創設された．

　また，介護予防・日常生活支援総合事業は発展的に見直しが行われ，2017（平成29）年4月までにすべての市町村で実施されることになった．

[*1]　要介護（要支援）状態区分別にみると，
要支援1：100万人，
要支援2：97万人，
要介護1：144万人，
要介護2：116万人，
要介護3：91万人，
要介護4：88万人，
要介護5：58万人
で，軽度（要支援1〜要介護2）の認定者が約65.8%を占めている（2023年11月）．

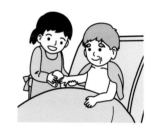

[*2]　ポピュレーションアプローチ
p.12参照

第7章

介護予防は，機能回復訓練などの本人への支援だけではなく，生活環境の調整や，生きがいや役割をもつこと，地域で居場所と出番をつくることも重要である．市町村は，参加者や通いの場が継続的に拡大するよう地域づくりを推進し，リハビリテーション専門職などの関与を促進するなど，地域における介護予防の機能強化を主体的に行っている．

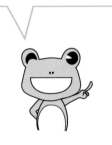

地域支援事業では，人間関係の希薄化（孤立）などの社会的課題も解決できるよう，高齢者と地域社会との関係の維持，回復も含めた取り組みが行われるよ．

（2）地域支援事業

2005（平成 17）年の介護保険制度の見直しがなされ，2006（平成 18）年 4 月から**地域支援事業**が創設された．高齢者においては，要支援・要介護状態になる前から介護予防が重要であり，要介護状態となった場合でも，介護サービスに加え様々な生活支援サービスを利用して，住み慣れた地域で自立した生活ができるよう，介護サービスを包括的かつ継続的なマネジメント機能の強化が必要である．そこで，老人保健事業（老人保健法），保健福祉事業（介護保険法），介護予防事業等（市町村予算事業）を，介護予防事業，包括的支援事業，任意事業に再編，これを地域支援事業として再編した．

さらに，市町村が行う地域支援事業の介護予防特定高齢者施策では，特定高齢者を早期把握するため 65 歳以上の高齢者のうち，要介護者及び要支援者を除く者を対象に**生活機能評価**[*1] が行なわれている．

*1 生活機能評価は，基本チェックリスト，生活機能チェックと生活機能検査で構成される．

表 7-27　地域支援事業

介護予防・日常生活支援総合事業（総合事業）	**介護予防・生活支援サービス事業** ・訪問型サービス ・通所型サービス ・その他の生活支援サービス 　（配食・見守り等） ・介護予防ケアマネジメント	**一般介護予防事業** ・介護予防把握事業 ・介護予防普及啓発事業 ・地域介護予防活動支援事業 ・一般介護予防事業評価事業 ・地域リハビリテーション活動支援事業
包括的支援事業（地域包括支援センターの運営）	**総合相談支援業務** ・地域の高齢者の実態把握 ・介護以外の生活支援サービスとの調整 **権利擁護業務** ・虐待の防止，虐待の早期発見等	**包括的・継続的マネジメント支援業務** ・支援困難事例に関するケアマネジャーへの助言， ・地域のケアマネジャーのネットワークづくり 等
包括的支援事業（社会保障充実分）	**在宅医療・介護推進連携事業** **認知症総合施策の推進事業** ・認知症初期支援集中支援チーム ・認知症地域支援推進員等	**生活支援体制整備事業** ・コーディネーターの配置 ・協議体の設置等 **地域ケア会議推進事業**
任意事業	例）介護給付等費用適正化事業（真に必要なサービス提供の検証，制度趣旨や良質な事業展開のための情報提供等） 例）家族介護支援事業（介護教室，認知症高齢者見守り事業，家族介護継続支援事業） 例）その他の事業（成年後見制度利用支援事業，福祉用具・住宅改修支援事業，地域自立生活支援事業等）	

（資料：厚生労働省「「介護予防・日常生活支援総合事業のガイドラインについて」の一部改正について（2022（令和 4）年 6 月 27 日）」より作成」

　地域支援事業には**介護予防・日常生活支援総合事業**，**包括的支援事業**，各市町村の判断による**任意事業**がある（表7-27）．

4）要介護認定とケアマネジメント

（1）要介護認定

　介護保険の給付を受けるには，市町村（特別区を含む．以下市町村とする）に申請して要介護・要支援と認定される必要がある．1号被保険者であれば，要介護または要支援状態と認定されたとき，2号被保険者は表7-24に示す老化に起因する疾病（特定疾病）に罹患し，要介護または要支援状態と認定されたときに介護サービスを受給することができる．

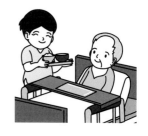

　市町村への申請は被保険本人のほか，家族，地域包括支援センター，居宅介護支援事業者が代行できる．申請を受けて市町村は訪問調査を行い，訪問調査での基本調査に基づき，コンピュータによる要介護認定等基準時間を算出し，要介護度が仮決定される．この一次判定の結果をもとに，訪問調査での特記事項や主治医の意見書などをもとに「介護認定審査会」で二次判定を行い，要介護度を決定する．要介護度は「要介護1～5」の5段階に，要支援度は「要支援1～2」の2段階に区分される（表7-28）．介護サービスの利用手続きを図7-22に示す．

表7-28　要介護認定における一次判定

· 直接生活介助	入浴，排せつ，食事等の介護
· 間接生活介助	洗濯，掃除等の家事援助等
· BPSD[*1]関連行為	徘徊に対する探索，不潔な行為に対する後始末等
· 機能訓練関連行為	歩行訓練，日常生活訓練等の機能訓練
· 医療関連行為	輸液の管理，じょくそう[*2]の処置等の診療の補助等

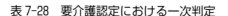

要支援1	上記5分野の要介護認定等基準時間が25分以上32分未満またはこれに相当する状態
要支援2 要介護1	上記5分野の要介護認定等基準時間が32分以上50分未満またはこれに相当する状態
要介護2	上記5分野の要介護認定等基準時間が50分以上70分未満またはこれに相当する状態
要介護3	上記5分野の要介護認定等基準時間が70分以上90分未満またはこれに相当する状態
要介護4	上記5分野の要介護認定等基準時間が90分以上110分未満またはこれに相当する状態
要介護5	上記5分野の要介護認定等基準時間が110分以上またはこれに相当する状態

*1　BPSD
　（Behavioral and psychological symptoms of dementia）
　認知症の行動・心理症状

*2　じょくそう
　寝たきりなどによって体重で圧迫されている場所の血流が悪くなったり滞ることで皮膚の一部が赤い色味をおびたり，ただれたり，傷が出来てしまうこと．
　一般的に「床ずれ」ともいう．
（日本褥瘡学会HPより）

第7章

*1 明らかに要介護認定が必要な場合

*2 予防給付や介護給付によるサービスを希望している場合など

*3 予防給付を利用

*4 事業のみ利用

*5 明らかに介護予防・生活支援サービス事業の対象外と判断できる場合

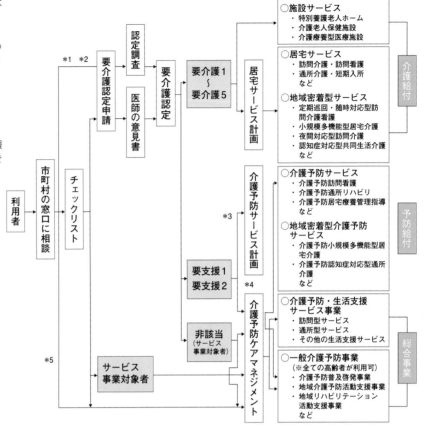

図 7-22 介護サービスの利用の手続き

(資料：厚生労働省 HP より作図)

（2）ケアマネジメント

　ケアマネジメントとは，「利用者が地域社会による見守りや支援を受けながら，地域での望ましい生活の維持継続を阻害する様々な複合的な生活課題（ニーズ）に対して，生活の目標を明らかにし，課題解決に至る道筋と方向を明らかにして，地域社会にある資源の活用・改善・開発をとおして，総合的かつ効率的に継続して利用者のニーズに基づく課題解決を図っていくプロセスと，それを支えるシステム」である（厚生労働省，社会・援護局　障害保健福祉部，「相談支援の手引き」，ケアマネジメントの意義と目的より引用）．

　介護保険制度ではケアマネジメントを行う者を**介護支援専門員（ケアマネージャー）**[6]と呼び，要介護および要支援者が自立した日常生活を営むのに必要な援助に関する専門的知識・技術を有するものとして介護支援専門員証の交付を受けた者をいう．介護支援専門員は，要介護およ

[6] 介護支援専門（ケアマネージャー）は保健医療福祉分野での実務経験（医師，看護師，栄養士，社会福祉士，介護福祉士，生活相談員等）が 5 年以上である者などが，介護支援専門員実務研修受講試験に合格後，介護支援専門員実務研修の課程を修了すると，都道府県の登録を受けることができ，介護支援専門員証交付を申請することができる．2006 年から有効期限が 5 年となり更新の際には更新研修を受けなければならない．

び要支援者からの相談に応じるとともに，要介護および要支援者が心身の状況に応じた適切なサービスを受けられるよう，ケアプラン（介護サービス等の提供についての計画）の作成や市町村・サービス事業者・施設等との連絡調整を行う．

　ケアプランは利用者自ら作成することもできるが，通常は介護支援専門員や保健師などに作成を依頼する．サービスの種類や事業者は利用者が自由に選ぶことができる．

（3）給付サービスの種類

　介護保険で給付されるサービスの種類は**予防給付**によるサービスと，**介護給付**によるサービスに大別される（**表7-29**）．また，介護保険で利用できるサービスには居宅サービス，施設サービス，地域密着型サービスがある．

　要介護者には介護給付によるサービスが提供される．要支援者が居宅サービスの利用をする場合は，**介護予防サービス**と呼び，予防給付によるサービスが提供される．地域密着型サービスについても同様でサービス内容や期間は要介護者と異なる．

　施設サービスは要介護者のみに提供され要支援者は利用できない．また，**居宅介護支援**は居宅の要介護者のケアプラン（居宅サービス計画）を作成し，サービス事業者等との連絡調整や，介護保険施設等への紹介を行う介護給付におけるサービスで，**介護予防支援**は要支援者に介護予防ケアマネジメントを行う予防給付におけるサービスである．<u>なお，手すりの取付けや段差の解消などの住宅改修については要支援（予防給付），要介護（介護給付）にかかわらず支給の申請ができる（支給限度基準額20万円）．</u>

第7章

表7-29 介護サービス等の種類（2021年4月）

	予防給付におけるサービス	介護給付におけるサービス
都道府県が指定・監督を行うサービス	**◎介護予防サービス** 【訪問サービス】 ○介護予防訪問入浴介護 ○介護予防訪問看護 ○介護予防訪問リハビリテーション ○介護予防居宅療養管理指導 【通所サービス】 ○介護予防通所リハビリテーション 【短期入所サービス】 ○介護予防短期入所生活介護 ○介護予防短期入所療養介護 ○介護予防特定施設入居者生活介護 ○介護予防福祉用具貸与 ○特定介護予防福祉用具販売	**◎居宅サービス** 【訪問サービス】 ○訪問介護 ○訪問入浴介護 ○訪問看護 ○訪問リハビリテーション ○居宅療養管理指導※1 【通所サービス】 ○通所介護 ○通所リハビリテーション 【短期入所サービス】 ○短期入所生活介護 ○短期入所療養介護 ○特定施設入居者生活介護 ○福祉用具貸与 ○特定福祉用具販売 **◎施設サービス** ○介護老人福祉施設 ○介護療養型医療施設 ○介護老人保健施設 ○介護医療院
市町村が指定・監督を行うサービス	**◎介護予防支援** **◎地域密着型介護予防サービス** ○介護予防小規模多機能型居宅介護 ○介護予防認知症対応型通所介護 ○介護予防認知症対応型共同生活介護 （グループホーム）	**◎地域密着型サービス** ○定期巡回・随時対応型訪問介護看護 ○小規模多機能型居宅介護 ○夜間対応型訪問介護 ○認知症対応型通所介護 ○認知症対応型共同生活介護（グループホーム）※2 ○地域密着型特定施設入居者生活介護 ○地域密着型介護老人福祉施設入所者生活介護 ○看護小規模多機能型居宅介護 ○地域密着型通所介護 **◎居宅介護支援**
他	○住宅改修	○住宅改修
市町村が実施する事業	**◎地域支援事業** ○介護予防・日常生活支援総合事業 （1）介護予防・生活支援サービス事業 ・訪問型サービス ・通所型サービス ・その他生活支援サービス ・介護予防ケアマネジメント ○包括的支援事業（地域包括支援センターの運営） ・総合相談支援業務 ・権利擁護業務 ・包括的・継続的ケアマネジメント支援業務 ○任意事業	（2）一般介護予防事業 ・介護予防把握事業 ・介護予防普及啓発事業 ・地域介護予防活動支援事業 ・一般介護予防事業評価事業 ・地域リハビリテーション活動支援事業 ○包括的支援事業（社会保障充実分） ・在宅医療・介護連携推進事業 ・生活支援体制整備事業 ・認知症総合支援事業 ・地域ケア会議推進事業

※1 居宅療養管理指導…医師，歯科医師，薬剤師，管理栄養士，歯科衛生士等又は看護職員が，通院が困難な利用者の居宅を訪問して，その心身の状況，置かれている環境等を把握し，療養上の管理および指導を行うこと．管理栄養士は，医師の指示に基づき，摂食・嚥下機能や食形態にも配慮した栄養ケア計画を作成したり，食事相談，利用者に適した食事メニューや調理法の指導なども行う．

※2 認知症対応型共同生活介護（グループホーム）は，認知症をもつ高齢者が少人数で共同生活し，日常生活上のお世話，機能訓練を受けられる施設である．

（資料：厚生労働統計協会「国民衛生の動向」，2021/2022 より）

5）地域包括支援センター

2005年の介護保険法の改正の際，地域における介護予防ケアマネジメントや総合相談，権利擁護などを担う中核機関として**地域包括支援センター**が創設された（**図7-23**）[*1].

*1 センターは高齢者を保健，医療，福祉，介護などの面から総合的に支援するための拠点になる機関である．**保健師，社会福祉士，主任介護支援専門員**の3専門職が配置される．

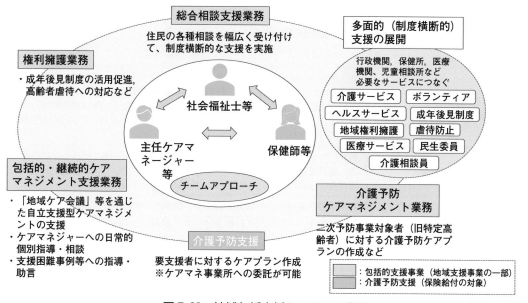

図7-23 地域包括支援センターの業務

（資料：厚生労働省HPより作成）

市町村または，市町村から委託を受けた法人により設置，運営されており，市町村や地域のサービス事業者，被保険者の代表で構成される地域包括支援センター運営協議会が設置・運営を行う．

2011（平成23）年の「介護保険法」の改正以降，地域包括支援センターの機能強化を目的に，ケアマネジメントを他職種連携で地域ケア会議を行うこととなった．

第7章

6）介護施設，老人保健施設

「介護保険法」に基づく介護保険施設には，**介護老人福祉施設，介護老人保健施設，介護療養型医療施設，介護医療院**の 4 つがある（**表7-30**）．施設サービスは要介護者にのみ提供され要支援者は利用できない．

表 7-30　介護保険法に基づく介護保険施設

施　設	概　要
介護老人福祉施設 （特別養護老人ホーム）	老人福祉法に規定される特別養護老人ホームのことで，寝たきりや認知症のために常時介護を必要とし，自宅での生活が困難な要介護者に生活全般の介護を行う施設．管理者は医師でなくてもよいが医師の配置（非常勤可）は必要．2014（平成 26）年の介護保険法の改正により新規の入所は原則要介護 3 以上に限定された．
介護老人保健施設	病状が安定期にあり入院治療の必要はないが看護，介護，リハビリが必要な要介護者を対象に慢性期医療と機能訓練によって在宅への復帰を目指す施設．管理者は原則医師で，常勤で医師の配置が求められる．
介護療養型医療施設[※1] （介護療養病床）	脳卒中や心臓病などの急性期の治療が終わり，症状が安定期にある長期療養患者で常時医学的管理が必要な要介護者のための施設．療養病床，老人性認知症疾患療養病床が該当．
介護医療院	2018（平成 30）年 4 月より施行，創設された介護保険施設で，長期にわたり療養が必要な要介護者に対し，療養上の管理，看護，医学的管理のもと介護および機能訓練，その他必要な医療並びに日常生活上の世話を行う施設．

※1　介護療養型医療施設廃止の経過措置は 2018（平成 30）年 3 月末までだったが，2017 年の介護保険法改正により 2024 年 3 月末までとなり 6 年間延長されている．

7）地域包括ケアシステム

2011（平成 23）年の「介護保険法」の改正により，高齢者が地域で自立した生活が営めるように「介護」，「医療」，「予防」，「住まい」，「生活支援」が包括的に提供されるシステムを目指すこととなった．

厚生労働省は，2025 年を目途に，高齢者の尊厳の保持と自立生活の支援の目的のもとで，可能な限り住み慣れた地域で，自分らしい暮らしを人生の最期まで続けることができるよう，地域の包括的な支援・サービス提供体制（地域包括ケアシステム）の構築を推進している．

地域包括ケアシステムとはニーズに応じた住宅が提供されることを基本としたうえで，生活上の安全，安心，健康を確保するために，医療や介護，予防のみならず福祉サービスを含めた様々な生活支援サービスが日常生活の場（日常生活圏）で適切に提供できるような地域での体制のことである（**図 7-24**）．**地域包括ケア圏域**とは「概ね 30 分以内で駆けつけられる圏域」で具体的には中学校区を基本としている．

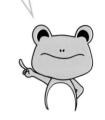

高齢者が住み慣れた地域で生活が守られるよう構築されたシステムだね．

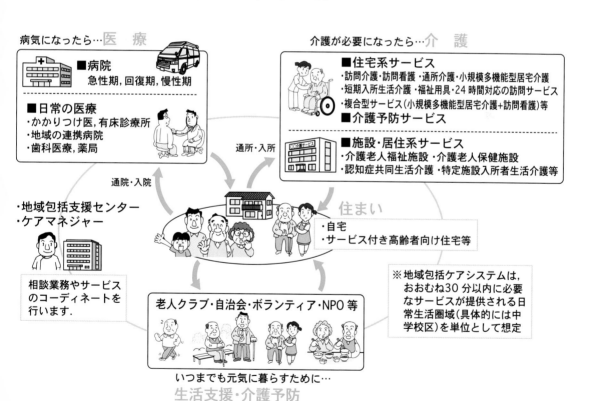

図 7-24　地域包括ケアシステム

（資料：厚生労働省 HP より作図）

第7章

7.9 産業保健

労働者の安全・健康を扱う領域である産業保健[1]は，15歳以上の就業者が国内に6,706万人[2]と国民の約半分を占めることから，その意義は大きい．産業保健の目的[3]は，快適な職場環境の形成を通じて，仕事（労働）によって生じる病気や事故を予防し，労働者の安全と健康を確保するとともに保持増進を図ることにある．特に近年では健康の保持・増進だけではなく，人間としての尊厳を保てる生産的な仕事（p.220コラム参照）を提供するという全人的な見地へと発展しつつある．

1）労働と健康

歴史的には，労働に伴う健康影響という視点は古代からあり，例えばヒポクラテスも「患者を観察する際には必ずその人の職業を考慮すべき」であることを提唱している．また，15〜16世紀にはドイツの医師アグリコラ[4]は自身の死後に出版された著書「De re metallica（1556年）」にて「鉱山労働者がじ

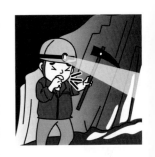

ん肺により若死にする」ことを紹介している．このような職業と病気との関連性について体系的にまとめた有名な書籍としては，産業医学の父として知られるイタリアの医師ベルナルディーノ・ラマツィーニ[5]による著書「働く人々の病気」[6]である．この著書では，53種の職業別に罹りやすい病気を詳述しており，例えば書記・代書者の座仕事をする人々の病気として，持続的な筋緊張を伴いながら書き続けることで手が使えなくなる病気（頸肩腕障害）が引き起こされるとの記載がある．その他，国内においては江戸時代の鉱山労働者のじん肺症（粉じんを長期間吸入することによって肺の組織が線維化し，呼吸困難などの症状がでる病気）のことは「よろけ」として炭鉱労働者の間では認識されていた．

このように，世界中で昔から労働による健康影響は認識されていたが，産業保健という観点から体系的・政策的に予防活動が展開されるようになったのは，18世紀のイギリスの産業革命[7]以降である．産業革命は経済的繁栄をもたらす一方で，女性や年少者が1日14時間以上従事する過酷な労働条件を生み，多様な健康障害がみられるようになった．そのような実情に心を痛めたイギリスの実業家ロバート・オーウェ

ン[*1] は，労働条件の改善が労働者の勤労意欲に関係するとする「環境決定論（1813 年）」を提唱し，自らが経営する紡績工場で実践に移した．

　イギリスの産業革命の進展に伴う健康問題が深刻化する中，ようやく労働者保護の立法化が進められた．1819 年の紡績工場法の制定に尽力し，9 歳以下の労働の禁止と 16 歳以下の少年工の労働時間を 12 時間以下にする制限を実現させた．1833 年には，あらゆる工場に適用可能な工場法が制定されることになる．紡績工場法の制限に加え，13 歳未満の児童労働は週 48 時間以下，1 日最高 9 時間労働，18 歳未満の夜業禁止，工場監督官・工場医の設置などが定められた．第一次世界大戦後，1919 年には国際労働機関（ILO）[*2] が設立，同年の第 1 回総会にて採択された ILO 第 1 号条約[*3] では「1 日 8 時間・週 48 時間に制限する条約」が制定された．

　国内においては，女工哀史[*4]（じょこうあいし）として知られる紡績工場で働く劣悪な労働環境・夜勤交代制勤務への対応として，1911（明 44）年に「日本版工場法[*5]」が制定，工場労働における労働者保護の国内の歴史が始まった．労働と健康に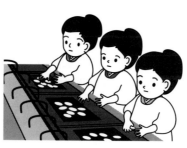関する科学的研究の礎を築いたのは，当時の倉敷紡績の社長であった大原孫三郎および医師の暉峻義等（てるおかぎとう）である．自社の紡績工場で働く女性従業員が深夜労働や過酷な作業環境で心身を消耗し，結核などにかかることもあった．大原はそれを科学的に改善しようと当時，東京帝国大学（現・東京大学）の生理学教室の助手をしていた暉峻に相談，暉峻らは工場の一角に泊まり込みながら昼夜二交替作業が心身に与える影響について実験・調査を行ったのがはじまりであろう．これを機に大原は私財を投じて倉敷労働科学研究所を工場内に設立（1921 年），その後，東京に移転し現在は公益財団法人 大原記念労働科学研究所として国内外の産業保健を今も牽引している．

2）労働安全衛生法

　国内における産業保健の法整備は，第二次世界大戦後の GHQ 主導により制定された「労働基準法（1947 年）」および「労働者災害補償保険法（1947 年）」が始まりである．「労働基準法」は，労働条件に関する最低基準を定める法律で，日本国憲法第 27 条第 2 項の規定（「賃金，就

[*1]　Robert Owen,
　　（1771～1858 年）

[*2]　国際労働機関（ILO）
　　p.253 参照.

[*3]　ILO 第 1 号条約
　　1919 年 11 月 28 日採択．日本は残念ながらこの条約を批准していない（条約を国家として認め，最終的に確定する手続きを取っていない）．

[*4]　女工哀史
　　1925 年に刊行された細井和喜蔵著のルポルタージュ．紡績工場で働く女性労働者の過酷な労働・生活を克明に記録．そのような労働の代名詞として用いられるようになった．

[*5]　日本版工場法
　　最低入職年齢を 12 歳とし，15 歳未満の者および「女子」については最長労働時間を 12 時間未満とした．また，深夜業（22 時～4 時）を禁止し，休憩の基準（6 時間を超えるときは 30 分，10 時間を超えるときは 1 時間）などの就業制限が設けられた．

第7章

業時間，休息その他の勤労条件に関する基準は，法律でこれを定める．」）に基づき制定された．「**労働者災害補償保険法**」は，<u>業務上および通勤時における労働者の負傷，疾病，障害，死亡等に対して迅速かつ公正な保護をするため</u>，必要な保険給付を行い，労働者の社会復帰の促進や当該労働者およびその遺族の援護を図ることを目的として制定されている．戦後の復興と高度経済成長に伴い労働災害が多発したことから，1972 年に労働安全衛生法が制定された．労働者の安全と健康を守るため，労働衛生管理体制，作業管理，作業環境管理，健康管理などの労働安全衛生対策の全般的な枠組みを規定している．労働安全衛生法はその後の多様化する労働形態へ対応すべく，何度も改正がなされ，2014（平成 26）年改正では，医師・保健師などによる労働者の**ストレスチェックの義務づけ，化学物質リスクアセスメントの義務づけ，受動喫煙防止措置の努力義務**が定められた．

2019 年 4 月からは**働き方改革**の旗印の下，**残業時間の罰則付き上限規制**（原則として月 45 時間・年 360 時間），**産業医**[*1]**・産業保健機能の強化**（客観的労働時間の把握義務および医師による面接指導の確実な実施），**勤務間インターバル制度**[*2]の導入促進など，時代に応じて労働基準法・労働安全衛生法の改正と一層の強化が図られてきている．

*1 産業医
p.226 参照

*2 勤務間インターバル制度
1 日の労働時間を規制するのではなく，勤務終了後，翌日の出社までの間に一定時間（原則 11 時間）以上の休息時間（インターバル）を確保するしくみ．例えば，23 時に勤務終了した場合，翌日の勤務は午前 10 時以降からでないと始業できないようにすることで，休息時間を確保できるようにする制度．病気になっても仕事を辞めずに働き続けることができるように配慮する治療と職業生活の両立支援（2016 年，厚生労働省）の面からも注目されている制度である．

> ### column 働きがいのある人間らしい労働とは？
>
> 「働きがいのある人間らしい仕事」のことをディーセント・ワーク（Decent work）と言います．労働者の権利，社会保障，社会対話が確保されていて，自由と平等が保障され，働く人々の生活が安定すること．すなわち，人間としての尊厳を保てる生産的な仕事のことを指し，国際労働機関はこのディーセント・ワークの推進を掲げています．2008 年の第 97 回総会において採択された「公正なグローバル化のための社会正義に関する ILO 宣言」の中で，ディーセント・ワーク実現のための 4 つの戦略目標が掲げられています．
>
> 1. 仕事の創出：必要な技能を身につけ，働いて生計が立てられるように，国や企業が仕事を作り出すことを支援．
> 2. 社会的保護の拡充：安全で健康的に働ける職場を確保し，生産性も向上するような環境の整備．社会保障の充実．
> 3. 社会対話の推進：職場での問題や紛争を平和的に解決できるように，政・労・使の話し合いの促進．
> 4. 仕事における権利の保障：不利な立場に置かれて働く人々をなくすため，労働者の権利の保障，尊重．
>
>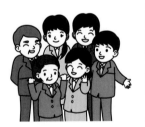
>
> （ILO 駐日事務所　ホームページより）

3）労働安全衛生対策

労働安全衛生対策は，労働衛生管理体制を整備し，**労働衛生の3管理**（**作業管理，作業環境管理，健康管理**）および健康教育の推進を基本とする（図7-25）.

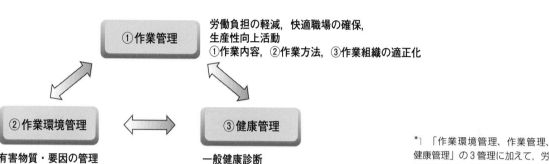

①作業管理
労働負担の軽減，快適職場の確保，
生産性向上活動
①作業内容，②作業方法，③作業組織の適正化

②作業環境管理
有害物質・要因の管理
有害環境による健康障害発生予防
快適職場の確保

③健康管理
一般健康診断
・雇入時の健康診断
・定期健康診断
・特定業務従事者の健康診断
特殊健康診断

図7-25　労働衛生の3管理[*1]

*1 「作業環境管理、作業管理、健康管理」の3管理に加えて，労働衛生教育，総括管理を加えて5管理と呼ぶこともある．総括管理とは，作業環境管理、作業管理、健康管理，労働衛生教育を総合して推進するための管理体制の整備・管理計画の策定を行うことを指す.

（1）作業管理[*2]

労働負担の軽減や快適職場の確保および生産性向上のために作業内容（作業時間・作業量），作業方法，作業姿勢，作業編成・組織編成などを人の特性に合わせて適正化する諸活動を指す．古くは前述の工場法やILO第1号条約のように労働時間管理や夜業の健康影響など，主に労務管理面から作業管理が発展した（コラム参照）.

*2 作業管理
人間の諸特性を理解し，それら特性に整合するように広義の環境（仕事・製品・環境・文化・制度）を整備する実践科学として人間工学（エルゴノミクス）がある．作業管理を担う専門職として海外ではエルゴノミストが活躍している.

column　**近年の労働形態の変化：座りがちな労働は健康を害する**

近年のワークスタイルは座りがちな労働が増えています．このような身体活動性の低いことを**身体不活動**といい，近年その健康影響が注目されています．成人を対象に座位時間と健康との関連性について調べたメタ解析結果では，総死亡のリスクは1.24倍，心血管疾患の死亡リスクは1.18倍，Ⅱ型糖尿病のリスクは1.91倍との報告もあります.

2009年にWHOがまとめた報告書 "Global Health Risks" によれば，身体不活動は全世界の死亡リスクの5.5％と推定され，今日では高血圧（12.8％）や喫煙（8.7％），高血糖（5.8％）と並んで，現代の第4の健康リスクとして位置づけられています.

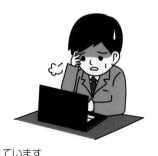

第7章

近年では，作業者を取り巻く物理環境・組織環境・社会環境も含めた作業文脈全体を包括的に捉え「well-being（安全・健康など）」と「performance（生産性）」の適正化を図る実践活動全般を指す（**図7-26**）．

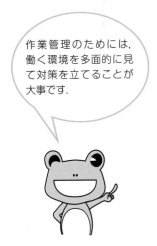

作業管理のためには，働く環境を多面的に見て対策を立てることが大事です．

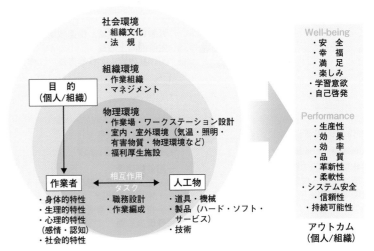

図 7-26　作業管理の枠組み
（榎原毅，「産業保健マニュアル 第 8 版（森晃爾総編集）」，南山堂，p.164 を一部改変）

（2）作業環境管理

作業環境中に有害要因がある場合には，その有害要因を取り除き，適正な作業環境を確保することが重要である．作業環境中に存在する有害要因としては，有機溶剤・鉛およびその化合物・特定化学物質等の有害な化学物質，じん肺の原因となる粉じん等の化学的因子のほか，電離放射線，電磁波，騒音，振動，温熱等の物理的因子などがある．それらの有害要因を除去するか，ある一定の許容レベルまで低減させることができない場合には，労働者への曝露を十分な程度まで低減させるために個人保護具を用いた手段等によって，対策を立てることが必要となる．

労働安全衛生法第 65 条に定める有害業務を行う**11 種類の作業場**[*1]に対しては，作業環境中にそれらの有害要因がどの程度存在し，その作業環境で働く労働者が有害要因にどの程度さらされているのかを把握する作業環境測定を実施する必要がある．

---

*1　11 種類の作業場

暑熱・寒冷または多湿の屋内作業場，著しい騒音を発する屋内作業場，特定化学物質（第 1 類物質または第 2 類物質）を製造し，または取り扱う屋内作業場，酸素欠乏危険場所において作業を行う場合の当該作業場などがある．

このように，化学的因子や物理的因子などによる健康影響が労働者に生じないように，作業環境を適切に維持するための予防活動を**作業環境管理**という．

（3）健康管理

健康診断等を通じて労働者の健康状態の把握と結果への対応を行う諸活動を指す．健康診断には**一般健康診断**と**特殊健康診断**がある．

一般健康診断には，1年以内毎に1回定期に労働安全衛生規則に定められた項目について実施される**定期健康診断**，**雇入時の健康診断**，**海外派遣労働者の健康診断**，**特定業務従事者の健康診断**（年2回，例：夜勤労働者など），**給食従業員の検便**の5種類が定められている．

特殊健康診断は，労働安全衛生法および関連の各規則，じん肺法や行政指導（通達）などで定められた有害業務従事者に対して実施される（**表 7-31**）．

表 7-31　特殊健康診断の種類

法令で義務化されているもの（原則6か月以内に1回）	
じん肺健康診断 （じん肺法第3条）	じん肺健康診断（就業時・定期・定期外・離職時）
労働安全衛生法第66条 第2項に基づくもの	有機溶剤健診（有機則第29条） 鉛健診（鉛則第53条） 特定化学物質健康診断（特化則第39条第1項） 電離放射線健診（電離則第56条） 除染等電離放射線健診（除染電離則第20条） 高気圧作業健診（高圧則第38条） 四アルキル鉛健診（四アルキル則第22条） 石綿健診（石綿則第40条第1項）
労働安全衛生法第66条 3項に基づくもの	歯科医師による健康診断．塩酸，硫酸，硝酸，亜硫酸，フッ化水素，黄りんなど，歯又はその支持組織に有害なガス，蒸気又は粉じんを発散する場所における業務に従事する者が対象．
行政指導（通達）によるもの（6か月に1回）	
紫外線・赤外線にさらされる業務，騒音作業に従事する労働者，腰部に著しい負担のかかる業務，情報機器作業従事者，チェーンソーおよび振動工具取り扱い業務，有機リンを扱う業務など．	

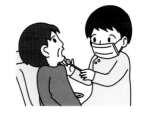

健診の事後措置についても，事業者は健診結果の通知，必要と認められる場合には産業医の勧告のもとに適切な措置をとることや保健指導を受けさせるように努めることなどが労働安全衛生法で規定されている．

さらに，「**働き方改革（2019年）**」に伴い労働安全衛生法も改正され，

産業医は独立性・中立性を高め，産業医学の専門的立場から事業者または統括安全衛生管理者に対して意見を述べたり，労働者に対して必要な措置を取るべき事を指示するなど，産業医および産業保健機能が強化されている．健康診断などの結果，必要な場合には休業や配置転換，労働時間の短縮などの就業措置を行う．

以上のように，労働安全衛生対策は労働安全衛生法を基礎として整備されてきている一方で，近年の少子高齢化に伴う高齢労働者の増加，生活習慣病をもつ労働者など，心身面で多様な労働者の安全・健康対策が必要となってきている．座りがちな労働・生活スタイルが増え，骨や関節，筋肉など運動器の衰えが原因で「立つ」「歩く」といった移動機能が低下している状態のことをロコモティブシンドローム[*1]という．また加齢により心身が老い衰えた状態を指すフレイル[*2]は，定年後の介護予防の観点からも，働いているフェーズである産業保健の範疇から事前の予防対策を推進することは重要となる．

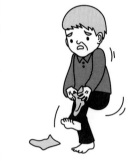

*1 ロコモティブシンドローム
　p.147 参照

*2 フレイル
　p.206 参照

厚生労働省では，1988（昭和 63）年に「**事業場における労働者の健康保持増進のための指針**」を策定し，**トータル・ヘルスプロモーション（THP）**を愛称とした心身機能の保持増進に資するための「働く人の心とからだの健康づくり」を推進している．健康診断などの健康測定結果から，第二段階として**運動指導**，**保健指導**，**メンタルヘルスケア**，**栄養指導**を必要に応じて THP スタッフが行い，生活習慣改善を促進する取り組みである．

近年では，労働安全衛生対策は経営課題の一側面として捉える動向がある．2001 年に国際労働機関（ILO）が発行した「労働安全衛生マネジメントシステムガイドライン（ILO-OGH 2001）」を基に，国内においても「労働安全衛生マネジメントシステムに関する指針（2006）」が制定された．この流れは企業間商取引・国際商取引において大きな影響力をもつ **ISO**（国際標準化機構）においても検討が進められ，2018 年に ISO45001 が制定されている（コラム参照）．その他，国内では労働者の健康管理を経営的な視点で考え，戦略的に実践する**健康経営**[*3]も注目されつつある．THP 活動の延長として，健康経営銘柄の取得を目指す企業も増えつつある．「健康経営優良法人 2023」では，大規模法人部門（ホワイト 500）に 2,676 法人，中小規模法人部門に 14,012 法人が認定されている（2023 年 3 月 8 日現在，経済産業省 HP より）．

*3 健康経営
　従業員の健康が組織活性化をもたらし，企業業績向上や株価向上につながるため，従業員等への健康投資という経営課題として捉える考え方．「The Healthy Company(Rosen R.H 著，1992)」が契機となり，日本においても 2000 年以降に大企業を中心に健康経営の実践が普及．経済産業省は 2014 年から「健康経営銘柄」の選定・表彰の他，日本政策投資銀行による「健康経営格付」による優遇金融資制度など，企業での健康経営を後押しする政策が充実しつつある．

> **column** **ISO45001：新しい労働安全衛生マネジメントシステムの登場**
>
> 　2018年3月にISOが制定した労働安全衛生マネジメントシステムに関する国際規格がISO45001です．本規格の根底にある労働安全衛生活動の枠組みは，右図のPDCAによる自主的な取り組みを各事業者が展開することです．
>
> 　PDCAによる自主対応型活動を積み重ねていくことで，職場に内在する健康・安全を脅かすリスクを軽減し，良好実践（オポチュニティ）を広めていくことで，職場の安全・健康水準の醸成を目指す国際規格として近年，注目されています．

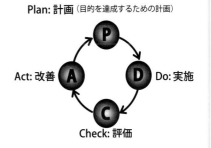

Plan: 計画（目的を達成するための計画）
Act: 改善
Do: 実施
Check: 評価

4）産業保健従事者

（1）労働衛生管理体制

　労働安全衛生法では，事業場の規模に応じて必要な安全衛生管理体制の整備が義務づけられており，事業者は職場における労働者の安全と健康を確保する責務を負う．また，労働者がその生命，身体等の安全を確保しつつ労働することができるよう，必要な配慮をすること（**安全配慮義務**[*1]）が法律で定められている．

（2）統括安全衛生管理者[*2]

　統括安全衛生管理者とは，安全管理者，衛生管理者を指揮し，労働者の危険または健康障害を防止するための措置等の業務を統括管理する者である．

　林業，鉱業，建設業，運送業，清掃業の屋外的産業では100人以上，製造工業・商業等では300人以上，その他業種では1,000人以上の事業所では選任義務がある．

（3）衛生委員会

　衛生委員会は，50人以上の事業所では設置義務あり．労働者の健康障害を防止するための基本となるべき対策に関すること，労働者の健康の保持増進を図るための基本となる対策に関することなどについて調査審議する．委員の半数は労働者から選出し，月1回以上開催しなければならない．

[*1] 安全配慮義務
　2008（平成20）年3月から施行された「労働契約法」第5条で規定．労働契約における使用者の安全配慮義務が明文化された．

[*2] 統括安全衛生管理者
　一般的には事業所長，工場長，現場所長などが該当する．

第7章

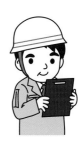

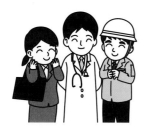

（4）産業医

産業医は，事業場において労働者が健康で快適な作業環境の下で仕事を行えるよう，専門的立場から指導・助言を行う医師のことである．

労働者数 50 人以上 3,000 人以下の規模の事業場では 1 名以上選任，3,001 人以上の規模の事業場では 2 名以上選任義務がある．また，常時 1,000 人以上の労働者を使用する事業場等では専属の産業医を選任しなければならない．

（5）その他の産業保健従事者

その他の産業保健従事者として，衛生管理者，作業環境測定士，産業保健師，労働衛生コンサルタント，産業保健指導者，心理相談員，産業栄養指導者，作業管理士などがある．

5）職業と健康障害

労働によって生じる健康障害を考える上で，疲労は重要な意味合いをもつ．図 7-27 に示すように，疾患や離職，事故といったアウトカムが発生する前には，心身の変化（負担）が進行して生じた特徴的な状態が生じている．これは作業負担の度合いや疲労の表現形としてとらえる事ができるもので，作業負荷要因（労働環境の物理要因，環境要因，労働条件，労働時間など）が労働者の身体諸特性と不整合な状況で仕事を続けると，様々な疲労という形で現れる．健康障害を予防するためにも，産業保健活動においては疲労を適切にマネジメントすることが重要となる．特に運輸・交通分野においては安全の面から先駆的に**疲労マネジメント**[*1]が推進されてきている．

*1　疲労マネジメント
　国際民間航空機関（ICAO）は疲労管理規則を 2009 年に改定し，「疲労は安全運航に影響を与えるリスク」と位置づけ，疲労管理は世界的に行われている．国内では，長距離運送業（バス・トラックなどの職業ドライバー）を対象とした過労死等防止対策大綱が改定（2018 年 6 月）され，運転手の前日の睡眠時間管理が義務化されている．

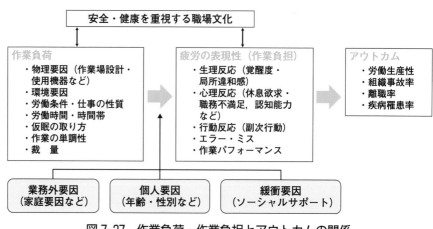

図 7-27　作業負荷・作業負担とアウトカムの関係
（資料：米国立労働安全衛生研究所による職業性ストレスモデルを元に筆者一部改変）

（１）産業疲労

　産業保健で扱う疲労は**産業疲労**と呼ばれる．自主的に行うスポーツ活動や趣味活動で生じる疲労と，労働によって生じる疲労は性質が異なるためである．例えば，労働においては作業場所や作業時間（休憩・夜勤など），作業姿勢（立位・座位姿勢など），作業環境（騒音・温熱）など，身体的・精神的・時間的・空間的な拘束が生じる中で労働者は活動をすることになる．また，生体内の生物学的な現象にとどまらず，作業能率・生産性・安全性との関連といった組織経済的・社会的現象の中で，他律的に要求される諸条件が多い．一方，余暇でのスポーツは，自分の好きなタイミングで休憩を取ったり，自分でペースをコントロールできるなど裁量が担保されている．このような環境下で生じる疲労と労働で生じる疲労の様相は異なる事が知られている．このことは近年では，身体活動パラドックス[*1]としても取り上げられている．

　また，産業疲労を考える上で重要となるのは，可逆性（疲労の進展と回復のプロセス）である（**図7-28**）．

*1　身体活動パラドックス
(Physical activity paradox)
　余暇の身体活動は心血管疾患を改善するのに，労働の身体活動は悪化させるというパラドックス．2010年頃より活発に議論されている．余暇と労働では活動の強度，時間の長さ，拘束性，不十分な回復機会など，多様な条件が異なることが原因となり，健康への作用が異なると考えられている

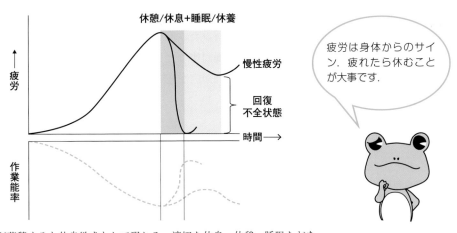

疲労が蓄積すると休息欲求として現れる．適切な休息・休憩・睡眠などをとることで疲労状態は回復する．この疲労の進展と回復のバランスが不整合になり，疲労回復不全の状態が恒常的に続く状態が慢性疲労である．

図7-28 産業疲労の進展と回復のプロセス

　労働条件により疲労は進展するが，適切な形で休息を取ることで回復する．疲労を自覚することで身体活動レベルを制御し，回復を図るという自己防衛機能としての役割ももつ．疲労はそのレベルによって様々な休息欲求として現れるため（**表7-32**），疲労の進展と回復のバランスを適正化するように，労働条件・労働環境を整備することが必要である．

第7章

表 7-32　疲労兆候の現れ方

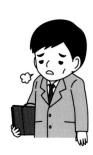

分　類	発生経過	休息・休養パターン	自　覚	特　徴
急性疲労	数分〜数十分の一連続作業による過大負荷	自発休息離脱行動小休止	苦痛へばり	主動器官の機能不全中枢性制御の不良代謝物などによる回復遅延
亜急性疲労	十数分〜数時間の反復作業での漸進性の不適応	作業中断作業転換休　憩	固定症状意欲減退へばり	主動器官の機能不全覚醒水準の低下パフォーマンス低下・回復遅延
日周性疲労	1 労働日〜翌日にわたる生活サイクルの不調	職場離脱休養と余暇睡眠・栄養	だるさ・眠気イライラ感違和感症状	脳賦活作用減弱による意識レベルの低下集中・情報処理不全自立神経失調
慢性疲労	連日にわたって蓄積して作用する過大労働	場の転換休養と余暇保養・睡眠	易疲労感無気力不定愁訴	作業能力の低下体調不全情意不安・不眠など

　このように，病気や事故といったアウトカムが顕在化してしまう前に，疲労徴候を適切に把握し，未然に対策を立てることが肝要である．加えて，中長期的な健康影響（コラム参照）も視野に，**過労死対策**，**メンタルヘルス対策**や**長時間労働対策**などを各事業所が推進する上で労働者の疲労状態の把握とその中長期的な疲労マネジメントが求められている．

column　夜勤交代勤務の健康影響？

　国際がん研究機関（IARC）は 2007 年に夜勤労働は「おそらく発がんリスクあり（Group 2A）」と分類しています．デンマーク政府は少なくとも週 1 回，かつ 20 年間の夜勤経験があった乳がん患者は労働災害として補償しています．

　最近のメタ解析論文では女性の乳がん，うつ症状，代謝異常，心血管疾患などとも関連することが示されています．右図は夜勤従事年数が 5 年を超えると心血管疾患の発症リスクが統計的に有意に増加し始めることを示しています．

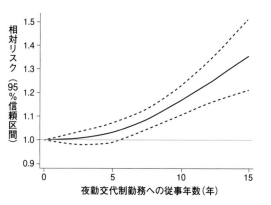

　（資料：Torquati L et al., Shift work and the risk of cardiovascular disease. A systematic review and meta-analysis including dose-response relationship. Scand J Work Environ Health. 2018, 44 (3) :229-238. doi: 10.5271/sjweh.3700 より）

（2）職業病（職業性疾病）

職業病（職業性疾病）とは，いわゆる職業・労働によって起こる疾病のことをいう．物理的な要因によるものとしては，高気圧障害，騒音性難聴，振動障害，熱中症など，化学的な要因によるものとしては職業がん，有機溶剤中毒，重金属中毒，有害ガス中毒などである．

一方で，労災保険や労働災害の統計として集計される区分としては**業務上疾病**という整理がある．業務上疾病とは，いわゆる「法律上の職業病」のことで，労働基準法施行規則に定められている（**表7-33**）．業務上疾病で最も多いものは，「負傷に起因する疾病（第1号）」である[*1].

*1 詳しくは6）労働災害の項参照

表7-33 業務上疾病別の業務上疾病分類

第1号 ：業務上の負傷に起因する疾病（主に災害性腰痛，骨折や打撲・負傷など）
第2号 ：物理的因子による疾病（紫外線・赤外線や凍傷，火傷，熱中症など）
第3号 ：身体に過度の負担のかかる作業態様に起因する疾病（重激および過度の負担のかかる業務による運動器障害など）
第4号 ：化学物質等による疾病（化学物質，酸素欠乏症など）
第5号 ：粉じんを飛散する場所における業務によるじん肺
第6号 ：細菌，ウイルス等の病原体による疾病
第7号 ：がん原性物質もしくはがん原生因子による疾病（石綿にさらされる業務による肺がんまたは中皮腫など）
第8号 ：長期間にわたる長時間の業務などによる脳血管，心臓の梗塞などの疾病
第9号 ：強い心理的負荷を伴う業務による精神障害
第10号：前各号に掲げるもの以外の，厚生労働大臣の指定する疾病
第11号：その他業務に起因することの明らかな疾病

（3）作業関連疾患

作業関連疾患[*2]とは，「業務と疾病の発症との間に直接の因果関係はないが，疾患の発症，増悪に関与する数多くの要因の1つとして，作業（作業態様，作業環境，作業条件など）に関連した要因が考えられる疾患の総称（WHO, 1985年）」として定義される．

すなわち，労働要因が発症あるいは症状悪化の1つの要因であり，多面的な労働条件の改善・職域健康管理の適正化により発症率低減可能である．職業病は労働要因のみが直接的に疾病に作用し，作業関連疾患の特殊な例として位置づけられる（**図7-29**）．職業病と作業関連疾患の主な特徴・違いを**表7-34**に示す．

作業関連疾患の例としては，行動反応と心身症（精神疾患，心因性の疾患，喫煙，アルコール依存・中毒，食習慣，ストレス，免疫機能障害），高血圧症，虚血性心疾患，慢性非特異性呼吸器疾患（慢性気管支炎，気管支喘息，肺気腫），作業関連運動器疾患（腰痛，手根管症候群，頸肩腕障害など）がある．

*2 作業関連疾患
（Work-related diseases）

第7章

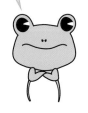

仕事で発生する病気は，いろいろな要因が関与するから，作業関連疾患という考え方が生まれたんだね.

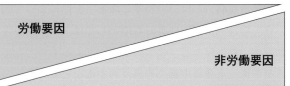

疾病の発症に労働要因のみが直接的に関与するものを職業病，非労働要因が直接的関与するものを非職業性疾患，そして労働要因が疾病発症の1つの要因として関与しているものを作業関連疾患という.

図 7-29　作業関連疾患の概念

表 7-34　作業関連疾患と職業病の主な特徴・違い

職業病	作業関連疾患
・労働中の単要因が主たる原因となり発症. ・特殊な作業従事者に発生する特異な疾患. ・発生頻度は少ない. ・病因究明が解決策につながることが多い	・複数の要因が原因となり発症. ・多くの作業者に発生する可能性がある疾患. ・主体要因や他の生活要因も関与．発生頻度は高い. ・病因究明のみでは解決しないことが多い.
Occupational disease	Work-related diseases

6）労働災害

業務に起因して労働者が負傷，疾病の罹患，死亡することを**労働災害**という．労働災害には**通勤災害**[*1]も含まれる.

労働者が労働災害により負傷した場合（休業4日以上）には，休業補償給付などの労災保険給付の請求を労働基準監督署に届け出ることにより，労災認定基準をもとに審査が行われる．労働災害に認定されると，労災保険給付が受けられる.

図 7-30 は労働災害の発生状況の推移（休業4日以上の死傷者数）である．1972年（昭和47年）に労働安全衛生法が制定されて以降，図のように年々労働災害の発生件数は減少し，近年ではほぼ横ばいで約13万件／年の発生となっている.

*1　通勤災害
　通勤途上災害ともいう．会社等へ届け出た通勤経路上で被災した場合も労働災害として補償される.

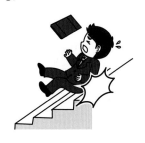

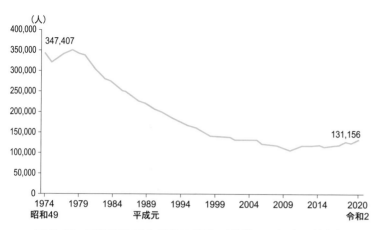
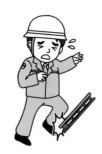

（人）

図 7-30　死傷災害発生状況の推移（休業 4 日以上の件数）
（資料：厚生労働省「労働災害統計」，死傷災害発生状況より作成）

　図 7-31 は労働災害による死亡者のみに限定した発生状況の推移である．近年では労災死亡者数は 1,000 人 / 年を切り，最新の統計（令和 2 年）では 802 名となっている．なお，これらの図で示されている労働災害統計は，あくまで労働災害として認定された件数であり，申請しても認定されていないケースも多く存在していることには注意が必要である．

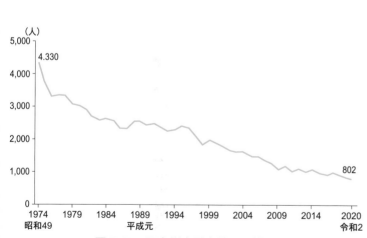
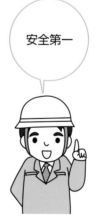

安全第一

図 7-31　死亡災害発生状況の推移
（資料：厚生労働省「労働災害統計」，死亡災害発生状況より作成）

　図 7-32 は業務上疾病分類別の業務上疾病割合である．約 6 割は災害性腰痛が占めており，特に近年では医療・介護・福祉などに従事する保

第7章

健衛生業での災害性腰痛の発生が増加している．そのような社会問題に対処すべく，2013 年には**「職場における腰痛予防対策指針[*1]」**が改定されている．

*1　職場における腰痛予防対策指針

　2013 年の改定に伴い，重量物の取扱基準も見直しがされた．満 18 歳以上の男子労働者が人力のみにより取り扱う物の重量は，体重のおおむね 40%以下にすること．満 18 歳以上の女子労働者の場合には，男性が取り扱うことのできる重量の 60 %位まで．それら重量を超える重量物を取り扱わせる場合，適切な姿勢にて身長差の少ない労働者 2 人以上にて行わせるように努めることが定められている．

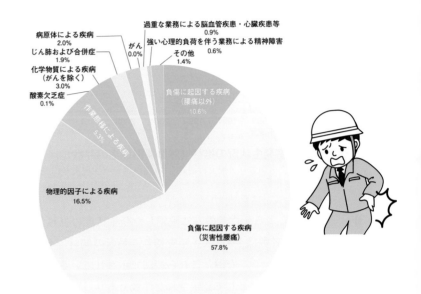

図 7-32　業務上疾病割合[*2]
（資料：厚生労働省「業務上疾病発生状況等調査（平成 30 年）」より作図）

*2　2020（令和 2）年は病原体による疾病のうち，新型コロナウイルス罹患によるものが多く報告された．

7）メンタルヘルス対策、過労死対策

　過労死とメンタルヘルス対策の状況に関しては，厚生労働省「令和 4 年度我が国における過労死等の概要及び政府が過労死等の防止のために講じた施策の状況」により報告されている．業務における過重な不可により脳血管疾患又は虚血性心疾患等を発症したとする労働請求件数は，2002（平成 14）年度に 800 件を超えて以降，700 件台から 900 件前半の間で推移している．また，この報告では，仕事や職業生活に関することで強い不安，悩み，ストレスを感じている労働者の割合は，82.2 % 以上としており，「過労死等の防止のための対策に関する大綱」では，2027（令和 9）年までにこれを 50 % 未満とすることを目標としている．メンタルヘルス対策に取り組んでいる事業所の割合は 63.4 % であり，その取り組みの内容は，「ストレスチェックの実施」，「メンタルヘルス不調の労働者に対する必要な配慮の実施」などがある．

7.10　学校保健

1）学校保健の概要

　学校保健は，「教育基本法」第1条で定める学校の園児，児童，生徒，学生および教職員の心身の健康の保持増進を図る活動をいう.

　「**認定こども園法**[*1]」第27条で学校保健安全法の規定が幼保連携型認定こども園に準用され，認定こども園の園児も学校保健の対象となった.

　学校保健の目的は，

- 園児, 児童, 生徒, 学生および教職員の健康の保持増進を図ること.
- 集団教育としての学校教活動に必要な健康や安全への配慮を行うこと.
- 自己や他者の健康の保持増進を図ることができるような能力を育成すること.

で，その活動は保健教育，保健管理および保健組織活動の3領域に分類される（**図7-33**）

[*1]　認定こども園法
　就学前の子どもに関する教育, 保育等の総合的な提供の推進に関する法律.

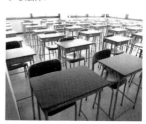

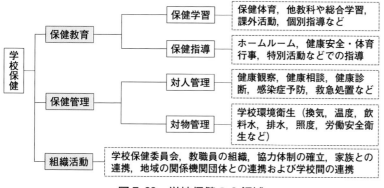

図7-33　学校保健の3領域

　保健教育は「学校教育法」に基づいた教育活動で，保健学習（体育・保健体育・他教科や総合的な学習での学習）と保健指導（ホームルーム，健康安全・体育行事，特別活動などにおける健康に関する指導）に，保健管理は，対人管理（健康観察[*2]，健康相談[*3]，健康診断，感染症予防，救急処置など）と，対物管理（学校環境衛生活動など）に区分される. 保健組織活動は保健教育，保健管理を円滑に運営するための組織づくりと保護者や地域社会の協力を得るための活動である.

[*2]　児童生徒等の心身の状況を把握するため教諭等が日常的に行う観察活動のこと. メンタルヘルス, アレルギー疾患等の健康問題に適切に対応したり, 心身の健康上の問題を早期発見することにも役立つ.

[*3]　保健指導の前提として行われる. 児童生徒等の多様な健康課題に組織的に対応するため, 特定の教職員に限らず, 養護教諭, 学校医・学校歯科医・学校薬剤師, 担任教諭など関係教職員による積極的な参画が求められる.

第7章

学校保健に関連する行政活動は，学校保健，学校安全，学校体育，学校給食活動に分類される（**図7-34**）．学校体育は学校の教育活動全体を通じて実施され，学校給食は「**学校給食法**」に基づき学校教育活動の一環として実施されている．

学校保健を確保するため，保健，安全，体育，給食に大別された様々な行政活動が行われているよ．

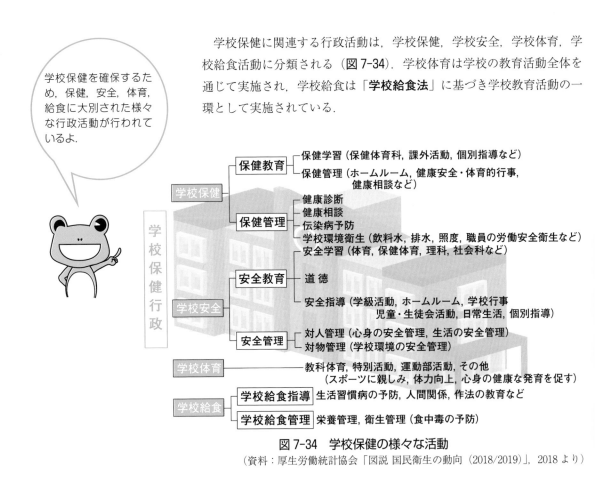

図7-34 学校保健の様々な活動
（資料：厚生労働統計協会「図説 国民衛生の動向（2018/2019）」，2018 より）

2）学校保健統計

学齢期（5～19歳）の死亡率は，全年齢層のうち最も低い．死因の主なものは不慮の事故，自殺，悪性新生物，心疾患である．不慮の事故，自殺が約半数を占めている[*1]のがこの年齢層の特徴である．

*1 厚生労働省「人口動態統計 2020（令2）年」より

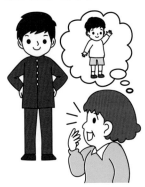

（1）身体発育

わが国における児童生徒の体格の測定に関する調査は1888（明治21）年から130年以上継続されている．2018年の学校保健統計調査結果によると，身長の平均値は1994年から2001年度あたりをピークにその後，横ばい傾向で，男女では10～11歳で女子の方が男子より身長が高くなる発育交差がみられる（**図7-35**）．体重の平均値は，1998年度から2006年度あたりをピークに，その後減少もしくは横ばい傾向だった（**図7-36**）．

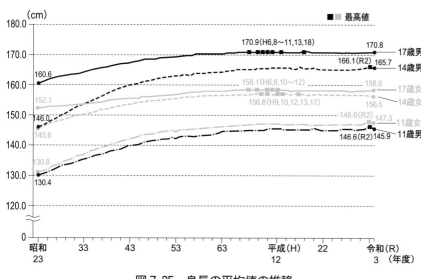
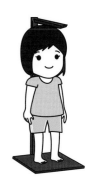

図 7-35　身長の平均値の推移
（資料：文部科学省「令和 3 年度学校保健統計調査」より作図）

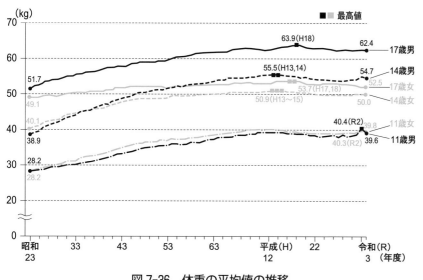
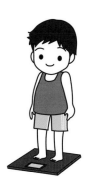

図 7-36　体重の平均値の推移
（資料：文部科学省「令和 3 年度学校保健統計調査」より作図）

第7章

　肥満傾向児の出現率は，男女ともに 1977 年以降増加傾向であったが，2003 年度あたりからおおむね減少傾向となっている．

　痩身傾向児の出現率は，1977 年以降，男子の出現率はおおむね増加傾向となっている．

　令和 2 年度の年齢別肥満傾向児および痩身傾向児の出現率を**表 7-35**に示した．

*1 肥満度が 20 ％以上の者を肥満傾向児,
−20 ％以下の者を痩身傾向児と定義している.
［肥満度］＝
（実測体重−身長別標準体重）÷身長別標準体重×100

表 7-35　年齢別 肥満傾向児および痩身傾向児の出現率[*1]

区　分		肥満傾向児		痩身傾向児	
		男　子	女　子	男　子	女　子
幼稚園	5 歳	3.61	3.73	0.30	0.36
	6 歳	5.25	5.15	0.28	0.49
小学校	7 歳	7.61	6.87	0.31	0.56
	8 歳	9.75	8.34	0.84	0.83
	9 歳	12.03	8.24	1.42	1.66
	10 歳	12.58	9.26	2.32	2.36
	11 歳	12.48	9.42	2.83	2.18
中学校	12 歳	12.58	9.15	3.03	3.55
	13 歳	10.99	8.35	2.73	3.22
	14 歳	10.25	7.80	2.64	2.55
高等学校	15 歳	12.30	7.57	4.02	3.10
	16 歳	10.64	7.20	3.34	2.33
	17 歳	10.92	7.07	3.07	2.19

（資料：文部科学省「令和 3 年度学校保健統計調査」より）

（2）体　力

2018 年度体力・運動能力調査によると，青少年（6 歳から 19 歳）は，握力，50 m 走，持久走，立ち幅とび，ボール投げを水準の高かった 1985（昭 60）年頃と比較すると，中学生男子および高校生男子の 50 m 走を除き低い水準が続いている.

1985 年頃から続いていた体力低下は 1998 年頃に歯止めが掛かり，以後の体力は総合的には向上しているが，1985 年頃の最高（ピーク）値に回復したテスト項目は少ない.

最近 10 年では，男女のボール投げ，および中学生以上の男子の握力において低下傾向にあるが，その他の項目では，男女および年代でやや違いはあるが，ほとんどの項目で，横ばいまたは向上傾向である[*2].

*2 スポーツ庁「体力・運動能力調査結果の概要及び報告書」参照.

（3）健康状態

児童生徒等の主な疾病，異常被患率の推移を**表7-36**に示す.

表7-36　主な疾病・異常等の推移総括表

		裸眼視力1.0未満の者	眼の疾病・異常	耳疾患	鼻・副鼻腔疾患	むし歯（う歯）	せき柱・胸郭・四肢の状態※2	アトピー性皮膚炎	ぜん息	心電図異常※1	蛋白検出の者
幼稚園	2010(平22)年度	26.4	2.2	3.3	3.4	46.1	(0.17)	3.3	2.7	…	1.0
	2015	26.8	2.0	2.2	3.6	36.2	(0.11)	2.5	2.1	…	0.8
	2017	24.5	1.6	2.3	2.9	35.5	0.2	2.1	1.8	…	1.0
	2019	26.1	1.9	2.6	3.2	31.2	0.2	2.3	1.8	…	1.0
	2021(令3)年度	24.8	1.5	2.0	3.0	26.5	0.2	1.8	1.5	…	0.7
小学校	2010(平22)年度	29.9	4.8	5.4	11.7	59.6	(0.32)	3.4	4.2	2.5	0.8
	2015	31.0	5.6	5.5	11.9	50.8	(0.54)	3.5	4.0	2.4	0.8
	2017	32.5	5.7	6.2	12.8	47.1	1.2	3.3	3.9	2.4	0.9
	2019	34.6	5.6	6.3	11.8	44.8	1.1	3.3	3.4	2.4	1.0
	2021(令3)年度	36.9	5.1	6.8	11.9	39.0	0.8	3.2	3.3	2.5	0.9
中学校	2010(平22)年度	52.7	4.7	3.6	10.7	50.6	(0.78)	2.6	3.0	3.4	2.6
	2015	54.1	4.9	3.6	10.6	40.5	(1.02)	2.7	3.0	3.2	2.9
	2017	56.3	5.7	4.5	11.3	37.3	2.4	2.7	2.7	3.4	3.2
	2019	57.5	5.4	4.7	12.1	34.0	2.1	2.9	2.6	3.3	3.4
	2021(令3)年度	60.7	4.8	4.9	10.1	30.4	1.7	3.0	2.3	3.1	2.8
高等学校	2010(平22)年度	55.6	3.4	1.6	8.5	60.0	(0.56)	2.2	2.1	3.2	2.8
	2015	63.8	3.8	2.0	7.3	52.5	(0.74)	2.1	1.9	3.3	3.0
	2017	62.3	3.5	2.6	8.6	47.3	1.5	1.9	1.9	3.3	3.5
	2019	67.6	3.7	2.9	9.9	43.7	1.7	2.4	1.8	3.3	3.4
	2021(令3)年度	70.8	3.4	2.5	8.8	39.8	1.2	2.6	1.7	3.2	2.8

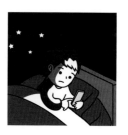

裸眼視力1.0未満の児童生徒の割合が高いのは，スマートフォンなどの画面上での操作時間が増加し，視力に影響をおよぼしている可能性があるね.

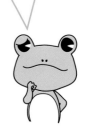

■：過去最多　　■：過去最小

※1　「心電図異常」については，6歳，12歳及び15歳のみ調査を実施している.
※2　「せき柱・胸郭・四肢の状態」については平成27年度までは「せき柱・胸郭」のみを調査.

（資料：文部科学省「学校保健統計調査」より）

　むし歯（う歯）は，1984年以降被患率は減少傾向にあるが幼稚園，小学校では被患率が最も高い. 裸眼視力1.0未満の者は中学校，高等学校で被患率が60％前後で，むし歯（う歯）を超えて被患率1位である. 3番目に多い疾患は鼻・副鼻腔疾患で，アレルギー性鼻炎や喘息などのアレルギー性疾患が増加傾向にある（**巻末資料7参照**）.

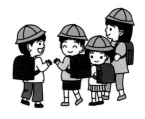

第7章

3）学校保健安全法

「学校保健安全法」は学校保健法（1958年制定）を改正し，2009年4月1日に施行された．児童生徒等および職員の健康の保持増進を図ること，教育活動が安全な環境で実施されること，児童生徒等の安全の確保が図られることを目指し，その結果，学校教育が円滑に実施されその成果が確保されることを目的としている[*1]．

そのため，児童生徒等および職員の心身の健康の保持増進を図るために，健康診断，環境衛生検査，保健指導等に関する**「学校保健計画」**を策定し実施すること[*2]，そして，学校における換気，採光，照明，保温，騒音レベル，水泳プール，飲料水，清潔保持その他環境衛生に係る事項について**「学校環境衛生基準」**を定めている[*3]．

また，**健康診断等**[*4]，感染症予防のための**出席停止および臨時休業**[*5]に関する規定が定められている．

さらに，学校の設置者は，児童生徒等の**安全の確保**を図るため，事故，加害行為，災害等により生ずる危険を防止するとともに，事故等により危険又は危害が現に生じた場合に適切に対処することができるように施設，設備，管理運営体制の整備充実等の必要な措置を講ずるよう努めること[*6]，そのために**「学校安全計画」**を策定し，実施すること[*7]，危険等発生時に職員がとるべき措置の具体的内容および手順を定めた対処要領（「**危険等発生時対処要領**」）を作成すること[*8]を定めている．

4）学校保健安全対策

（1）学校保健計画

「学校保健計画」は，学校における保健管理と保健教育，学校保健委員会などの組織活動など，学校保健活動の年間総合計画で，毎年度，学校の状況や前年度の学校保健活動の評価を踏まえて作成される．学校保健計画には，児童生徒等および職員の健康診断，環境衛生検査，児童生徒等に対する指導に関することなどが盛り込まれる（**表7-37**）．

学校保健活動を進めるに当たり保護者や関係機関・関係団体等と連携協力を図ることが重要であることから，学校保健計画は保護者等の関係者にも周知することが原則となっている．

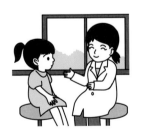

*1 学校保健安全法
　　第1条

*2 学校保健安全法
　　第5条

*3 学校保健安全法
　　第6条

*4 学校保健安全法
　　第11〜17条；4）学校保健安全
　　対策参照

*5 学校保健安全法
　　第19〜20条；7）学校感染症参照

*6 学校保健安全法
　　第26条

*7 学校保健安全法
　　第27条

*8 学校保健安全法
　　第29条

表7-37 学校保健計画で策定される主な事項

保健管理 に関する事項	・健康観察や保健調査 ・健康相談 ・健康診断および事後措置 ・感染症の予防 ・環境衛生検査および日常における環境衛生 ・その他必要な事項
保健教育 に関する事項	・体育科・保健体育科の保健に関する指導事項 ・関連教科における保健に関する指導事項 ・道徳の時間における保健に関連する指導事項 ・学級活動・ホームルーム活動における保健に関連する指導事項 ・学校行事の健康安全・体育的行事等の保健に関する行事 ・児童会活動・生徒会活動で予想される保健に関する活動 ・総合的な学習の時間における健康に関連する活動内容等 ・個別の保健指導 ・その他必要な事項
組織活動 に関する事項	・学校内における組織活動 ・学校保健に必要な校内研修 ・家庭，地域社会との連携 ・学校保健委員会 ・その他必要な事項

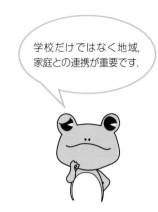

学校だけではなく地域，家庭との連携が重要です．

（2）健康診断・事後措置

　健康診断は，就学時の健康診断，児童生徒等の定期・臨時健康診断，職員の定期・臨時健康診断があり，学校保健安全法に基づき実施される．

　就学時健康診断は就学の4か月前（就学に関する手続きの実施に支障がない場合にあっては3か月前）までの間に行う[*1]．

　健康診断結果に基づき，治療の勧告，保健上必要な助言，就学義務の猶予・免除，特別支援学校への就学に関する指導が事後措置として行われる[*2]．

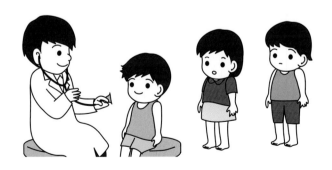

[*1] 施行令第1条

[*2] 就学時の健康診断の検査項目（施行令第2条）
一　栄養状態
二　脊せき柱及び胸郭の疾病及び異常の有無
三　視力及び聴力
四　眼の疾病及び異常の有無
五　耳鼻咽いん頭疾患及び皮膚疾患の有無
六　歯及び口腔くうの疾病及び異常の有無
七　その他の疾病及び異常の有無

第7章

239

*1 施行規則第 5 条

児童生徒等の定期の健康診断は毎学年 6 月 30 日までに実施する[*1].

定期健康診断項目を**表 7-38** に示す. 2016 年より必須項目から「座高」と「寄生虫卵の有無」が削除され,「四肢の状態」が追加された.

表 7-38　定期健康診断の検査項目と実施学年

(2022 年 4 月現在)

項目	検査・診察方法	発見される疾病異常	幼稚園	小学校1年	2年	3年	4年	5年	6年	中学校1年	2年	3年	高等学校1年	2年	3年	大学
保健調査	アンケート		○	◎	◎	◎	◎	◎	◎	◎	◎	◎	◎	◎	◎	○
身長 体重		低身長等	◎	◎	◎	◎	◎	◎	◎	◎	◎	◎	◎	◎	◎	◎
栄養状態		栄養不良,肥満傾向・貧血等	◎	◎	◎	◎	◎	◎	◎	◎	◎	◎	◎	◎	◎	◎
脊柱・胸郭 四肢 骨・関節		骨・関節の異常等	◎	◎	◎	◎	◎	◎	◎	◎	◎	◎	◎	◎	◎	△
視力	視力表 裸眼の者 裸眼視力	屈折異常,不同視等	◎	◎	◎	◎	◎	◎	◎	◎	◎	◎	◎	◎	◎	△
	視力表 眼鏡等をしている者 矯正視力		◎	◎	◎	◎	◎	◎	◎	◎	◎	◎	◎	◎	◎	△
	視力表 ている者 裸眼視力		△	△	△	△	△	△	△	△	△	△	△	△	△	
聴力	オージオメータ	聴力障害	◎	◎	◎	◎	○	◎	○	◎	△	◎	◎	△	◎	△
眼の疾病 及び異常		感染症疾患,その他の外眼部疾患,眼位等	◎	◎	◎	◎	◎	◎	◎	◎	◎	◎	◎	◎	◎	◎
耳鼻咽喉 等疾患		耳疾患,鼻・副鼻腔疾患 口腔咽頭頭疾患 音声言語異常等	◎	◎	◎	◎	◎	◎	◎	◎	◎	◎	◎	◎	◎	◎
皮膚疾患		感染症皮膚疾患 湿疹等	◎	◎	◎	◎	◎	◎	◎	◎	◎	◎	◎	◎	◎	◎
歯及び口腔 の疾患及び 異常		むし歯,歯周疾患 歯列・咬合の異常 顎関節症症状・発音障害	◎	◎	◎	◎	◎	◎	◎	◎	◎	◎	◎	◎	◎	△
結核	問診・学校医による診察	結核		◎	◎	◎	◎	◎	◎	◎	◎	◎				
	エックス線撮影												◎			◎ 1年生入学時
	エックス線線形 ツベルクリン反応検査 略痰検査等			○	○	○	○	○	○	○	○	○				
	エックス線線形 略痰検差・聴診・打診等												○			○
心臓の疾患 及び異常	臨床医学的検査 その他の検査	心臓の疾病	◎	◎	◎	◎	◎	◎	◎	◎	◎	◎	◎	◎	◎	◎
	心電図検査	心臓の異常	△	◎	△	△	△	△	△	◎	△	△	◎	△	△	△
尿	試験紙法 蛋白等	腎臓の疾患	◎	◎	◎	◎	◎	◎	◎	◎	◎	◎	◎	◎	◎	△
	糖	糖尿病	△	○	○	○	○	○	○	○	○	○	○	○	○	△
その他の 疾患及び 異常	臨床医学的検査 その他の検査	結核疾患,心臓疾患 腎臓疾患,ヘルニア 言語障害,精神障害 骨・関節の異常 四肢運動障害	◎	◎	◎	◎	◎	◎	◎	◎	◎	◎	◎	◎	◎	◎

◎:ほぼ全員に実施　　○:必要時または必要者に実施　　△:検査項目から除くことができるもの

(資料:厚生労働統計協会「国民衛生の動向」, 2022/2023 より)

健康診断結果に基づき，疾病の予防措置，治療の指示，運動，作業の軽減に関する指導が事後措置として行われる．臨時の健康診断は特に必要があるときに実施される[*1]．職員の健康診断は学校の設置者が定める適切な時期に実施される[*2]．

[*1]　学校保健安全法第13条

[*2]　施行規則第12条

（3）健康相談・保健指導

学校においては，児童生徒等の心身の健康に関し，健康相談を行い[*3]，養護教諭やその他の職員が連携し，健康観察，健康相談，保健指導，そして必要に応じ保護者に対して必要な助言が行われる[*4]．また，救急処置，健康相談又は保健指導を行うとき，地域の医療機関等との連携に努めることも規定されている[*5]．

[*3]　学校保健安全法第8条

[*4]　学校保健安全法第9条

[*5]　学校保健安全法第10条

（4）感染症の予防

学校は集団生活の場であり発生すると感染が早く，かつまん延しやすい．そのため，感染症や食中毒などにおいては集団発生状況を把握し，感染の拡大防止や予防を図ることが必要である．

平時より児童生徒の疾病異常の早期発見や，事後措置などの保健管理活動と発生防止の保健教育活動を計画的に行うことが重要である．また，感染が確認された場合は，実態の把握を行い，患者の隔離，汚染源の排除，消毒，感染経路の遮断といった対応を行う．

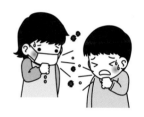

（5）環境衛生

健康的で快適な学習環境をつくる学校環境衛生活動は学校保健において重要な役割を担う．学校環境の衛生管理については学校環境衛生基準に基づき行われる**環境衛生検査**と日常における**環境衛生**がある．環境衛生検査は，毎年度，学校環境の実態把握と，必要に応じ事後措置を行うための定期環境衛生検査と，臨時の環境衛生検査がある．日常における環境衛生は，環境衛生の維持又は改善を目的に行う日常的な点検をいう．

2018（平30）年4月，学校環境衛生基準が，新たな知見や児童生徒等の学習環境等の変化を踏まえて見直しが行われ，教室等の温度基準を「17℃以上，28℃以下」にするなどの改正が行われた．

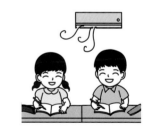

第7章

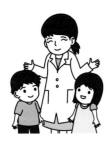

（6）学校保健委員会

　学校保健委員会は学校における健康に関する課題を研究協議し，健康づくりを推進するための組織で，校長，養護教諭，栄養教諭，学校栄養職員などの教職員，学校医，学校歯科医，学校薬剤師，保護者代表，児童生徒，地域の保健関係機関の代表などが主な委員として参画，保健主事が中心となって学校ごとに運営される．

　学校保健委員会は 1958（昭和 33）年の学校保健法等の施行に伴う文部省の通知において，学校保健計画に規定すべき事項として位置づけられており，様々な健康問題に適切に対処するため，家庭，地域社会等の教育力を充実する観点から，学校と家庭，地域社会を結ぶ組織として学校保健委員会を機能させることが求められている．

---

column　学校保健の推進

　文部科学省においては，保健教育，保健管理を充実させ，かつ学校保健の目的を達成するため以下の施策，事業が推進されている．

・薬物乱用防止教育
・依存症（行動嗜癖）に関する教育
・受動喫煙対策
・がん教育
・アレルギー疾患への対応
・心のケア
・学校歯科保健活動の推進
・要保護児童生徒の医療費補助
・その他

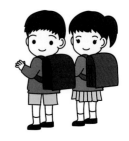

（資料：文部科学省 HP より）

5）学校保健従事者

　保健管理に関係する主な職員は校長，保健主事，養護教諭，栄養教諭，学校医，学校歯科医と学校薬剤師である．

　校長は学校保健の総括責任者で，学校保健計画の決定，児童生徒等の出席停止の決定，児童生徒等の定期・臨時健康診断の実施責任者である．
　保健主事は学校保健活動の計画，調整，推進役で，校長の指示のもと，学校保健計画を立案，健康診断等の保健活動の管理運営を担う．教諭および養護教諭のなかから教育委員会が任命する．

養護教諭は保健管理，保健指導の専門職員として保健室を経営し，学校保健活動の実質的な中心として運営，推進を担う*1.

学校医，学校歯科医，学校薬剤師は「学校三師」と呼ばれることがある．学校医はすべての学校に，学校歯科医，学校薬剤師は大学以外の学校に置くものとされている．

学校三師は学校保健計画の立案に参与し，健康相談，保健指導に従事するなど，保健管理に関する専門的事項の指導に従事する．学校医，学校歯科医は健康診断に従事，学校薬剤師は，学校環境衛生検査に従事し学校環境衛生の維持，改善の指導，助言も行う．

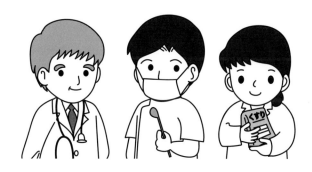

*1 児童生徒の心身の健康問題が複雑，多様化してきており，特にいじめや不登校などの生徒指導上の問題に適切に対応し，学校における児童生徒の心身の健康について，指導体制の一層の充実を図るため，1995（平成7）年に学校教育法施行規則が一部改正され，保健主事に幅広く人材を求める観点から保健主事には教諭に限らず養護教諭も充てることができることとなった．

6）栄養教諭

児童生徒等は，将来にわたって健康に生活していけるように，また，栄養や食事のとり方について正しい知識を得て，自ら判断し行動できる能力や望ましい食習慣を身につけることが必要と考えられている．

2005（平成17）年，食に関する指導（学校における食育）や学校給食の管理を行う栄養教諭制度が創設された．食に関する指導として，① 肥満，偏食，食物アレルギーなどの児童生徒に対する個別指導，② 学級活動，教科，学校行事等の時間に，学級担任等と連携して，集団的な食に関する指導，③ 他の教職員や家庭・地域と連携した食に関する指導を推進するための連絡・調整を行う．また，学校給食の管理として，栄養管理，衛生管理，検食，物資管理等を行う．

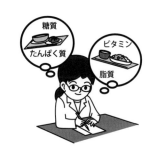

食に関する指導と給食管理を一体のものとして行うことにより，地場産物を活用して給食と食に関する指導を実施するなど，教育上の高い相乗効果がもたらされると期待されている．

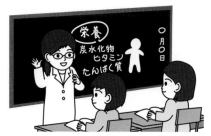

第7章

7）学校感染症

学校において特に予防すべき感染症は３種に分類されている（**表7-39**）．2015 年中東呼吸器症候群，特定鳥インフルエンザが新たに学校において予防すべき感染症の第１種に追加された．

表 7-39　学校において予防すべき感染症

	感染症の種類	出席停止の期間の基準	考え方
第一種※	エボラ出血熱，クリミア・コンゴ出血熱，痘そう，南米出血熱，ペスト，マールブルグ病，ラッサ熱，急性灰白髄炎，ジフテリア，重症急性呼吸器症候群（病原体がベータコロナウイルス属 SARS コロナウイルスであるものに限る），中東呼吸器症候群（病原体がベータコロナウイルス属 MERS コロナウイルスであるものに限る）および特定鳥インフルエンザ（感染症の予防および感染症の患者に対する医療に関する法律６条３項６号に規定する特定鳥インフルエンザをいう．なお，現時点で病原体の血清亜型は H5N1 および H7N9）	治癒するまで	感染症法の一類感染症および二類感染症（結核を除く）
第二種	インフルエンザ（特定鳥インフルエンザおよび新型インフルエンザ等感染症を除く）	発症した後５日を経過し，かつ解熱した後２日（幼児にあっては，３日）を経過するまで	空気感染または飛沫感染する感染症で児童生徒のり患が多く，学校において流行を広げる可能性が高いもの
	百日咳	特有の咳が消失するまでまたは５日間の適正な抗菌性物質製剤による治療が終了するまで	
	麻しん	解熱した後３日を経過するまで	
	流行性耳下腺炎	耳下腺，顎下腺または舌下腺の腫脹が発現した後５日を経過し，かつ全身状態が良好になるまで	
	風しん	発しんが消失するまで	
	水　痘	すべての発しんが痂皮化するまで	
	咽頭結膜熱	主要症状が消退した後２日を経過するまで	
	結　核 髄膜炎菌性髄膜炎	病状により学校医その他の医師において感染のおそれがないと認めるまで	
第三種	コレラ，細菌性赤痢，腸管出血性大腸菌感染症，腸チフス，パラチフス，流行性角結膜炎，急性出血性結膜炎，その他の感染症	病状により学校医その他の医師において感染のおそれがないと認めるまで	学校教育活動を通じ，学校において流行を広げる可能性があるもの

※　感染症の予防および感染症の患者に対する医療に関する法律６条７項から９項までに規定する新型インフルエンザ等感染症，指定感染症および新感染症は，第一種の感染症とみなす．
なお，新型コロナウイルス感染症（COVID-19）は新型インフルエンザ等感染症であるため，第一種の感染症とみなされる．
（資料：厚生労働統計協会「国民衛生の動向」，2022/2023 より）

（1）出席停止

校長は感染症にかかっている者，その疑いのある者およびかかるおそれのある者の出席を停止させることができる[*1].

*1　学校保健安全法第19条

（2）臨時休業

感染症予防上必要があるときは，学校の設置者は臨時に，学校の全部または一部の休業を行うことができる[*2].

*2　学校保健安全法第20条

（3）消毒その他適当な処置

校長は，出席停止の指示をするほか，消毒その他適当な処置をする[*3].

*3　学校保健安全法施行規則第21条

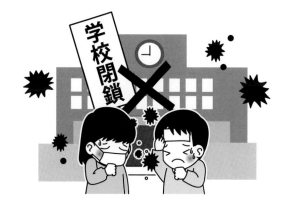

7.11　国際保健

国際保健[*4] には，統一された定義はないが，近年では「先進国から開発途上国への一方向の援助」だけでなく，「他の国との相互関係を理解した上で，健康に関する共通の問題を解決するための相互協力活動」という捉え方が主流である.

*4　国際保健
　（International health）

1）地球規模の健康問題

20世紀後半から国際間の人と物の動きが活発化し，国境を越えて感染症が容易に広がる時代となった.近年では，2014年にエボラ出血熱[*5] が西アフリカにおいて流行し，甚大な被害をもたらした.また，地球温暖化をはじめとした環境問題やそれに伴う保健・衛生問題は限られた国だけでは解決できるものでなく，世界各国は自国だけでなく国際的な健康水準の現状把握，健康格差の要因のための対策を地球規模で講

*5　エボラ出血熱
　エボラウイルスを病原体とする感染症で，主として患者の体液（血液，分泌物，吐物・排泄物）に触れることにより感染する.根本的な治療法がなく，対症療法を行う.

第7章

じる必要がある.

（1）地球規模での感染症の拡大

交通機関の発達により，地球規模での感染症拡大が懸念されるようになった．これまでに WHO より「国際的に懸念される公衆衛生上の緊急事態（PHEIC[*1]）」として発表されたものは，豚インフルエンザ（H1N1，新型インフルエンザ），野生型ポリオウイルス，西アフリカでのエボラ出血熱，ジカ熱，コンゴ民主共和国でのエボラ出血熱，さらに 2020 年の新型コロナウイルス感染による肺炎の 6 事例である．国際衛生上の危機が起こった場合，各国は国際保健規則[*2]（IHR2005[*3]）に従ってWHO へ報告を行う.

2019 年末，中国湖北省武漢市において新型コロナウイルス感染症（COVID-19）による肺炎が確認され，その感染が世界中に拡大した．WHO は翌年 1 月に「国際的に懸念される公衆衛生上の緊急事態」に相当すると発表し，同年 3 月にパンデミックを宣言した．

（2）開発途上国における健康問題，二重の疾病負荷

開発途上国において問題となる疾患は先進国とは異なり，感染症が死亡原因の多くを占める一方で，循環器疾患やがんなどの非感染性疾患（NCD）も増加している．開発途上国では，感染症の脅威に加えて，さらに NCD のリスクにも同時にさらされるという二重の疾病負荷を負っている（図 7-37）.

*1 国際的に懸念される公衆衛生上の緊急事態
（PHEIC：Public Health Emergency of International Concern）

*2 国際保健規則は WHO 憲章に基づく国際規則であり，国際交通に与える影響を最小限に抑えつつ，疾病の国際的伝播を最大限防止することを目的としている.

*3 国際保健規則
（IHR：International Health Regulations）

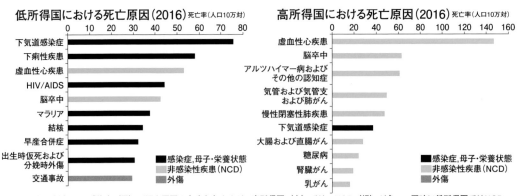

※低所得国（左）では感染症（黒）が死亡原因の多くを占めるが，高所得国（右）では，NCD（緑）が多い．同時に低所得国では NCD である虚血性心疾患が死亡原因の第3位となっている.

図 7-37 低所得国と高所得国の死亡原因の違い
（出典：Global Health Observatory（GHO）data, https://www.who.int/gho/en/）

（3）世界的な栄養問題

　国連食糧農業機関（FAO[*1]）「飢餓の現状」によると，2021年現在，世界では約8億2,800万人（9.8%）が慢性的な栄養不足に苦しんでいると推定されている（**図7-38**）．2000年の約9億人（14.7%）と比較すると減少傾向にあるものの，2015年の約7億7700万人からは再び上昇傾向にある．

[*1]　国連食糧農業機関
　（FAO：Food and Agriculture Organization of UN）
　国連食糧農業機関の詳細はp.252参照．

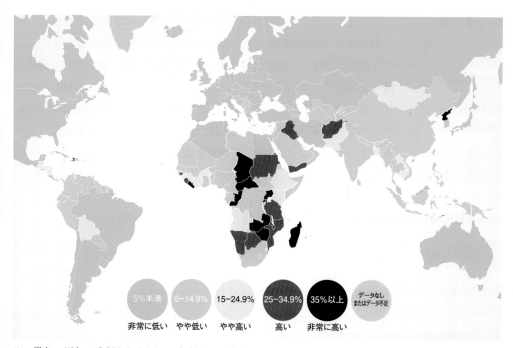

5%未満　非常に低い
5-14.9%　やや低い
15-24.9%　やや高い
25-34.9%　高い
35%以上　非常に高い
データなしまたはデータ不足

※　黒色，灰色に分類された国では飢餓人口の割合が高く，緑色の国は飢餓人口の割合が5%未満であり，日本は緑色に分類される．

図7-38　国連世界食糧計画（WFP）によるハンガーマップ2018
（出典：ハンガーマップ，https://ja.wfp.org/hunger_map を改変）

　その一方で，近年では先進国・開発途上国とも「栄養不良の二重苦[*2]」が問題となっている．これは，同じ集団内で「低栄養」と「過剰栄養による肥満」が同時に共存するという状態を指しており，貧困層では低栄養，富裕層では過剰栄養が見られる．これらの栄養不良は，糖尿病や心疾患などライフコース全体に影響を及ぼす疾患にもつながり，対策が必要である．またWHOは，栄養不良の二重苦は集団内の個人間だけでなく，個人内でも存在すると指摘している．例えば，肥満にもかかわらず微量栄養素が欠乏している場合が挙げられる[*3]．

[*2]　栄養不良の二重苦
　（Double burden of malnutrition）

[*3]　詳しくはWHOホームページ参照

第7章

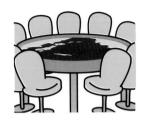

*1 子どものための世界サミット
は国連本部において開催され，71
カ国の元首・首脳が出席した．

*2 ミレニアム開発目標
（MDGs：Millennium
Development Goals）

*3 持続可能な開発目標
（SDGs：Sustainable
Development Goals）

（4）微量栄養素の欠乏

微量栄養素は子どもの生存と成長，発達になくてはならないものである．1990 年に行われた「子どものための世界サミット*1」では，微量栄養素に関してビタミン A 欠乏症の実質的な解消，ヨード欠乏症の実質的な解消，鉄分不足による女性の貧血の割合の減少，という目標が設定された．

（5）国連ミレニアム開発目標（MDGs）と持続可能な開発目標（SDGs）

2000 年 9 月に国連ミレニアム・サミットが開催され，これまでの主要な国際会議等での開発目標をまとめたものとして「ミレニアム開発目標（MDGs*2）」が採択された．この MDGs では，8 分野の目標と 21 のターゲットについて 2015 年までに達成することが各国に求められ，2015 年 7 月に最終評価が公表された．その後，MDGs の後継として国連により発表されたのが「持続可能な開発目標（SDGs*3）」である．これは，2016~2030 年の国際目標であり，17 のゴールが設けられている．

MDGs の目標と 2015 年における目標報告，その後継の SDGs

ミレニアム開発目標（MDGs）

① 極度の貧困と飢餓の撲滅：貧困率が半数以下に低下
② 初等教育の完全普及の達成：児童の就学率が著しく向上
③ ジェンダー平等推進と女性の地位向上：開発途上地域の教育における男女格差の解消
④ 乳幼児死亡率の削減：予防可能な疾病による乳児死亡率の著しい低下
⑤ 環境の持続可能性確保：安全な飲み水とオゾン層保護に関する目標を達成
⑥ 妊産婦の健康の改善：妊産婦の健康状態に一定の改善
⑦ HIV/ エイズ，マラリア，その他の疾病の蔓延の防止：HIV，マラリア，結核が減少
⑧ 開発のためのグローバルなパートナーシップの推進：ODA，携帯電話加入者数，インターネットの普及における世界的な進歩

（出典：https://www.un.org/millenniumgoals/）

持続可能な開発目標（SDGs）

① 貧困をなくそう
② 飢餓をゼロに
③ すべての人に健康と福祉を
④ 質の高い教育をみんなに
⑤ ジェンダー平等を実現しよう
⑥ 安全な水とトイレを世界中に
⑦ エネルギーをみんなにそしてクリーンに
⑧ 働きがいも経済成長も
⑨ 産業と技術革新の基盤をつくろう
⑩ 人や国の不平等をなくそう
⑪ 住み続けられるまちづくりを
⑫ つくる責任つかう責任と公正をすべての人に
⑬ 気候変動に具体的な対策を
⑭ 海の豊かさを守ろう
⑮ 陸の豊かさも守ろう
⑯ 平和と公正をすべての人に
⑰ パートナーシップで目標を達成しよう

（出典：https://www.unic.or.jp/activities/economic_
social_development/sustainable_development/2030agenda/）

（6）ユニバーサル・ヘルス・カバレッジ（UHC）

　ユニバーサル・ヘルス・カバレッジ（UHC[*1]）とは，「すべての人が，適切な健康増進，予防，治療，機能回復に関するサービスを，支払い可能な費用で受けられる」ことを指し，すべての人が経済的な困難を伴うことなく保健医療サービスを享受することを目指している．SDGsにおいても開発目標③の中でこのUHCの達成が掲げられている．

[*1]　ユニバーサル・ヘルス・カバレッジ
（UHC：Universal Health Coverage）

2）国際協力

（1）国際協力の方法

　国際的な保健協力は，政府ベースと民間ベースに大別される．

　政府ベースの経済的な協力は主に，**政府開発援助（ODA）**[*2]を通じて行われ，**二国間協力**（特定の相手国に援助を行う）と**多国間協力**（国際機関を通じた間接的な協力）がある．二国間協力は贈与（無償で提供される協力）と貸付（援助受取国による返済が前提）に分類される．贈与には「無償資金協力（相手国に返済の義務を課さない資金供与）」と「技術協力（専門家の派遣や機材供与など）」があり，貸付には「有償資金協力（低金利で開発資金の貸付を行う）」がある．この二国間協力は主に**国際協力機構（JICA**[*3]**）**を通じて行われる．JICAは開発途上国の経済・社会の発展に寄与することを目的とする外務省所管の独立行政法人である．また，多国間協力には国連や国連の専門機関，世界銀行への拠出・出資などがある．

　民間ベースの国際協力を行う機関は，**非政府組織（NGO）**[*4]と呼ばれ，地球規模の問題に自発的に取り組む非政府・非営利組織である．現在，国際協力活動に取り組んでいる日本のNGOは400団体以上あるといわれている（図7-39）．

[*2]　政府開発援助
（ODA：Official Development Assistance）
　日本のODA予算は2000年に世界一の拠出額となっていたが，2020年では米国，ドイツ，英国に次いで第4位となっている．

[*3]　国際協力機構
（JICA：Japan International Cooperation Agency）

[*4]　非政府組織
（NGO:Non-governmental Organization）
　NGOの例として国境なき医師団（フランス），Save the children（イギリス）などがある．

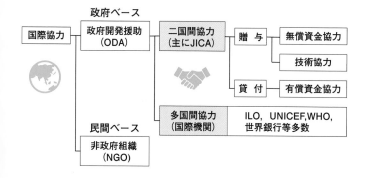

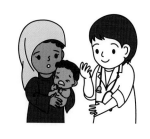

図7-39　国際協力の概略

> **column** **ララ物資と日本**
>
> 　第二次世界大戦後の荒廃した日本では，食料などの生活用品を入手することが非常に困難でした．そのような状況の中，1946年6月にアメリカの宗教団体など13団体が加盟して組織されたララ（Licensed Agencies for Relief in Asia: Lara）という団体から支援物資（ララ物資）が届けられました．
>
> 　日本は，1946年から1952年までの間に，ミルク類，穀物など16,000トン以上の物資の支援を受けました．現在，横浜港には香淳皇后（こうじゅんこうごう，1903～2000年）がララ倉庫をご訪問になられた際に読まれた歌が刻まれています．
>
>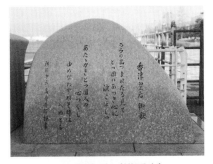
> **ララ記念碑（横浜市）**
> 「ララの品つまれたるを見て とつ国の
> あつき心に　涙こほしつ あたゝかき
> とつ国人の心つくし
> ゆめなわすれそ時は へぬとも」

（2）国際連合

*1　国際連合
（UN : United Nations）

　国際連合（UN[*1]） は，第二次世界大戦直後の1945年に設立された国家間の連合機関のことである（**図7-40**）．その目的は，<u>国際平和および安全を維持することであり，そのために諸国間の友好関係を発展させ，国際協力を進める世界的な拠点となることを目指している</u>．加盟国は現在193か国であり，日本は1956年に加盟した．

　国際連合は，6つの主要機関と15の専門機関からなる．WHO，ILO[*2]，FAOなどは，国連の専門機関であり，各分野において単独もしくは共同で活動を行っている．

*2　国際労働機関（ILO）
詳細はp.253を参照.

〈総会によって設置される国連の内部機関〉

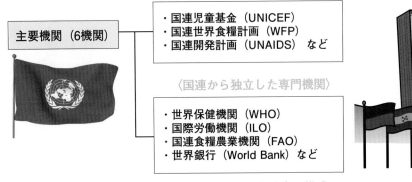

主要機関（6機関）

・国連児童基金（UNICEF）
・国連世界食糧計画（WFP）
・国連開発計画（UNAIDS）　など

〈国連から独立した専門機関〉

・世界保健機関（WHO）
・国際労働機関（ILO）
・国連食糧農業機関（FAO）
・世界銀行（World Bank）　など

図7-40　国際連合の構成

3）世界保健機関（WHO）

世界保健機関（**WHO**）は国連専門機関の1つとして設立され，2023年4月現在の加盟国は194か国となっている．WHO憲章において「すべての人びとが可能な最高の健康水準に到達すること」を究極的な目的としている（**表7-40**）．本部はスイスのジュネーブにあり，日本は1951年に加盟し，世界6地域のうち西大西洋地域に所属している．WHOの運営は加盟国が拠出する分担金により行われる．

表7-40　WHOの主な活動

活動内容	① 感染症対策事業 ・新興・再興感染症対策 ・予防接種拡大計画（EPI）[*1] ・国際保健規則（IHR 2005）の運用 ② 疫学・統計サービスの確立と維持 ・国際疾病分類（ICD）[*2]の作成 ・国際生活機能分類（ICF）[*3]の作成 ③ 診断基準の標準化，生物製剤・抗生物質の国際基準の制定 ④ 保健医療従事者の教育・研修基準の策定 ⑤ 保健事業の強化についての技術的協力 ⑥ 国際保健事業の指導機関としての活動 ⑦ 薬品の副作用のモニタリング ⑧ 災害時の緊急対策
取り組む 重要課題	・感染症対策： 　三大感染症（HIV/AIDS，結核，マラリア）対策， 　新型インフルエンザ対策，ポリオ根絶計画 ・たばこ対策： 　「たばこ規制枠組み条約（FCTC）[*4]」 ・NCD対策： 　糖尿病，がん，慢性呼吸器疾患，循環器疾患等への対策 ・UHC： 　「すべての人が適切な予防，治療，リハビリなどの保健医療 　サービスを，必要な時に支払い可能な費用で受けられる状態」 　の達成

[*1] EPIは，結核，ポリオ，ジフテリア，破傷風，百日咳，麻疹を予防するためにWHOとUNICEFによって開始されたワクチン接種推進プロジェクトのこと．

[*2] ICDとは，異なる国や地域から異なる時点で集計された死亡や疾病のデータの体系的な記録，分析，解釈および比較を行うためにWHOが作成した分類．2018年に30年ぶりの改定が行われ，ICD-11が公表された．

[*3] ICFは，人間の生活機能と障害の分類法としてWHO総会において採択された．

[*4] FCTCは，WHO総会において採択された．内容は受動喫煙の防止や，健康警告表示に関するもの．

第7章

4）国連食糧農業機関（FAO）

　国連食糧農業機関（FAO）は，国連の食料・農業に関する専門機関として発足し，2023 年 4 月現在の加盟国[*1] は 194 か国である．FAO の活動の目的は，「人々が健全で活発な生活を送るために十分な量・質の食を確保し，すべての人びとの食料の安全保障を達成すること」であり，本部はイタリアのローマにある（**表7-41**）．

　1996 年開催された世界食糧サミットにおいて，栄養不足人口を 2015 年までに半減させるという「世界食糧安全保障に関するローマ宣言」とその実現のための「世界食糧サミット行動計画」が採択された．

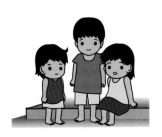

*1　加盟国は 194 か国であるが，それに加え EU（欧州連合）が加盟組織となっている．

表7-41　FAO の主な活動

① 食糧・農業に関する国際的な検討の場の提供
② 世界の農林水産物に関する調査分析，情報収集・伝達
③ 開発途上国に対する助言・技術協力
④ 消費者の健康保護
⑤ 公正な食品取引のための食品規格委員会の設置
⑥ 食品や農林水産業に関する政策提言

5）国連児童基金（UNICEF）

*2　UNICEF
　　（United Nations Children's Fund）

　国連児童基金（UNICEF[*2]）は，第二次世界大戦後の 1946 年に設立された組織で，戦争により荒廃した地域の児童の救済を目的としていたが，その後の復興により，現在では「世界中すべての子どもたちが『子どもの権利条約』の定める子どもの基本的人権を享受できること」を目標としている（**表7-42**）．本部はアメリカのニューヨークにある．1978 年に，WHO と共同で**アルマ・アタ宣言**[*3] を行い，「2000 年までに世界のすべての人を健康に」という基本戦略を打ち出した．

*3　アルマ・アタ宣言
　　p.8 参照

表7-42　UNICEF の主な活動

① すべての子どもがもつ権利をうたう「子どもの権利条約」の推進
② 保健・栄養・教育・水と衛生・保護分野における、子どもと家族への支援
③ 災害や紛争など、緊急支援下における人道支援
④ 世界の子どもが置かれた状況に関する調査とモニタリング

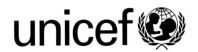

6）その他の機関

（1）国際労働機関（ILO）

国際労働機関（ILO）[*1] は，第一次世界大戦終結の翌年，国際連合の一機関として設立された．「全世界の労働者の労働条件を改善することにより社会正義を実現し，世界平和に貢献すること」を目的に活動を行っている．本部はスイスのジュネーブにある．

（2）世界銀行（World Bank）

国際復興開発銀行（**IBRD**[*2]）と**国際開発協会**（**IDA**[*3]）の総称．「開発途上国の経済・社会の発展，生活水準の向上，持続的成長を支援すること」を目的に，公衆衛生対策への資金提供等を行う．

（3）コーデックス委員会（CAC）

コーデックス委員会（**CAC**[*4]）は，FAO と WHO が設立した食品の国際基準を作る政府間組織であり，FAO 本部内に事務局がある．「消費者の健康を保護するとともに，食品の公正な貿易を促進すること」を目的としており，栄養表示や強調表示についてのガイドラインの作成や，**危害要因分析必須管理点**（**HACCP**）[*5] の討議などが行われている．

[*1] 国際労働機関（ILO）
ILO は国連機関の中で唯一，政府，使用者，労働者の代表からなる三者構成を原則としている．
日本を含む加盟国は 187 か国（2019 年 3 月現在）．
世界の恒久平和を確立するため，基本的人権の確立，労働条件の改善，生活水準の向上，経済的・社会的安定の増進などの活動を行っている．

[*2] 国際復興開発銀行
（IBRD：International Bank for Reconstruction and Development）

[*3] 国際開発協会
（IDA：International Development Association）

[*4] コーデックス委員会
（CAC：Codex Alimentarius Commission）

[*5] 危害要因分析必須管理点
（HACCP：Hazzard Analysis and Critical Control Point）
食品等事業者自らが食中毒菌汚染や異物混入等の危害要因（ハザード）を把握した上で，原材料の入荷から製品の出荷に至る全工程の中で，それらの危害要因を除去又は低減させるために特に重要な工程を管理し，製品の安全性を確保しようする衛生管理の手法のこと．

第7章

【第7章　保健・医療・福祉の制度　チェック問題】

※　国試過去問を正文化したもの（出題回－問題番号）

行政のしくみ

① 医療計画は，[　　　　　]法に基づいて策定される．（28-16）

② 医療計画は，[　　　　　]単位で策定される．（28-16）

③ 一次 or 二次 or 三次

③ [　　　　　]医療圏とは，一般的な医療サービスを提供する地域区分である．
（28-16）

医療制度

④ 数　値

④ 65歳以上の1人あたりの国民医療費は，65歳未満の約[　　　　　]倍である．
（28-17）

⑤ 人　数

⑤ 病院とは[　　　　　]人以上の患者を入院させるための医療施設である．（29-16）

⑥ 医療計画は，[　　　　　]が策定する．（29-16）

⑦ 後期高齢者は，[　　　　　]制度に加入する．（31-12）

⑧ 数　値

⑧ 被用者保険では，事業主が原則[　　　　　]割を負担する．（31-12）

⑨ 含む or 含まない

⑨ 国民医療費は，公費負担分を[　　　　　]．（32-13）

福祉制度

⑩ 居宅介護は，[　　　　　]法によるサービスに含まれる．（32-14）

⑪ 自立支援サービスの申請は，[　　　　　]に対して行う．（32-14）

⑫ 施設の種類

⑫ [　　　　　]は，地域の高齢者に対して各種の相談に応じ，健康の増進，教養の向
上およびレクリエーションのための便宜を図る施設である．（31-13）

地域保健

⑬ 市町村保健センターは[　　　　　]法に基づいて設置されている．（35-13）

⑭〜⑱ 施設の種類

⑭ [　　　　　]は飲食店の営業許可を行う．（35-13）

⑮ 環境衛生の監視は，[　　　　　]の業務である．（36-12）

⑯ 医療機関の監視は，[　　　　　]の業務である．（37-15）

⑰ 食品衛生の監視は，[　　　　　]の業務である．（37-15）

⑱ 人口動態統計に関する業務は，[　　　　　]によって行われる．（37-15）

母子保健

⑲ 母子健康手帳は，[　　　　　]法に基づき交付される．（30-14）

⑳ 母子健康手帳は，[　　　　　]により交付される．（30-14）

㉑ 新生児マススクリーニング検査による有所見者発見数が最も多い疾患は，
[　　　　　]である．（29-18）

㉒ 介護保険制度の保険者は[　　　　　]である．（29-19）

高齢者保健・介護

㉓ 介護保険制度の被保険者は［　　　　　　］歳以上の者である．(32-16)

㉔ ［　　　　　　　　］サービスは，予防給付の対象とならない．(36-15)

㉕ ［　　　　　　　　］と認定された者は，予防給付の対象となる．(36-15)

㉖ 介護保険の保険者は，［　　　　　　］である．(37-16)

㉗ 要介護認定は，［　　　　　　］により行われる．(37-16)

産業保健

㉘ 国が定めた有機溶剤を使用する労働者は，［　　　　　　　］を受けなければならない．(31-15)

㉙ 一般健康診断には，雇入時の健康診断，定期健康診断，特定業務従事者の健康診断，［　　　　　　］，［　　　　　　］がある．(32-17)

㉚ 定期の予防接種は，［　　　　　　］に実施義務が課せられている．(30-16)

学校保健

㉛ 学校保健活動の総括責任者は，［　　　　　　］である．(33-17)

㉜ 小学校の健康診断で被患率が最も高いのは，［　　　　　　］である．(33-17)

㉝ ［　　　　　　］による出席停止期間は，解熱後3日を経過するまでである．(33-17)

国際保健

㉞ WHO の設立は［　　　　　　］年，日本は［　　　　　　］年に加盟した．(29-20)

㉟ WHO は［　　　　　　］の保健医療分野における専門機関である．(31-17)

㊱ WHO で日本は［　　　　　　］事務局に属している．

㊲ WHO は，がん，循環器疾患，糖尿病，COPD（慢性閉塞性肺疾患）などの世界的な［　　　　　　］対策に取り組んでいる．(31-17)

㉓ 年　齢

㉖ 都道府県 or 市町村（特別区も含む）

㉗ 主治医 or 市町村

第7章

【引用・参考文献】

- 厚生労働省「人口動態調査」(https://www.mhlw.go.jp/toukei/list/81-1.html)
- 厚生労働省「生命表（加工統計）」(https://www.mhlw.go.jp/toukei/list/list54-57.html)
- 厚生労働省「国民生活基礎調査」(https://www.mhlw.go.jp/toukei/list/20-21.html)
- 厚生労働省「歯科疾患実態調査」(https://www.mhlw.go.jp/toukei/list/62-17.htm)
- 厚生労働省「患者調査」(https://www.mhlw.go.jp/toukei/list/10-20-kekka_gaiyou.html)
- 厚生労働省「国民健康・栄養調査」(https://www.mhlw.go.jp/bunya/kenkou/kenkou_eiyou_chousa.html)
- 厚生労働省「児童虐待防止対策」(https://www.mhlw.go.jp/stf/seisakunitsuite/bunya/kodomo/kodomo_kosodate/dv/index.html)
- 厚生労働省エイズ動向委員会「エイズ発生動向―概要―」
- 厚生労働省子ども家庭局母子保健課長 平子哲夫,「日本の母子健康手帳のあゆみ」,母子手帳70周年祈念シンポジウム 平成30年11月13日(www.hands.or.jp/news/files/①日本の母子健康手帳のあゆみ.pdf)
- 厚生労働省自殺対策推進室, 警察庁生活安全局生活安全企画課「平成30年中における自殺の状況」(https://www.npa.go.jp/safetylife/seianki/jisatsu/H29/H29_jisatsunojoukyou_01.pdf)
- 厚生労働省若年乳がん患者のサバイバーシップ支援プログラム「若年乳がん, 拓かれた若年乳がん, 診療を目指して」(www.jakunen.com/)
- 厚生労働省腎疾患対策検討会「腎疾患対策検討会報告書～腎疾患対策のさらなる推進を目指して～」平成30年7月(https://www.mhlw.go.jp/content/10901000/000332759.pdf)
- 厚生労働省老健局老人保健課「一般介護予防事業等について」2019年5月27日(https://www.mhlw.go.jp/content/12601000/000512177.pdf)
- 厚生労働省「禁煙支援マニュアル（第二版）増補改訂版」(2018)
- 厚生労働省「健康づくりのための休養指針」(1994)
- 厚生労働省「健康づくりのための身体活動基準2013」(2013)
- 厚生労働省「健康づくりのための睡眠指針2014」(2014)
- 厚生労働省「健康日本21（第二次）の推進に関する参考資料」(2012)
- 厚生労働省「新生児マススクリーニング検査（タンデムマス法）の対象疾患の追加について」平成29年7月7日 (www.jsms.gr.jp/download/MHLW_MCH_20170707.pdf)
- 厚生労働省, 保険局高齢者医療課「高齢者の特性を踏まえた保健事業ガイドライン」(https://www.mhlw.go.jp/file/05-Shingikai-12401000-Hokenkyoku-Soumuka/0000205007.pdf)
- 厚生労働省「高齢者の保健事業と介護予防の一体的な実施に関する有識者会議報告書」平成30年12月3日 高齢者の保健事業と介護予防の一体的な実施に関する有識者会議(https://www.mhlw.go.jp/content/12401000/000495224.pdf)
- 厚生労働省：e－ヘルスネット【情報提供】(https://www.e-healthnet.mhlw.go.jp/)
- 厚生労働省：第2回 在宅医療および医療・介護連携に関するWG資料3,「医療計画におけるロコモティブシンドローム対策の重要性」, 平成28年9月2日(https://www.mhlw.go.jp/file/05-Shingikai-10801000-Iseikyoku-Soumuka/0000135471.pdf)

・厚生労働省：第 4 回介護のシゴト魅力向上懇談会資料（平成 28 年 4 月 14 日）資料 2,「介護労働の専門性をどのように評価するのか？」
（https://www.mhlw.go.jp/file/05-Shingikai-12301000-Roukenkyoku-Soumuka/matsudakouseiin.pdf）
・厚生労働省「一般介護予防事業等の推進方策に関する検討会（第 1 回）」資料 3
・厚生労働省「健康寿命のあり方に関する有識者研究会」の報告書
（https://www.mhlw.go.jp/stf/newpage_04074.html）
・厚生労働省「介護保険事業状況報告：結果の概要」
（https://www.mhlw.go.jp/topics/kaigo/toukei/joukyou.html）
・厚生労働省「介護予防のための 生活機能評価に関するマニュアル（平成 21 年 3 月）」
・厚生労働省「第 4 期特定健診・特定保健指導の見直しについて（令和 5 年）」（https://www.mhlw.go.jp/content/11907000/001127418.pdf）
・厚生労働省「特定健診・特定保健指導の実施状況について（2021 年度）」
（https://www.mhlw.go.jp/content/12400000/001093813.pdf）
・一般財団法人厚生労働統計協会「国民衛生の動向 Vol.68 No.9 2021/2022」（2021）
・内閣府「少子化対策　国の取組み」（https://www8.cao.go.jp/shoushi/shoushika/data/torikumi.html）
・内閣府「高齢社会白書（全体版）」
・国立がん研究センター　がん情報サービス「がん登録・統計」
・国立がん研究センター「がんの発生要因」
（https://ganjoho.jp/public/pre_scr/cause_prevention/factor.html）
・国立健康・栄養研究所：健康日本 21（第二次）分析評価事業
（http://www.nibiohn.go.jp/eiken/kenkounippon21/index.html）
・国立社会保障・人口問題研究所「人口統計資料集」
（http://www.ipss.go.jp/syoushika/tohkei/Popular/Popular2019.asp?chap=0）
・総務省統計局「人口推計」（http://www.stat.go.jp/data/jinsui/2017np/index.html）
・伊達ちぐさ他「管理栄養士講座　三訂公衆衛生学第 3 版」建帛社（2017）
・医療情報科学研究所「レビューブック管理栄養士 2019」メディックメディア（2018）
・医療情報科学研究所「管理栄養士国家試験問題解説 2019」メディックメディア（2018）
・医療情報科学研究所「公衆衛生がみえる 2018-2019」メディックメディア（2018）
・一ノ瀬正和，相澤久道，石坂彰敏，永井厚志，福地義之助, et al.「日本における慢性閉塞性肺疾患（COPD）患者の大規模電話実態調査 -Confronting COPD Japan Survey-」，日本呼吸器学会誌，45（12）:927-935, 2007
・榎原　毅, 庄司直人「身体不活動をめぐる sit-stand workstation 導入効果に関する人間工学研究動向」産業医学レビュー, 20（3）：145-161, 2017
・下方浩史「我が国の疫学統計　日本臨床増刊号痴呆症学 3：62 増刊号 4」121-125,2004
・古野純典他「社会・環境と健康（改訂第 5 版）」南江堂（2017）
・公益財団法人ライオン歯科衛生研究所（https://www.lion-dent-health.or.jp/）
・工藤翔二「COPD の疫学と予防：健康日本 21（第 2 次）を中心に」日本内科学会雑誌, 104：1059-1066, 2015
・女子栄養大学管理栄養士国家試験対策委員会「受験必修キーワード集　第 9 版」女子栄養大学出版部（2018）
・神馬征峰他「系統看護学講座　専門基礎分野　公衆衛生　健康支援と社会保障制度②」

　医学書院（2019）
・村松容子「基礎研レター」ニッセイ基礎研究所（2017）
・中川秀昭他「公衆衛生学」光生館（2016）
・中村信也他「公衆衛生学 2019/2020」同文書院（2019）
・日本整形外科学会公式ロコモティブシンドローム予防啓発公式サイト「ロコモ ONLINE」
・武山英麿他「サクセス管理栄養士・栄養士講座　社会・環境と健康　公衆衛生学・健康管理概論」
　第一出版（2019）
・北村俊則「事例で読み解く　周産期メンタルヘルスケアの理論　産後うつ病発症メカニズムの理
　解のために」，医学書院（2007）
・北田善三他「カレント社会・環境と健康　公衆衛生学（第2版）」建帛社（2015）
・柳川洋他「基礎から学ぶ 健康管理概論（改訂第4版）」南江堂（2017）
・柳川洋他「社会・環境と健康　公衆衛生学 2019 年版」医歯薬出版株式会社（2019）
・RDC 管理栄養士センター「国試の達人 2019 Year Book」（2018）
・Chei CL, Iso H, Yamagishi K, Inoue M, Tsugane S. Body mass index and weight change since 20
　years
・DAWBER TR, KANNEL WB, REVOTSKIE N, STOKES J 3rd, KAGAN A, et al. Some factors
　associated with the development of coronary heart disease: six years' follow-up experience in the
　Framingham study. American Journal of Public Health and the Nation's Health. 1959;49:1349-1356.
・DAWBER TR, MOORE FE, MANN GV. Coronary heart diseaes in the Framingham study.
　American Journal of Public Health and the Nation's Health. 1957;47:4-24.
・Fukuchi Y, Nishimura M, Ichinose M, Adachi M, Nagai A, et al. COPD in Japan: the Nippon COPD
　Epidemiology study. Respirology. 2004;9（4）:458-465.
・Holtermann A, et al., The physical activity paradox: six reasons why occupational physical activity
　（OPA）does not confer the cardiovascular health benefits that leisure time physical activity does.
　Br J Sports Med. 2018, 52（3）:149-150
・Inoue M, Sobue T, Tsugane S; JPHC Study Group. Impact of body mass index on the risk of total
　cancer incidence and mortality among middle-aged Japanese: data from a large-scale population-
　based cohort study--the JPHC study. Cancer Causes & Control: CCC. 2004;15（7）:671-680.
・Nanri A, Mizoue T, Takahashi Y, Matsushita Y, Noda M, et al. Association of weight change in
　different periods of adulthood with risk of type 2 doabetes in Japanese men and women: the Japan
　Public Health Center-Based Prospective Study. Journal of epidemiology and community health.
　2011;65（12）:1104-1110.
・Palacpac NM, Ntege E, Yeka A, Balikagala B, Suzuki N, et al. Phase 1b randomized trial and follow-
　up study in Uganda of the blood-stage malaria vaccine candidate BK-SE36. PLoS One. 2013;
　8（5）:e64073.
・Torquati L et al., Shift work and the risk of cardiovascular disease. A systematic review and meta-
　analysis including dose-response relationship. Scand J Work Environ Health. 2018, 44（3）:229-238.
　doi: 10.5271/sjweh.3700
・World Cancer Research Fund. Alchokic drinks and the risk of cancer 2018
　（https://www.wcrf.org/sites/default/files/Alcoholic-Drinks.pdf）
・World Cancer Research Fund. The cancer process 2018
　（https://www.wcrf.org/sites/default/files/The-cancer-process.pdf）

巻末資料

【巻末資料1　地球環境保全の主な取り組み】

国際	オゾン層保護のための ウィーン条約	オゾン層の変化が引き起こす人の健康および環境の保護を目的とした，研究・観測・法律に関する協力を進めるための枠組みを構築. オゾン層破壊の可能性がある物質を指定し，これらの製造・消費・貿易を規制することを目的としたモントリオール議定書が1987年に採択された.
	気候変動枠組条約	地球規模での温暖化対策として大気中の温室効果ガス濃度を安定化，削減することを目標にした枠組みを構築. 削減目標を明確にした「京都議定書」は1997年に合意された.
	生物多様性条約	① 生物多様性の保全，② 生物資源の持続可能な利用，③ 遺伝資源の利用から生じる利益の公正かつ衡平な配分，を目的とした枠組みを構築.
	環境マネジメントに関する 国際規格	国際標準化機構（International Orgenization for Standardization）が主体となり企業の自主的な環境への取り組みを実施する国際規格の構築を規定. ISO 14001 など.
	持続可能な開発目標 （SDGs）	人間，地球および繁栄のための行動計画目標で2015年の国連サミットで採択. ＊7章参照
	国連持続可能な開発会議 （リオ＋20）	持続可能な開発推進ならびにグリーン経済推進を目指す制度的枠組みの構築を宣言.
	ブルーカーボンへの 取組み	国連環境計画（UNEP）の報告書において，海洋生態系の藻場，浅場などの海洋生態系に隔離・貯留（取り込まれた）炭素を「ブルーカーボン」と定義づけ，吸収源対策の新しい選択肢として提示された. わが国では2017年から「ブルーカーボン研究会」設立され，，ブルーカーボンの有用性を検討，研究している. 陸域生物により吸収される炭素は「グリーンカーボン」と対語である.
日本	環境基本法	環境保全を目指した枠組みを示す基本的な法律. 環境への負荷を抑え，現在および将来の国民健康と人類福祉に貢献することを目的としている.
	環境基本計画	環境基本法第15条に基づいた，環境保全に関する総合的かつ長期的な施策を定めた政府全体の計画のこと.
	循環型社会形成推進基本法	循環社会構築のため，法対象廃棄物類のうち有用なものを循環資源と定義し，それらの処理における優先順位を法定化，主体責務の明確化および国の計画策定と施策の明示を行う法律.
	オゾン層保護法 フロン排出抑制法	ウィーン条約を始めとするオゾン層保護の義務を履行するためオゾン層破壊物質の生産および消費の削減と規制をするための法律（オゾン層保護法）およびフロン類使用の合理化と管理の適正化をするための法律（フロン排出抑制法）.
	地球温暖化対策推進法	気候変動枠組条約の締結に伴い，国，地方公共体，事業者および国民の各々の責務を明確にし，地球温暖化対策に関する取り組み定めた法律.
	率先実行計画	環境基本計画に基づいた国の事業者・消費者としての環境保全を目指す率先した行動計画のこと.
	省エネルギー法	国内外のエネルギー（燃料，熱，電気）をめぐる経済的・社会的環境に応じたエネルギー資源の有効利用と確保を目指し，工場等の設置者，輸送事業者・荷主に対して省エネ取り組みの判断基準を示し，それを推進するために必要な措置を講じる法律. 正式名：エネルギーの使用の合理化等に関する法律.

日本	グリーン購入法	循環型社会形成推進基本法が規定する取り組みの一つとした持続的発展が可能な社会構築の推進を目指した法律．正式名：国等による環境物品等の調達の推進等に関する法律．
	生物多様性国家戦略	生物多様性基本法に基づき国が策定した重点的に取り組む施策が示されている．生物多様性国家戦略 2012-2020 が平成 24 年に策定されている．
	都市緑地法	都市における緑地保全と緑化推進による良好な都市環境の形成，健康で文化的な都市生活確保に寄与することを目的とした法律．緑の基本計画が第 4 条に定められている．

【巻末資料 2　土壌汚染に係る環境基準】

物 質 名	基 準 値	物 質 名	基 準 値
カドミウム	検査試料 1 L につき 0.003 mg 以下であり，かつ，農用地においては，米 1 kg につき 0.4 mg 以下であること．	1,2- ジクロロエチレン	検査試料 1 L につき 0.04 mg 以下であること．
鉛	検査試料 1 L につき 0.01 mg 以下であること．	1,1,1- トリクロロエタン	検査試料 1 L につき 1 mg 以下であること．
六価クロム	検査試料 1 L につき 0.05 mg 以下であること．	1,1,2- トリクロロエタン	検査試料 1 L につき 0.006 mg 以下であること．
ヒ　素	検査試料 1 L につき 0.01 mg 以下であり，かつ，農用地（田に限る）においては，土壌 1 kg につき 15 mg 未満であること．	トリクロロエチレン	検査試料 1 L につき 0.01 mg 以下であること．
総水銀	検査試料 1 L につき 0.0005 mg 以下であること．	テトラクロロエチレン	検査試料 1 L につき 0.01 mg 以下であること．
アルキル水銀	検査試料中に検出されないこと．	1,3- ジクロロプロペン	検査試料 1 L につき 0.002 mg 以下であること．
銅	農用地（田に限る）において，検査試料（土壌 1 kg）につき 125 mg 未満であること．	チラウム	検査試料 1 L につき 0.006 mg 以下であること．
全シアン	検査試料中に検出されないこと．	シマジン	検査試料 1 L につき 0.003 mg 以下であること．
有機リン	検査試料中に検出されないこと．	チオベンカルブ	検査試料 1 L につき 0.02 mg 以下であること．
PCB	検査試料中に検出されないこと．	ベンゼン	検査試料 1 L につき 0.01 mg 以下であること．
ジクロロメタン	検査試料 1 L につき 0.02 mg 以下であること．	セレン	検査試料 1 L につき 0.01 mg 以下であること．
四塩化炭素	検査試料 1 L につき 0.002 mg 以下であること．	フッ素	検査試料 1 L につき 0.8 mg 以下であること．
クロロエチレン	検査試料 1 L につき 0.002 mg 以下であること．	ホウ素	検査試料 1 L につき 1 mg 以下であること．
1,2- ジクロロエタン	検査試料 1 L につき 0.004 mg 以下であること．	1,4- ジオキサン	検査試料 1 L につき 0.05 mg 以下であること．
1,1- ジクロロエチレン	検査試料 1 L につき 0.1 mg 以下であること．		

【巻末資料 3　水質基準項目と基準値（51 項目）】

水道水は，水道法第 4 条の規定に基づき，「水質基準に関する省令」で規定する水質基準に適合することが必要です（令和 2 年 4 月 1 日施行）．

項　目	基　準	項　目	基　準
一般細菌	1 mL の検水で形成される集落数が 100 以下	総トリハロメタン	0.1 mg/L 以下
大腸菌	検出されないこと	トリクロロ酢酸	0.03 mg/L 以下
カドミウム及びその化合物	カドミウムの量に関して，0.003 mg/L 以下	ブロモジクロロメタン	0.03 mg/L 以下
水銀及びその化合物	水銀の量に関して，0.0005 mg/L 以下	ブロモホルム	0.09 mg/L 以下
セレン及びその化合物	セレンの量に関して，0.01 mg/L 以下	ホルムアルデヒド	0.08 mg/L 以下
鉛及びその化合物	鉛の量に関して，0.01 mg/L 以下	亜鉛及びその化合物	亜鉛の量に関して，1.0 mg/L 以下
ヒ素及びその化合物	ヒ素の量に関して，0.01 mg/L 以下	アルミニウム及びその化合物	アルミニウムの量に関して，0.2 mg/L 以下
六価クロム化合物	六価クロムの量に関して，0.02 mg/L 以下	鉄及びその化合物	鉄の量に関して，0.3 mg/L 以下
亜硝酸態窒素	0.04 mg/L 以下	銅及びその化合物	銅の量に関して，1.0 mg/L 以下
シアン化物イオン及び塩化シアン	シアンの量に関して，0.01 mg/L 以下	ナトリウム及びその化合物	ナトリウムの量に関して，200 mg/L 以下
硝酸態窒素及び亜硝酸態窒素	10 mg/L 以下	マンガン及びその化合物	マンガンの量に関して，0.05 mg/L 以下
フッ素及びその化合物	フッ素の量に関して，0.8 mg/L 以下	塩化物イオン	200 mg/L 以下
ホウ素及びその化合物	ホウ素の量に関して，1.0 mg/L 以下	カルシウム，マグネシウム等（硬度）	300 mg/L 以下
四塩化炭素	0.002 mg/L 以下	蒸発残留物	500 mg/L 以下
1,4- ジオキサン	0.05 mg/L 以下	陰イオン界面活性剤	0.2 mg/L 以下
シス -1,2- ジクロロエチレン及びトランス -1,2- ジクロロエチレン	0.04 mg/L 以下	ジェオスミン	0.00001 mg/L 以下
ジクロロメタン	0.02 mg/L 以下	2- メチルイソボルネオール	0.00001 mg/L 以下
テトラクロロエチレン	0.01 mg/L 以下	非イオン界面活性剤	0.02 mg/L 以下
トリクロロエチレン	0.01 mg/L 以下	フェノール類	フェノールの量に換算して，0.005 mg/L 以下
ベンゼン	0.01 mg/L 以下	有機物（全有機炭素（TOC）の量）	3 mg/L 以下
塩素酸	0.6 mg/L 以下	pH 値	5.8 以上 8.6 以下
クロロ酢酸	0.02 mg/L 以下	味	異常でないこと
クロロホルム	0.06 mg/L 以下	臭　気	異常でないこと
ジクロロ酢酸	0.03 mg/L 以下	色　度	5 度以下
ジブロモクロロメタン	0.1 mg/L 以下	濁　度	2 度以下
臭素酸	0.01 mg/L 以下		

（資料：厚生労働省 HP「水道水質基準について」より）

【巻末資料 4　死因順位の年次推移】

	第1位	第2位	第3位	第4位	第5位
1930（昭 5）年	胃腸炎	肺炎 及び気管支炎	全結核	脳血管疾患	老　衰
40（昭15）年	全結核	肺炎 及び気管支炎	脳血管疾患	胃腸炎	老　衰
50（昭25）年	全結核	脳血管疾患	肺炎 及び気管支炎	胃腸炎	がん （悪性新生物）
60（昭35）年	脳血管疾患	がん （悪性新生物）	心疾患	老　衰	肺炎 及び気管支炎
70（昭45）年	脳血管疾患	がん （悪性新生物）	心疾患	不慮の事故	老　衰
80（昭55）年	脳血管疾患	がん （悪性新生物）	心疾患	肺炎 及び気管支炎	老　衰
85（昭60）年	がん （悪性新生物）	心疾患	脳血管疾患	肺炎 及び気管支炎	不慮の事故
90（平 2）年	がん （悪性新生物）	心疾患	脳血管疾患	肺炎 及び気管支炎	不慮の事故
95（平 7）年	がん （悪性新生物）	脳血管疾患	心疾患	肺　炎	不慮の事故
2000（平12）年	がん （悪性新生物）	心疾患	脳血管疾患	肺　炎	不慮の事故
05（平17）年	がん （悪性新生物）	心疾患	脳血管疾患	肺　炎	不慮の事故
10（平22）年	がん （悪性新生物）	心疾患	脳血管疾患	肺　炎	老　衰
15（平27）年	がん （悪性新生物）	心疾患	肺　炎	脳血管疾患	老　衰
20（令 2）年	がん （悪性新生物）	心疾患	老　衰	脳血管疾患	肺　炎
21（令 3）年	がん （悪性新生物）	心疾患	老　衰	脳血管疾患	肺　炎
死亡数	381,497 人	214,623 人	152,024 人	104,588 人	73,190 人
（死亡率）※	（310.7）	（174.8）	（123.8）	（85.2）	（59.6）

※死亡率：人口10万人対　　　　　　　　　　　　　　　　　（資料：厚生労働省「人口動態統計」より）

【巻末資料5　健康日本21（第三次）】

1. 健康寿命の延伸と健康格差の縮小の実現に関する目標

項　目	現　状	目　標
① 健康寿命の延伸（日常生活に制限のない期間の平均の延伸）	男性 72.68 年 女性 75.38 年 （令和元年度）	平均寿命の増加分を上回る健康寿命の増加（令和 14 年度）
② 健康格差の縮小（日常生活に制限のない期間の平均の都道府県格差の縮小）	男性 1.56 年 女性 1.87 年 （令和元年度）	都道府県格差の縮小 （令和 14 年度）

2. 個人の行動と健康状態の改善に関する目標

1）生活習慣の改善

(1) 栄養・食生活

項　目	現　状	目　標
① 適正体重を維持している者の増加（肥満、若年女性のやせ、低栄養傾向の高齢者の減少）[※1]	60.3 % （令和元年度）	66 % （令和 14 年度）
② 児童・生徒における肥満傾向児の減少	10 歳（小学 5 年生）10.96 % （令和 3 年度） ※ 男子 12.58 % 　 女子 9.26 %	第 2 次成育医療等基本方針に合わせて設定
③ バランスの良い食事を摂っている者の増加[※2]	— 令和 3 年度食育に関する意識調査：37.7 %	50 % （令和 14 年度）
④ 野菜摂取量の増加	281 g（令和元年度）	350 g（令和 14 年度）
⑤ 果物摂取量の改善	99 g（令和元年度）	200 g（令和 14 年度）
⑥ 食塩摂取量の減少	10.1 g（令和元年度）	7 g（令和 14 年度）

※1　BMI 18.5 以上 25 未満（65 歳以上は BMI 20 を超え 25 未満）の者の割合（20 歳以上）
※2　主食・主菜・副菜を組み合わせた食事が 1 日 2 回以上の日がほぼ毎日の者の割合

(2) 身体活動・運動目標

項　目	現　状	目　標
① 日常生活における歩数（1 日の歩数の平均値）の増加	6,278 歩（令和元年度） ※ 20〜64 歳：男性 7,864 歩 　　　　　　女性 6,685 歩 65 歳以上：男性 5,396 歩 　　　　　女性 4,656 歩	7,100 歩（令和 14 年度） ※ 20〜64 歳：男性 8,000 歩 　　　　　　女性 8,000 歩 65 歳以上：男性 6,000 歩 　　　　　女性 6,000 歩
② 運動習慣者の増加	28.7 %（令和元年度） ※ 20〜64 歳：男性 23.5 % 　　　　　　女性 16.9 % 65 歳以上：男性 41.9 % 　　　　　女性 33.9 %	40 %（令和 14 年度） ※ 20〜64 歳：男性 30 % 　　　　　　女性 30 % 65 歳以上：男性 50 % 　　　　　女性 50 %
③ 運動やスポーツを習慣的に行っていないこどもの減少[※]	小学校 5 年生　男子　8.8 % 　　　　　　　　女子　14.4 %	第 2 次成育医療等基本方針に合わせて設定

※　1 週間の総運動時間（体育授業を除く）が 60 分未満の児童の割合

(3) 休養・睡眠

項　目	現　状	目　標
① 睡眠で休養がとれている者の増加	78.3 %（平成 30 年度） ※ 20 歳～59 歳：70.4 % 60 歳以上：86.8 %	80 %（令和 14 年度） ※ 20 歳～59 歳：75 % 60 歳以上：90 %
② 睡眠時間が十分に確保（6～9 時間）できている者の増加（60 歳以上は 6～8 時間）	54.5 %（令和元年度） ※ 20 歳～59 歳：53.2 % 60 歳以上：55.8 %	60 %（令和 14 年度） ※ 20 歳～59 歳：60 % 60 歳以上：60 %
③ 週労働時間 60 時間以上の雇用者の減少）	8.8 % （令和 3 年）	5 % （令和 7 年）

(4) 飲酒

項　目	現　状	目　標
① 生活習慣病（NCDs）のリスクを高める量を飲酒している者の減少（1 日当たりの純アルコール摂取量が男性 40g 以上、女性 20g 以上の者の割合）	11.8 %（令和元年度） ※ 男性 14.9 % 女性　9.1 %	10 %（令和 14 年度） ※ 男性 13.0 % 女性　6.4 %
② 20 歳未満の者の飲酒をなくす	2.2 %（令和 3 年度）	0 %（令和 14 年度）

(5) 喫煙

項　目	現　状	目　標
① 喫煙率の減少（20 歳以上，喫煙をやめたい者がやめる）	16.7 % （令和元年度）	12 % （令和 14 年度）
② 20 歳未満の者の喫煙をなくす	0.6 %（令和 3 年度）	0 %（令和 14 年度）
③ 妊娠中の喫煙をなくす （妊婦の喫煙率）	1.9 % （令和 3 年度）	第 2 次成育医療等基本方針 に合わせて設定

(6) 歯・口腔の健康

項　目	現　状	目　標
① 歯周病を有する者の減少 （40 歳以上）	57.2 %（平成 28 年度）	40 %（令和 14 年度）
② よく噛んで食べることができる者の増加（50 歳以上）	71.0 % （令和元年度）	80 % （令和 14 年度）
③ 歯科検診の受診者の増加	52.9 %（平成 28 年度）	95 %（令和 14 年度）

2）生活習慣病（NCDs）の発症予防・重症化予防

(1) がん

項　目	現　状	目　標
① がんの年齢調整罹患率の減少 （10 万人あたり）	387.4（令和元年） 胃がん　　男性 63.4，女性 23. 1 肺がん　　男性 61.9，女性 26.1 大腸がん 男性 73.2，女性 44.9 子宮頸がん　　　　女性 13.9 乳がん　　　　　　女性 100.5	減少 （令和 10 年度）
② がんの年齢調整死亡率の減少 （10 万人あたり）	110.1（令和 3 年） ※男性 146.1，女性 82.2	
③ がん検診の受診率の向上	胃がん　　男性 48.0 %，女性 37.1 % 肺がん　　男性 53.4 %，女性 45.6 % 大腸がん 男性 47.8 %，女性 40.9 % 子宮頸がん　　　　女性 43.7 % 乳がん　　　　　　女性 47.4 % （令和元年度）	60 % （令和 10 年度）

(2) 循環器病

項　目	現　状	目　標
① 脳血管疾患・心疾患の年齢調整死亡率の減少（10万人あたり）	脳血管疾患　男性 93.7 　　　　　　女性 55.1 心疾患　　　男性 193.8 　　　　　　女性 110.2 （令和 3 年）	減少 （令和 10 年度）
② 高血圧の改善，収縮期血圧の平均値の低下（40 歳以上）	男性　133.9 mmHg 女性　129.0 mmHg （令和元年度）	ベースライン値から 5 mmHg の低下 （令和 14 年度）
③ 脂質（LDL- コレステロール）高値の者の減少（LDL- コレステロール 160mg/dl 以上，40 歳以上）	11.0 %（令和元年度） ※ 男性　9.1 % 　 女性　12.3 %	ベースライン値から 25%の減少 （令和 14 年度）
④ メタボリックシンドロームの該当者および予備群の減少	約 1,619 万人 （令和 3 年度）	10 歳（小学 5 年生）の肥満傾向児の割合 7.0 % （令和 6 年度）
⑤ 特定健康診査の実施率の向上	56.5 %（令和 3 年度）	第 4 期医療費適正化計画 に合わせて設定
⑥ 特定保健指導の実施率の向上	24.6 %（令和 3 年度）	

(3) 糖尿病

項　目	現　状	目　標
① 糖尿病の合併症（糖尿病腎症）の減少	15,271 人 （令和 3 年度）	12,000 人 （令和 14 年度）
② 治療継続者の増加	67.6 %（令和元年度）	75 %（令和 14 年度）
③ 血糖コントロール不良者の減少（HbA1c 8.0 %以上の者の割合）	1.32 % ※ 男性　1.86 % 　 女性　0.71 %	1.0 %（令和 14 年度）
④ 糖尿病有病者の増加の抑制	約 1,000 万人（平成 28 年度）	1,350 万人（令和 14 年度） ※ 20〜79 歳：950 万人
⑤ メタボリックシンドロームの該当者および予備群の減少	約 1,619 万人 （令和 3 年度）	第 4 期医療費適正化計画 に合わせて設定
⑥ 特定健康診査の実施率の向上	56.5 %（令和 3 年度）	
⑦ 特定保健指導の実施率の向上	24.6 %（令和 3 年度）	

(4) COPD

項　目	現　状	目　標
① COPD の死亡率の減少 （10 万人あたり）	13.3 （令和 3 年）	10.0 （令和 14 年度）

3）生活機能の維持・向上

項　目	現　状	目　標
① ロコモティブシンドロームの減少（65 歳以上，人口千人あたり）	232 人 （令和元年度）	210 人 （令和 14 年度）
② 骨粗鬆症検診受診率の向上	5.3 %（令和 3 年度）	15 % （令和 14 年度）
③ 心理的苦痛を感じている者の減少※	10.3 % （令和元年度）	9.40 % （令和 14 年度）

※　K6（こころの状態を評価する指標）の合計得点が 10 点以上の者の割合

1) 社会とのつながり・こころの健康の維持および向上

項　目	現　状	目　標
① 地域の人々とのつながりが強いと思う者の増加	40.2 %（令和元年度）	45 %（令和 14 年度）
② 社会活動を行っている者の増加	—※1	ベースライン値から 5 %の増加（令和 14 年度）
③ 地域等で共食している者の増加	—※2	30 %（令和 14 年度）
④ メンタルヘルス対策に取り組む事業場の増加	59.2 %（令和 3 年度）	80 %（令和 9 年度）
⑤ 心のサポーター数の増加	—	100 万人（令和 15 年度）

※1 （参考）令和元年国民健康・栄養調査の結果より算出（60 歳以上）
　　【社会参加】町内会や地域行事などの活動：43.1 %，ボランティア活動：15.6 %，スポーツ関係のグループ活動：
　　　19.6 %，趣味関係のグループ活動：23.0 %，その他のグループ活動：16.6 %
　　【就　　労】仕事に就いている：総数 60.9 %　　【就　　学】就学している：データなし
※2 （参考）令和 3 年度食育に関する意識調査：15.7 %

2) 自然に健康になれる環境づくり

項　目	現　状	目　標
① 「健康的で持続可能な食環境づくりのための戦略的イニシアチブ」の推進	0 都道府県（令和 4 年度）	47 都道府県（令和 14 年度）
② 「居心地が良く歩きたくなる」まちなかづくりに取り組む市町村数の増加	73 市町村（令和 4 年 12 月時点）	100 市町村（令和 7 年度）
③ 望まない受動喫煙の機会を有する者の減少	—※	望まない受動喫煙のない社会の実現（令和 14 年度）

※ （参考 1）健康日本 21（第二次）最終評価で用いた値
　　　　　　家庭：6.9 %　飲食店：29.6 %　（令和元年国民健康・栄養調査の結果より算出）
　　（参考 2）職場：26.1 %　（令和元年国民健康・栄養調査の結果より算出）

3) 誰もがアクセスできる健康増進のための基盤の整備

項　目	現　状	目　標
① スマート・ライフ・プロジェクト活動企業・団体の増加	—（新規項目）	1,500 団体（令和 14 年度）
② 健康経営の推進（保険者とともに健康経営に取り組む企業数）	12 万 9,040 社（令和 4 年度）	10 万社（令和 7 年度）
③ 利用者に応じた食事提供をしている特定給食施設の増加※	70.8 %（令和 3 年度）	75 %（令和 14 年度）
④ 必要な産業保健サービスを提供している事業場の増加	—（新規項目）	80 %（令和 9 年度）

※ 管理栄養士・栄養士を配置している施設（病院，介護老人保健施設，介護医療院を除く）の割合

4. ライフコースアプローチを踏まえた健康づくりに関する目標

(1) 子ども

項　目	現　状	目　標
① 運動やスポーツを習慣的に行っていない子どもの減少※	小学校5年生　男子　8.8％ 女子　14.4％	第2次成育医療等基本方針に合わせて設定
② 児童・生徒における肥満傾向児の減少	10歳（小学5年生）10.96％ （令和3年度） ※ 男子　12.58％ 女子　9.26％	
③ 20歳未満の者の飲酒をなくす（中学生・高校生の飲酒者の割合）	2.2％（令和3年度）	0％（令和14年度）
④ 20歳未満の者の喫煙をなくす（中学生・高校生の喫煙者の割合）	0.6％（令和3年度）	0％（令和14年度）

※　1週間の総運動時間（体育授業を除く）が60分未満の児童の割合

(2) 高齢者

項　目	現　状	目　標
① 低栄養傾向の高齢者の減少（BMI 20以下の高齢者（65歳以上）の割合）	16.8％（令和元年度）	13％（令和14年度）
② ロコモティブシンドロームの減少（65歳以上，人口千人あたり）	232人 （令和元年度）	210人 （令和14年度）
③ 社会活動を行っている高齢者の増加	—※	ベースライン値から10%の増加 （令和14年度）

※　p.267　1) 社会とのつながり・こころの健康の維持および向上　参照

(3) 女性

項　目	現　状	目　標
① 若年女性のやせの減少（BMI 18.5未満の20歳～30歳代女性の割合）	18.1％（令和元年度）	15％（令和14年度）
② 骨粗鬆症検診受診率の向上	5.3％（令和3年度）	15％（令和14年度）
③ 生活習慣病（NCDs）のリスクを高める量を飲酒している女性（1日当たりの純アルコール摂取量が20g以上の女性の割合）の減少	9.1％ （令和元年度）	6.4％ （令和14年度）
④ 妊娠中の喫煙をなくす（妊婦の喫煙率）	1.9％ （令和3年度）	第2次成育医療等基本方針に合わせて設定

（資料：厚生労働省「健康日本21（第三次）の概要」より）

【巻末資料6 日本の少子化対策】

1994 年 （平成6）	エンゼルプラン	子どもを産み育てやすい環境づくりのための施策の基本的な方向性が定められた.
1999 年 （平成11）	新エンゼルプラン	エンゼルプランを発展させたもので，保育，保健医療の体制や環境，雇用等に関する目標が設定された.
2003 年 （平成15）	次世代育成支援対策推進	次世代を担う子どもを育てる家庭を社会全体で支援する.
	少子化社会対策基本法	少子化に歯止めをかけるために，雇用環境の整備，保育サービスの充実，ゆとりある教育の推進等の施策が掲げられた.
2004 年 （平成16）	子ども・子育て応援プラン	「子どもが健康に育つ社会」「子どもを産み，育てることに喜びを感じることのできる社会」の構築.
2006 年 （平成18）	「新しい少子化対策について」	家族，地域の絆の再生，子どもの成長に応じた（妊娠・出産から大学生に至るまで）子育て支援策を示した.
2007 年 （平成19）	「子どもと家族を応援する日本」重点戦略	「親の就労」と「出産・子育て」の両立の実現を目指す.
2010 年 （平成22）	少子化社会対策大綱（子ども・子育てビジョン）の策定	「少子化対策」から「子ども，子育て支援」へ．社会全体で子育てを支える社会の構築.
2013 年 （平成25）	待機児童の解消に向けた取り組み	都市部を中心に問題となっている待機児童の解消に関する取り組み.
	少子化危機突破のための緊急対策	「子育て支援」「働き方改革」「結婚・妊娠・出産支援」を対策の柱とした.
2014 年 （平成26）	放課後子ども総合プランの策定	共働き家庭の児童を中心に全ての児童が放課後を安心して過ごせるような居場所（放課後児童クラブ等）の整備.
2015 年 （平成27）	新たな少子化社会対策 大綱の策定と推進	結婚の支援，子育て支援の一層の充実，若い年齢での結婚.出産の希望の実現等の重点課題が設けられた.
	子ども・子育て支援新制度の施行	幼児期の学校教育や保育，地域の子育て支援の充実推し進める.
	子ども・子育て本部の設置	内閣府に内閣府特命担当大臣（少子化対策）を品部長とした組織.
2016 年 （平成28）	子ども・子育て支援法の改正	事業所内保育業務を目的とする施設等の設置者に対する助成および援助を行う事業の実施.
	ニッポン一億総活躍プランの策定	「希望出生率1.8 ％」の実現に向け，若者の雇用の安定・待遇改善，多様な保育サービスの充実等の対策が示された.
2017 年 （平成29）	「子育て安心プラン」の公表	女性の就業率80 ％に対応できる約32 万人分の保育の受け皿を2022 年度末まで整備.
	「新しい経済政策パッケージ」の策定	「人づくり革命」と「生産性革命」からなる．幼児教育の無償化，待機児童の解消，高等教育の無償化等の施策が盛り込まれた.
2018 年 （平成30 年）	人づくり革命　基本構想	「人づくり革命」基本構想がまとめられ，3～5 歳の幼稚園,保育所，認定こども園の費用の無償化，0～2 歳児の住民税非課税世帯の無償化が示された.
2020 年 （令和2 年）	新子育て安心プラン	保育の受け皿整備，幼稚園やベビーシッターを含めた地域の子育て資源の活用，保育士の確保などを進め待機児童の解消を目指す.

【巻末資料7　児童・生徒の疾病・異常被患率等（性，年齢別）】

		裸眼視力				眼の疾病・異常	難聴	耳鼻咽頭			歯・口腔 むし歯（う歯）		
		計	1.0未満0.7以上	0.7未満0.3以上	0.3未満			耳疾患	鼻・副鼻腔疾患	口腔咽喉頭疾患・異常	計	処置完了者	未処置歯のあるもの
総　数													
幼稚園	5歳	27.90	21.12	6.10	0.68	1.36	…	1.97	2.38	1.04	30.34	12.69	17.66
小学校	計	37.52	12.71	13.89	10.92	4.78	0.65	6.14	11.02	0.96	40.21	20.58	19.62
	6歳	24.22	15.10	7.52	1.60	4.65	0.78	9.49	11.44	1.50	36.46	15.36	21.10
	7	28.43	13.93	10.43	4.06	4.40	0.70	6.77	11.02	1.22	44.21	21.48	22.73
	8	33.89	12.75	13.52	7.62	4.83	0.67	6.04	10.84	0.91	47.51	24.60	22.91
	9	41.46	12.28	16.60	12.58	5.00	…	5.36	11.73	0.86	45.38	24.49	20.89
	10	46.51	11.87	17.40	17.25	4.85	0.46	5.34	11.12	0.71	37.05	20.23	16.82
	11	49.47	10.51	17.42	21.54	4.93		4.05	10.00	0.62	30.88	17.28	13.60
中学校	計	58.29	13.52	19.42	25.34	4.66	0.41	5.01	10.21	0.45	32.16	18.75	13.4
	12歳	55.19	13.81	18.95	22.43	5.08	0.44	6.38	11.7	0.63	29.44	16.93	12.51
	13	59.3	13.60	19.51	26.19	4.53	…	4.66	9.49	0.40	32.04	18.87	13.17
	14	60.61	13.13	19.84	27.64	4.36	0.38	3.96	9.42	0.31	35.07	20.51	14.56
高等学校	計	63.17	13.52	18.12	31.52	3.56	0.32	2.47	6.88	0.25	41.66	25.04	16.62
	15歳	63.29	13.63	20.67	29.00	3.46	0.33	3.27	7.76	0.26	37.29	22.27	15.02
	16	61.77	13.03	17.77	30.98	3.78		1.95	6.10	0.21	42.26	25.36	16.91
	17	64.43	13.91	15.94	34.58	3.44	0.30	2.18	6.77	0.30	45.46	27.50	17.96
男													
幼稚園	5歳	27.24	20.75	5.73	0.76	1.32	…	2.18	2.91	1.04	30.92	12.77	18.15
小学校	計	34.61	12.04	12.84	9.73	5.07	0.58	6.13	13.28	1.14	41.54	21.19	20.35
	6歳	23.32	14.53	7.22	1.57	4.95	0.75	9.38	13.81	1.68	37.35	15.83	21.52
	7	26.96	13.41	9.70	3.86	4.70	0.60	6.77	13.7	1.59	45.45	21.94	23.51
	8	31.2	11.23	12.66	7.30	5.02	0.61	5.90	13.29	1.00	48.9	25.17	23.73
	9	38.03	11.31	15.04	11.68	5.20	…	5.27	14.21	0.98	47.37	25.54	21.83
	10	41.72	11.51	15.56	14.64	5.28	0.39	5.39	13.16	0.81	38.86	21.11	17.75
	11	45.43	10.43	16.43	18.57	5.22		4.27	11.57	0.86	31.55	17.46	14.09
中学校	計	54.33	13.15	18.61	22.57	5.08	0.38	5.96	11.51	0.50	30.81	17.46	13.35
	12歳	51.17	13.78	18.1	19.29	5.43	0.40	7.35	13.68	0.65	28.50	16.00	12.50
	13	55.72	12.94	18.63	24.15	4.91	…	5.57	10.51	0.49	30.53	17.48	13.05
	14	56.33	12.68	19.13	24.52	4.90	0.35	4.94	10.3	0.34	33.48	18.95	14.52
高等学校	計	59.88	14.08	17.86	27.94	3.68	0.31	2.86	7.34	0.25	39.82	22.91	16.91
	15歳	58.99	13.92	19.89	25.19	3.62	0.32	3.95	8.38	0.26	35.32	20.32	15.00
	16	59.58	14.60	17.60	27.37	3.72		2.28	6.43	0.21	40.30	23.10	17.21
	17	61.07	13.73	16.11	31.23	3.69	0.31	2.33	7.20	0.28	43.86	25.31	18.55
女													
幼稚園	5歳	28.59	21.50	6.49	0.60	1.41	…	1.76	1.83	1.04	29.75	12.60	17.14
小学校	計	40.56	13.41	14.99	12.16	4.49	0.72	6.15	8.65	0.77	38.81	19.95	18.86
	6歳	25.17	15.69	7.84	1.64	4.34	0.82	9.61	8.96	1.32	35.53	14.87	20.66
	7	29.96	14.48	11.21	4.27	4.08	0.81	6.76	8.21	0.83	42.91	21.00	21.91
	8	36.70	14.33	14.41	7.96	4.63	0.72	6.18	8.27	0.82	46.07	24.01	22.06
	9	45.06	13.29	18.25	13.52	4.80	…	5.46	9.11	0.73	43.30	23.39	19.91
	10	51.54	12.25	19.32	19.97	4.41	0.55	5.28	8.98	0.61	35.16	19.31	15.85
	11	53.69	10.60	18.45	24.65	4.64		3.81	8.37	0.36	30.19	17.09	13.10
中学校	計	62.43	13.92	20.27	28.24	4.22	0.44	4.01	8.85	0.39	33.57	20.11	13.46
	12歳	59.41	13.85	19.83	25.72	4.71	0.48	5.37	9.62	0.60	30.43	17.91	12.52
	13	63.04	14.29	20.44	28.31	4.14	…	3.71	8.42	0.31	33.61	20.32	13.30
	14	65.09	13.61	20.58	30.90	3.80	0.41	2.93	8.49	0.27	36.75	22.14	14.60
高等学校	計	66.49	12.96	18.38	35.15	3.44	0.32	2.07	6.41	0.26	43.55	27.22	16.33
	15歳	67.64	13.33	21.46	32.85	3.30	0.35	2.57	7.14	0.25	39.30	24.26	15.04
	16	63.99	11.43	17.93	34.63	3.84		1.61	5.75	0.20	44.27	27.67	16.60
	17	67.84	14.10	15.76	37.97	3.18	0.30	2.02	6.32	0.33	47.10	29.74	17.36

（資料：文部科学省「令和2年度学校保健統計調査」より）

		歯・口腔					永久歯1人当たり平均むし歯（う歯）					栄養状態	せき柱・胸郭・四肢の状態
		歯列・咬合	顎関節	歯垢の状態	歯肉の状態	その他の疾病・異常	計(本)	喪失歯数(本)	むし歯（う歯）				
									計(本)	処置歯数(本)	未処置歯数(本)		
総　数													
幼稚園	5 歳	4.22	0.10	1.11	0.32	1.99	…	…	…	…	…	0.30	0.35
小学校	計	4.88	0.10	3.45	2.17	6.39	…	…	…	…	…	2.03	0.94
	6 歳	3.61	0.05	1.82	1.04	5.74	…	…	…	…	…	0.94	0.63
	7	4.92	0.08	3.02	1.58	4.93	…	…	…	…	…	1.45	0.78
	8	5.36	0.08	3.56	2.15	5.57	…	…	…	…	…	2.05	0.84
	9	5.04	0.10	4.00	2.41	7.39	…	…	…	…	…	2.51	0.90
	10	5.16	0.11	4.08	2.74	8.01	…	…	…	…	…	2.57	1.13
	11	5.17	0.17	4.09	3.03	6.63	…	…	…	…	…	2.55	1.32
中学校	計	5.18	0.36	4.64	3.91	3.49	0.68	0.01	0.67	0.42	0.25	1.12	1.65
	12 歳	5.31	0.29	4.55	3.70	4.82	0.68	0.01	0.67	0.42	0.25	1.18	1.58
	13	5.15	0.34	4.59	3.82	3.22	…	…	…	…	…	1.12	1.69
	14	5.08	0.45	4.76	4.22	2.39	…	…	…	…	…	1.05	1.69
高等学校	計	4.44	0.49	4.58	4.16	1.12	…	…	…	…	…	0.63	1.19
	15 歳	4.49	0.43	4.52	3.98	1.13	…	…	…	…	…	0.65	1.34
	16	4.45	0.51	4.67	4.15	1.16	…	…	…	…	…	0.61	1.17
	17	4.40	0.52	4.56	4.34	1.06	…	…	…	…	…	0.63	1.05
男													
幼稚園	5 歳	3.76	0.11	1.27	0.35	2.04	…	…	…	…	…	0.30	0.43
小学校	計	4.74	0.10	3.96	2.44	6.40	…	…	…	…	…	2.55	0.92
	6 歳	3.30	0.05	1.80	0.93	5.71	…	…	…	…	…	1.08	0.65
	7	4.70	0.08	3.24	1.66	4.91	…	…	…	…	…	1.74	0.82
	8	5.28	0.07	4.15	2.43	5.37	…	…	…	…	…	2.45	0.83
	9	4.96	0.09	4.67	2.74	6.95	…	…	…	…	…	3.17	0.86
	10	5.02	0.11	4.81	3.15	8.20	…	…	…	…	…	3.42	1.06
	11	5.09	0.18	4.94	3.60	7.15	…	…	…	…	…	3.30	1.29
中学校	計	5.01	0.30	5.76	4.83	3.82	0.63	0.01	0.62	0.38	0.24	1.33	1.46
	12 歳	5.22	0.27	5.66	4.55	5.27	0.63	0.01	0.62	0.38	0.24	1.44	1.45
	13	4.86	0.28	5.75	4.72	3.60	…	…	…	…	…	1.28	1.53
	14	4.94	0.36	5.88	5.24	2.54	…	…	…	…	…	1.25	1.40
高等学校	計	4.42	0.45	5.55	5.05	1.09	…	…	…	…	…	0.72	1.00
	15 歳	4.41	0.38	5.44	4.74	1.13	…	…	…	…	…	0.75	1.16
	16	4.45	0.45	5.66	5.11	1.11	…	…	…	…	…	0.68	0.99
	17	4.40	0.51	5.55	5.30	1.03	…	…	…	…	…	0.72	0.85
女													
幼稚園	5 歳	4.69	0.09	0.95	0.30	1.93	…	…	…	…	…	0.31	0.28
小学校	計	5.04	0.10	2.91	1.90	6.39	…	…	…	…	…	1.48	0.96
	6 歳	3.93	0.05	1.85	1.16	5.78	…	…	…	…	…	0.80	0.61
	7	5.15	0.07	2.80	1.49	4.95	…	…	…	…	…	1.15	0.74
	8	5.44	0.09	2.95	1.86	5.78	…	…	…	…	…	1.64	0.86
	9	5.11	0.10	3.30	2.06	7.85	…	…	…	…	…	1.81	0.94
	10	5.31	0.11	3.31	2.31	7.81	…	…	…	…	…	1.68	1.21
	11	5.25	0.16	3.21	2.45	6.08	…	…	…	…	…	1.77	1.36
中学校	計	5.37	0.41	3.46	2.94	3.14	0.75	0.01	0.73	0.47	0.27	0.90	1.86
	12 歳	5.41	0.31	3.40	2.80	4.34	0.75	0.01	0.73	0.47	0.27	0.91	1.72
	13	5.46	0.40	3.38	2.88	2.82	…	…	…	…	…	0.95	1.86
	14	5.23	0.53	3.59	3.15	2.22	…	…	…	…	…	0.85	2.00
高等学校	計	4.47	0.53	3.59	3.24	1.15	…	…	…	…	…	0.54	1.38
	15 歳	4.56	0.49	3.57	3.20	1.13	…	…	…	…	…	0.56	1.53
	16	4.45	0.56	3.66	3.16	1.21	…	…	…	…	…	0.54	1.35
	17	4.40	0.53	3.54	3.36	1.10	…	…	…	…	…	0.53	1.25

（資料：文部科学省「令和2年度学校保健統計調査」より）

		皮膚疾患		結核の精密検査の対象者	結核	心臓の疾病・異常	心電図異常	蛋白検出の者	尿糖検出の者	その他の疾患・異常			
		アトピー性皮膚炎	その他の皮膚疾患							ぜん息	腎臓疾患	言語障害	その他の疾病・異常
総　数													
幼稚園	5歳	1.90	1.11	…	…	0.37	…	1.00	…	1.64	0.07	0.32	1.77
小学校	計	3.18	0.40	0.17	0.00	0.80	2.52	0.93	0.07	3.31	0.20	0.41	4.44
	6歳	3.16	0.51	0.36	0.00	0.98	2.52	0.49	0.07	3.71	0.15	0.68	4.16
	7	3.30	0.43	0.15	0.00	0.84	…	0.54	0.04	3.45	0.19	0.53	4.42
	8	3.19	0.40	0.14	0.00	0.77	…	0.59	0.06	3.33	0.19	0.45	4.43
	9	3.19	0.35	0.14	0.00	0.79	…	0.82	0.06	3.15	0.20	0.35	4.46
	10	3.18	0.36	0.14	0.00	0.75	…	1.18	0.08	3.20	0.23	0.24	4.59
	11	3.04	0.35	0.13	0.00	0.70	…	1.90	0.11	3.06	0.25	0.21	4.55
中学校	計	2.86	0.24	0.11	0.00	1.00	3.33	3.25	0.19	2.59	0.25	0.09	4.56
	12歳	2.85	0.28	0.15	0.00	1.15	3.33	3.10	0.13	2.67	0.23	0.10	4.45
	13	2.83	0.20	0.09	0.00	0.96	…	3.42	0.18	2.62	0.26	0.09	4.58
	14	2.90	0.22	0.07	-	0.89	…	3.22	0.27	2.49	0.24	0.07	4.65
高等学校	計	2.44	0.18	…	0.03	0.86	3.30	3.19	0.23	1.75	0.21	0.04	4.01
	15歳	2.58	0.19	…	0.03	0.98	3.30	3.81	0.22	1.76	0.20	0.05	4.11
	16	2.40	0.19	…	…	0.84	…	3.10	0.22	1.77	0.21	0.04	3.99
	17	2.33	0.15	…	…	0.76	…	2.66	0.25	1.73	0.20	0.03	3.94
男													
幼稚園	5歳	2.05	1.13	…	…	0.35	…	0.99	…	1.86	0.09	0.48	2.16
小学校	計	3.35	0.41	0.18	0.00	0.82	2.94	0.68	0.07	3.92	0.20	0.53	5.31
	6歳	3.30	0.52	0.37	0.00	0.99	2.94	0.38	0.09	4.43	0.16	0.85	4.95
	7	3.49	0.42	0.15	0.00	0.84	…	0.42	0.03	4.03	0.20	0.70	5.34
	8	3.45	0.42	0.15	-	0.81	…	0.35	0.07	3.93	0.21	0.62	5.37
	9	3.42	0.37	0.12	-	0.80	…	0.49	0.06	3.62	0.18	0.45	5.43
	10	3.19	0.38	0.13	0.00	0.76	…	0.75	0.06	3.95	0.21	0.29	5.43
	11	3.25	0.37	0.14	-	0.74	…	1.64	0.09	3.61	0.26	0.26	5.33
中学校	計	2.98	0.25	0.11	-	1.04	3.70	3.86	0.17	3.13	0.26	0.11	5.02
	12歳	2.94	0.30	0.17	-	1.21	3.70	3.36	0.11	3.28	0.22	0.12	5.04
	13	2.95	0.20	0.10	-	0.99	…	4.16	0.17	3.15	0.30	0.12	5.09
	14	3.07	0.24	0.07	-	0.92	…	4.06	0.24	2.96	0.24	0.08	4.92
高等学校	計	2.56	0.17	…	0.03	0.90	4.01	3.81	0.27	1.94	0.23	0.06	4.14
	15歳	2.64	0.20	…	0.03	1.02	4.01	4.63	0.25	1.95	0.24	0.07	4.29
	16	2.53	0.18	…	…	0.88	…	3.68	0.26	1.97	0.25	0.05	4.13
	17	2.51	0.14	…	…	0.81	…	3.12	0.30	1.91	0.21	0.04	3.99
女													
幼稚園	5歳	1.74	1.10	…	…	0.39	…	1.01	…	1.42	0.05	0.16	1.37
小学校	計	3.00	0.38	0.17	0.00	0.79	2.08	1.19	0.07	2.67	0.20	0.28	3.52
	6歳	3.02	0.50	0.35	0.00	0.97	2.08	0.61	0.04	2.96	0.13	0.50	3.32
	7	3.10	0.45	0.16	-	0.85	…	0.66	0.04	2.85	0.18	0.36	3.47
	8	2.92	0.38	0.13	0.00	0.74	…	0.84	0.05	2.71	0.18	0.27	3.45
	9	2.95	0.32	0.16	0.00	0.78	…	1.17	0.07	2.65	0.22	0.25	3.44
	10	3.16	0.33	0.14	0.00	0.75	…	1.64	0.09	2.41	0.26	0.19	3.70
	11	2.83	0.32	0.12	0.00	0.65	…	2.16	0.13	2.49	0.24	0.15	3.73
中学校	計	2.73	0.23	0.10	0.00	0.96	2.94	2.61	0.21	2.03	0.24	0.06	4.07
	12歳	2.76	0.26	0.13	0.00	1.08	2.94	2.83	0.15	2.02	0.25	0.07	3.82
	13	2.70	0.21	0.09	0.00	0.94	…	2.65	0.19	2.08	0.21	0.06	4.04
	14	2.73	0.21	0.08	-	0.85	…	2.34	0.29	2.00	0.25	0.06	4.36
高等学校	計	2.31	0.18	…	0.04	0.82	2.58	2.56	0.19	1.56	0.18	0.03	3.88
	15歳	2.53	0.18	…	0.04	0.93	2.58	2.97	0.19	1.57	0.17	0.02	3.92
	16	2.27	0.20	…	…	0.81	…	2.51	0.19	1.57	0.17	0.03	3.83
	17	2.14	0.15	…	…	0.71	…	2.19	0.20	1.53	0.19	0.02	3.88

（資料：文部科学省「令和2年度学校保健統計調査」より）

【章末チェック問題　解答】

【第1章】

① ⑦　② ⑦　③ 二次　④ 三次　⑤ 一次　⑥ a）C b）D c）P d）A e）D

⑦ a）PDCA サイクルの D　b）ハイリスクアプローチ　c）ポピュレーションアプローチ
d）一次予防　e）PDCA サイクルの P　⑧ a）⑦ b）⑦ c）⑦ d）⑦ e）⑦

【第2章】

① ウィーン条約・フロン排出抑制法・オゾン層保護法・家電リサイクル法

② モントリオール議定書　③ バーゼル条約

④ 京都議定書　⑤ 二酸化硫黄　⑥ クロロフルオロカーボン（フロンなど）

⑦ 二酸化炭素・メタン　⑧ 微小粒子状物質　⑨ a）生物学的酸素要求量　b）化学的酸素要求量

c）上昇　⑩ 水俣病　⑪ a）メチル水銀　b）カドミウム　c）硫黄酸化物（SO_2）　d）ヒ素

e）メチル水銀

⑫ 湿球黒球温度（WBGT）　⑬ 増加　⑭ 電解質　⑮ a）セシウム　b）内部被ばく

⑯ Bq（ベクレル）　⑰ a）8 b）骨 c）コバルト60　⑱ 大腸菌　⑲ a）1 b）100

⑳ 好気性細菌　㉑ 市町村　㉒ 減少・横ばい　㉓ 家庭系一般廃棄物・事業系一般廃棄物

【第3章】

① 国勢調査　② つぼ型　③ 老年化指数　④ 増加　⑤ マイナス　⑥ 年齢別出生率

⑦ 年齢構成　⑧ 老年人口　⑨ 小さい　⑩ 多い　⑪ 生命表

⑫ 平均余命　⑬ 大きい　⑭ 乳児死亡率　⑮ 3　⑯ 高血圧性疾患

⑰ 精神及び行動の障害　⑱ 国民生活基礎調査　⑲ 国民生活基礎調査

【第4章】

① コレラ蔓延　② 致命率　③ 罹患率　④ 年齢調整死亡率

⑤ マイナス　⑥ コホート研究　⑦ ハザード比　⑧ 集団寄与危険割合

⑨ 死亡率　⑩ 仮説を設定　⑪ 曝露と結果　⑫ 未知の交絡因子　⑬ 低い

⑭ 研究倫理上　⑮ 高い　⑯ 一定の結果　⑰ 低額　⑱ 低下　⑲ ない　⑳ 陽性

㉑ 陰性　㉒ カットオフ値　㉓ 陽性　㉔ 受ける　㉕ 介入群・対照群　㉖低い

㉗ 小さくする　㉘ 複数の研究データ　㉙ 疾病負担の大きさ

㉚ 人を対象とする医学系研究に関する倫理指針　㉛ 資料や生体試料

㉜ 撤回できる　㉝ 個人情報　㉞ 研究倫理に関する教育や研修

【第5章】

① COPD（慢性閉塞性肺疾患）　② 6　③ 血清 HDL- コレステロール　④ インスリン

⑤　認知機能　⑥　結腸がん　⑦　副流煙・主流煙　⑧　保険診療

⑨　たばこ規制枠組条約（FCTC）　⑩　健康増進　⑪　骨粗鬆症　⑫　アルコール依存症

⑬　低い　⑭　メラトニン　⑮　心筋梗塞　⑯　歯周疾患　⑰　フッ化物歯面塗布

【第6章】

①　肝がん・成人T細胞白血病　②　減っている　③　大腸がん　④　マンモグラフィ

⑤　都道府県　⑥　虚血性心疾患　⑦　脳出血　⑧　くも膜下出血　⑨　減少　⑩　減少

⑪　HDL－コレステロール　⑫　日本整形外科学会

⑬　2ステップテスト　⑭　プラス・テン　⑮　女性　⑯　3　⑰　就業規制　⑱　1・2

⑲　1類感染症・新型インフルエンザ等感染症　⑳　市町村　㉑　1歳　㉒　生

【第7章】

①　医療　②　都道府県　③　一次　④　4　⑤　20　⑥　都道府県　⑦　後期高齢者医療

⑧　3　⑨　含む　⑩　障害者総合支援　⑪　市町村　⑫　老人福祉センター

⑬　地域保健　⑭　保健所　⑮　保健所　⑯　保健所　⑰　保健所　⑱　保健所　⑲　母子保健

⑳　市町村　㉑　先天性甲状腺機能低下症（クレチン症）　㉒　市町村（特別区も含む）

㉓　40　㉔　施設　㉕　要支援　㉖　市町村（特別区も含む）　㉗　市町村　㉘　特殊健康診断

㉙　海外派遣労働者の健康診断・給食従業員の検便　㉚　市町村長　㉛　校長　㉜　虫歯（う歯）

㉝　麻しん　㉞　1948・1951　㉟　国連　㊱　西太平洋地域　㊲　NCD（非感染性疾患）

索 引

イラスト 社会・環境と健康

－公衆衛生学－

〈2024年／2025年版〉　　　　　　　　ISBN 978-4-8082-6095-8

2024 年 4 月 1 日　初版発行	著者代表 ⓒ 岸 本　　満
	発 行 者　　鳥 飼 正 樹
	印　刷 _{株式会社} メデューム
	製　本

発行所　株式会社 東京教学社

郵 便 番 号　112-0002
住　　　所　東京都文京区小石川 3-10-5
電　　　話　03（3868）2405
Ｆ Ａ Ｘ　03（3868）0673

http://www.tokyokyogakusha.com